*Case-Based Diagnosis and Management of*
# **Pediatric Endocrine Disorders**

# 儿科内分泌
# 典型病例诊疗解析

主编 李 嫔

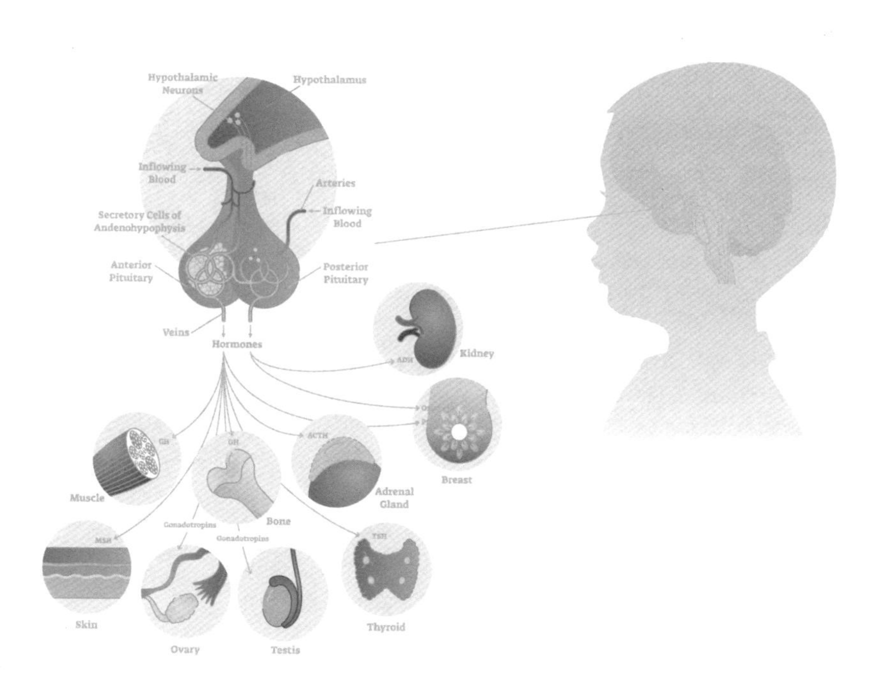


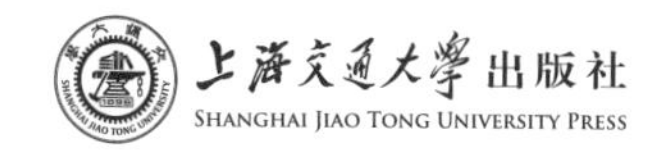

**内容提要**

本书收集了近10年临床上典型的44个儿科内分泌疾病,内容涉及垂体、甲状腺、性腺、胰腺、肾上腺等所有内分泌器官,采用病例描述结合问答的方式进行编写。通过阅读本书,读者可以体会到三级甲等医院专家问题启发式的现场查房式感受,在掌握临床诊疗常规的同时了解相关疾病的最新进展。本书适合儿科医师、临床儿科规培医师或儿科内分泌专业的研究生等参考阅读。

**图书在版编目(CIP)数据**

儿科内分泌典型病例诊疗解析/李嫔主编.—上海:上海交通大学出版社,2021(2024重印)
ISBN 978-7-313-24845-9

Ⅰ.①儿… Ⅱ.①李… Ⅲ.①小儿疾病—内分泌病—诊疗 Ⅳ.①R725.8

中国版本图书馆CIP数据核字(2021)第065810号

**儿科内分泌典型病例诊疗解析**
ERKE NEIFENMI DIANXING BINGLI ZHENLIAO JIEXI

主　　编:李　嫔
出版发行:上海交通大学出版社　　地　　址:上海市番禺路951号
邮政编码:200030　　电　　话:021-64071208
印　　制:上海万卷印刷股份有限公司　　经　　销:全国新华书店
开　　本:880 mm×1230 mm　1/32　　印　　张:10
字　　数:240千字
版　　次:2021年5月第1版　　印　　次:2024年4月第4次印刷
书　　号:ISBN 978-7-313-24845-9
定　　价:68.00元

# 编委名单


**主　　编**

李　嫔

**副主编**

郭　盛　张惠文　罗飞宏　董治亚　王秀敏

**编写人员**

（按编写顺序排名）

李　妍　龚　艳　蒋明玉　周莎莎　张　颖

王　斐　吕拥芬　刘庆旭　许丽雅　袁丹丹

邱文娟　韩连书　余永国　梁黎黎　陆德云

张开创　杨　奕　章淼滢　程若倩　奚　立

张娟娟　马晓宇　常国营　肖　园　张莉丹

陆文丽　丁　宇　陈　瑶　李　娟

# 序

随着分子生物学的发展，检测技术的提高，儿科内分泌和遗传代谢性疾病已不再是少见或者罕见病。尤其是近二十年来，在全国从事儿科内分泌遗传代谢疾病的临床工作者和科研人员数量也明显增加，诊疗范围明显扩大，但考虑到内分泌遗传代谢性疾病的复杂性、多样性以及治疗的风险性较大等因素，非常有必要规范诊断、治疗过程以及掌握疑难病例的分析思路。

在上海市医学会儿科分会内分泌遗传代谢学组的带领下，儿科内分泌领域的临床工作者们在不断总结临床实践经验、探索诊疗特点的基础上编写了此书，其目的为规范诊治过程，建立正确的疑难病例的诊治思路和诊治流程。

本书全方位介绍了各种儿科内分泌遗传代谢疾病的辨证论治及现代诊疗新进展，囊括了常见病及多发病，通过科学解析临床诊疗案例，便于学习者拓展思路，提高学识；尤其是本书以病史介绍结合问答的形式情景再现，能有效满足儿科内分泌医师的实际临床诊治需求，充分体现了三甲医院临床医学的独特性与优越性，有较高的实用价值，为响应全民大健康、提高生长发育疾病规范化诊治起到积极的作用。

本书具有基础性、科学性、先进性、实用性和传承性的特点。我阅读该书后受益匪浅，感觉对临床医师可起到醍醐灌顶的作用。此间愿业界儿科医师均能秉承“为儿童服务就是幸福”的宗旨，共同打造“厚德、慈爱、敬业、创新”的医师形象，为儿童健康事业努力奋斗。感慨之余，欣然提笔，乐而以贺作序。

上海交通大学附属儿童医院院长　于广军

2021 年 4 月 8 日

# 前　言

《儿科内分泌典型病例诊疗解析》由上海市4家儿童医院(上海交通大学附属儿童医院、上海交通大学医学院附属新华医院上海新华儿童医院、复旦大学附属儿科医院及上海交通大学医学院附属上海儿童医学中心)联合上海交通大学医学院附属瑞金医院儿科合作编写,是上海市医学会儿科学分会内分泌遗传代谢学组精诚合作的成果之一。本书收录了历届上海市儿科内分泌遗传代谢高峰论坛暨国家级继续教育学习班期间讲授、交流的优质病例,以及近10年来临床实践中整理的尚未公开发表的44个典型病例。内容涉及垂体、甲状腺、性腺、胰腺、肾上腺等多个内分泌器官。

全书共5章,涵盖生长及性发育障碍,甲状腺及肾上腺疾病,糖代谢异常,肥胖代谢综合征及2型糖尿病,水、电解质及矿物质平衡紊乱等多个方面,以案例研究的形式介绍了上海市小儿内分泌学领域的实践经验。本书编写体例采用病例描述和临床问答相结合的方式,较系统地介绍了儿科内分泌系统常见病及部分疑难罕见病的临床诊疗方法及研究进展。

本书特有的案例研究格式非常适合综合性医院儿科医师、儿童保健专科医师、儿科内分泌专科医师、临床儿科规培医师、临床儿科内分泌专培医师,以及拟就读或从事儿科内分泌专业的研究生、进修生等作为临床工具书使用。通过阅读本书,读者可以体会到三级甲等医院儿科内分泌专家问题启发式的现场查房式感受，在掌握临床诊疗常规的同时，对启迪科学思维、开拓临床思路、掌握儿科内分泌领域新进展颇有裨益。

目前，儿科内分泌尚处于不断创新发展的阶段，书中某些内容和学术观点可能不尽完善，尚需不断改进。限于学术水平及编写时间紧迫，书中如有不足与错谬之处，欢迎发送邮件至邮箱guosheng@shchildren.com.cn，对我们的工作予以批评指正，共同促进本书内容完善、质量提升，以期再版修订时更好地服务于儿科内分泌临床实践。

谨此，向指导、编写和使用本书的专家和学者表示衷心的感谢！

李　嫔

2021 年元月

# 目　录

# 第一章

# 生长及性发育障碍

# 第一节　矮 小 症

## 病例 1

## 身材矮小 5 年——生长激素缺乏症

### 一、病史

【现病史】患儿，男，8 岁 3 个月，因“身材矮小 5 年”入院。患儿 5 年前被发现身材较同龄男孩明显矮小，生长速率 3～4 cm/年，平素无多饮、多尿，无头痛、呕吐，学习成绩好，大便 1 次/d。

【体格检查】体温 36.5 ℃，脉搏 98 次/min，呼吸 25 次/min，血压 103/71 mmHg(1 mmHg＝0.133 kPa)，体重 22 kg，身高 117 cm(－2SD)。患儿身材矮小，匀称，无特殊面容；神清，反应可；心音有力，律齐；双肺呼吸音粗，无啰音；腹平软，肝脾肋下未及；四肢活动可，神经系统无阳性体征；无脊柱侧弯；双侧睾丸容积 3 mL，阴茎长 3 cm，PH1 期。

【个人史】患儿系 G1P1，足月剖宫产，出生体重 3 300 g，无窒息抢救史。平素身体健康，否认重大疾病史，否认传染病史，否认药物、食物过敏史。12 个月会扶走，15 个月会说话。精神、运动发育大致与同龄儿童相仿，学习成绩好。预防接种史：均已接种。父亲身高 176 cm，母亲身高 160 cm，家族中无类似遗传疾病史。

## 二、诊疗解析

**1. 首诊该患儿，首先应该考虑什么？**

患儿因“身材矮小 5 年”就诊，测量后发现身高小于 2 个标准差(2SD)，可以诊断“矮小症”。小儿身高低于同种族、同年龄、同性别正常健康儿童平均身高的 2SD 以上，或者低于正常儿童生长曲线第 3 百分位，称为矮小症(short stature)。

**2. 根据病史，需要考虑哪些导致矮小症的病因？**

回顾病史，患儿有以下几个特点：① 生长速率<5 cm/年，说明线性生长缓慢。② 无多饮、多尿、头痛、呕吐等表现，颅内占位可能性不大，但仍需进一步完善检查明确。③ 学习成绩好，无便秘，考虑甲状腺功能低下可能不大，但仍需进一步完善检查以明确。④ 既往无重大疾病，无乙型肝炎等传染病接触史，暂不考虑因慢性疾病等导致矮小症。⑤ 智力正常，身材匀称，无特殊面容，考虑综合征性矮小可能性不大。⑥ 系足月儿，出生体重正常，排除胎儿生长受限导致矮小症。

**3. 需要进一步完善哪些检查明确矮小症的原因？**

该患儿矮小症的病因首先考虑内分泌病变。首先选择的实验室检查，包括甲状腺功能、胰岛素样生长因子-1(insulin-like growth factor-1，IGF-1)、胰岛素样生长因子结合蛋白-3(insulin-like growth factor binding protein-3，IGFBP-3)、肾上腺皮质激素等。另外，还需完善其他实验室检查进行鉴别诊断，如乙型肝炎病毒血清标志物检测(乙肝两对半)、肝肾功能、电解质等。骨龄作为矮小症病因诊断的首要检查已被广泛应用，骨龄小于 2SD 的患儿需考虑存在生长激素缺乏症(growth hormone deficiency)或甲状腺功能减退(hypothyroidism)可能。对于有多饮、多尿，头痛、喷射性呕吐的患儿，或合并性腺发育不良、肾上腺皮质功能减退、甲状腺功能减退等其他下丘脑—垂体—性腺/肾上腺/甲状腺轴病变的患儿，需完善垂体磁共振成像（magnetic resonance imaging，MRI）以排除垂体占位及垂体柄阻断综合征。此外，生长激素（growth hormone，GH）激发试验为目前诊断生长激素缺乏症最可靠的检查之一，对于暂不考虑甲状腺功能减退及其他慢性疾病等导致矮小的患儿，应完善 GH 激发试验。

该患儿血、尿、粪三大常规均正常。肝功能：谷丙转氨酶 36 IU/L，谷草转氨酶 21 IU/L，γ-谷氨酰转移酶 29 IU/L。肾功能：尿素氮 3.8 mmol/L，肌酐 56 μmol/L。电解质：钠 136 mmol/L，钾 4.2 mmol/L，氯 105 mmol/L，钙 2.10 mmol/L，磷 1.60 mmol/L。乙肝两对半：正常。甲状腺功能：$FT_3$ 4.86 pmol/L，$FT_4$ 14.56 pmol/L，促甲状腺激素（thyroid-stimulating hormone，TSH）2.8 mIU/L。空腹血糖 4.3 mmol/L，空腹胰岛素 103 pmol/L。肾上腺皮质相关激素：皮质醇（8:00 am）159.68 nmol/L，促肾上腺皮质激素（8:00 am）7.9 pmol/L。IGF-1 为 67.86 μg/L（↓），IGFBP-3 为 3.8 mg/L（↓）。骨龄：相当于 6 岁，落后同龄儿童>2SD。垂体 MRI：垂体小，余未见明显异常。2 项 GH 激发试验：峰值 1 为 6.23 μg/L，峰值 2 为 2.34 μg/L。

**4. 该患儿的诊断是什么？主要通过哪项实验室检查明确诊断？**

该患儿骨龄相当于 6 岁，落后同龄儿童>2SD。先后行 2 项 GH 激发试验，检查结果如下：峰值 1 为 6.23 μg/L，峰值 2 为 2.34 μg/L（均<10 μg/L）。IGF-1 为 67.86 μg/L（↓），IGFBP-3 为 3.8 mg/L（↓）。结合患儿病史，可诊断为生长激素缺乏症（部分性）。

生长激素缺乏症诊断标准如下：① 匀称性身材矮小，身高落后于同年龄、同性别正常儿童生长曲线的第 3 百分位或 2SD。② 生长缓慢，生长速率＜5 cm/年。③ 骨龄落后于实际年龄 2 岁以上。④ 两种药物激发试验结果均提示 GH 峰值低下(＜10 μg/L)。⑤ 智力正常。⑥ 排除其他影响生长的疾病。

生长激素缺乏症的诊断依靠 GH 水平的测定。因生理状态下 GH 呈脉冲式分泌，这种分泌与下丘脑、垂体、神经递质以及大脑结构和功能的完整性有关，有明显的个体差异，并受睡眠、运动、摄食和应激的影响，故单次测定血 GH 水平不能真正反映机体的 GH 分泌情况。因此，对疑似患儿必须进行 GH 激发试验，以判断其垂体分泌 GH 的功能。常用的 GH 激发试验用药包括：① 胰岛素 0.05～0.1 IU/kg 静脉注射，分别测定 0、15、30、60、90 min 时血糖及 GH 水平。② 精氨酸 0.5 g/kg，用灭菌注射用水配伍(3 mL/kg)，30 min 内静脉滴注完成，分别测定 0、30、60、90、120 min时 GH 水平。③ 可乐定 5 μg/kg，顿服，分别测定 0、30、60、90、120 min 时 GH 水平。④ 左旋多巴 10 mg/kg，顿服，分别测定 0、30、60、90、120 min 时 GH 水平。其中，胰岛素、可乐定及左旋多巴均通过刺激下丘脑生长激素释放激素(growth hormone releasing hormone，GHRH)释放促进 GH 释放；精氨酸通过抑制下丘脑生长激素抑制激素的分泌促进 GH 释放。

一般认为 GH 峰值＜10 μg/L 即为分泌功能不正常。GH 峰值＜5 μg/L 为 GH 完全缺乏；GH 峰值 5～10 μg/L 为 GH 部分缺乏。由于各种 GH 激发试验均存在一定局限性，必须 2 种以上药物激发试验结果均＜10 μg/L 时才可确诊为生长激素缺乏症。一般多选用 1 种通过刺激下丘脑 GHRH 释放促进 GH 释放的药物，加用 1 种通过抑制下丘脑生长激素抑制激素的分泌促进 GH 释放的药物进行试验。

IGF-1 主要以蛋白结合的形式(IGFBPs)存在于血液循环

中，其中以 IGFBP－3 为主。IGFBP－3 有运送和调节 IGF－1 的功能，其合成也受 GH—IGF 轴的调控，因此 IGF－1 和 IGFBP－3 都是检测 GH—IGF 轴功能的指标。两者分泌模式与 GH 不同，呈非脉冲式分泌，较少日夜波动，血液循环中的水平比较稳定。目前认为 IGF－1、IGFBP－3 可作为 5 岁至青春发育期前儿童生长激素缺乏症的筛查检测，但该指标有一定的局限性。正常人 IGF－1 和 IGFBP－3 水平受多种因素影响，如性别、年龄、营养状态、性发育程度和甲状腺功能等。

**5. 该患儿的诊断应与哪些疾病鉴别？**

引起生长落后的原因有很多，需与生长激素缺乏症鉴别的主要有：

(1) 家族性矮小症：有身材矮小家族史，身高常在第 3 百分位数左右，但其增长速率为 4～5 cm/年，骨龄与年龄相称，智力与性发育均正常，GH 激发峰值＞10 μg/L。

(2) 体质性青春期延迟：多见于男孩。出生时无异常，以后身高增长逐渐变缓，尤其在即将进入青春发育期时生长发育更缓。性发育出现可延迟于正常平均年龄数年。父母中大多有类似既往史。

(3) 足月小样儿：由于母孕期营养或供氧不足、胎盘存在病理性因素、宫内感染、胎儿基因组遗传印迹等因素导致胎儿宫内发育障碍。出生足月，但体重低于正常新生儿，部分有生后追赶性生长，部分则身材矮小。

(4) 如为女孩，需与特纳综合征(Turner 综合征)相鉴别。该病临床表现为身材矮小，性腺发育不良，具有特殊的躯体特征，如颈短、颈蹼、肘外翻、后发际线低、乳距宽、色素痣多等。典型的 Turner 综合征与生长激素缺乏症不难区别，但嵌合型或等臂染色体所致者因症状不典型，需进行染色体核型分析以鉴别。

(5) 甲状腺功能减退症：该症除有生长发育落后、骨龄明显落后外，还可能有特殊面容、基础代谢率低、智能低下，故不难与生长激素缺乏症区别。但有些晚发性病例症状不明显，需借助血 $FT_4$ 降低、TSH 升高等指标鉴别。

(6) 骨骼发育障碍：各种骨、软骨发育不全等，均有特殊面容和体态，可选择进行骨骼 X 线片检查加以鉴别。

(7) 其他内分泌代谢病引起的生长落后：如先天性肾上腺皮质增生症、性早熟、皮质醇增多症、黏多糖病、糖原贮积症等各有其特殊的临床表现，易于鉴别。

**6. 该患儿应该如何治疗?**

对生长激素缺乏症的治疗主要采用重组人生长激素(recombinant human growth hormone，rhGH)替代治疗。治疗剂量采用每日 0.1～0.15 IU /kg，青春期剂量宜适当增大以模拟生长突增，每晚睡前 30 min 皮下注射，可选择在上臂、大腿前侧和腹壁、脐周等部位注射。促生长治疗应持续至骨骺闭合为止。近年的研究表明，生长激素缺乏症患儿在成年期继续接受小剂量 rhGH 治疗可改善其糖脂代谢。患儿接受 rhGH 治疗年龄越小，效果越好；以第 1 年效果最好，身高增长可达到 10～12 cm，以后生长速率可能会有所下降。

应用 rhGH 治疗的不良反应较少，主要有：① 注射部位局部红肿，与药物制剂纯度不够以及个体反应有关，停药后可消失；② 暂时性视乳头水肿、颅高压等，比较少见；③ 甲状腺功能减退，$T_4$ 向 $T_3$ 转化，故须进行监测，必要时加用左旋甲状腺素维持甲状腺功能正常；④ 股骨头骺部滑出和坏死，发生率较低；⑤ 脊柱侧弯；⑥ 胰岛素抵抗，血糖升高。

目前，临床资料未显示 rhGH 可增加肿瘤发生、复发的危险性或导致糖尿病的发生，但对恶性肿瘤及严重糖尿病患儿建议不采用 rhGH 治疗。

该患儿予 rhGH 治疗，起始剂量为 0.12 IU /kg，每 3 个月随访，评估其身高、体重、脊柱有无侧弯、性发育情况及空腹血糖、胰岛素、糖化血红蛋白、肝肾功能、IGF－1、IGFBP－3、甲状腺功能，每 6 个月随访骨龄。根据身高增长情况及检验结果调整 rhGH 用量。该患儿在 6 个月内生长 5.6 cm，检验结果均在正常范围内，继续原剂量治疗。

## 参考文献

1. Collett-Solberg P F, Ambler G, Backeljauw P F, et al. Diagnosis, genetics, and therapy of short stature in children: a growth hormone research society international perspective[J]. Horm Res Paediatr, 2019, 92(1): 1－14.
2. Collett-Solberg P F, Jorge A A L, Boguszewski M C S, et al. Growth hormone therapy in children; research and practice — a review[J]. Growth Horm IGF Res, 2019(44): 20－32.
3. Cohen P, Rogol A D, Deal C L, et al. Consensus statement on the diagnosis and treatment of children with idiopathic short stature: a summary of the Growth Hormone Research Society, the Lawson Wilkins Pediatric Endocrine Society, and the European Society for Paediatric Endocrinology Workshop[J]. J Clin Endocrinol Metab, 2008, 93(11): 4210－4217.
4. Christiansen J S, Backeljauw P F, Bidlingmaier M, et al. Growth Hormone Research Society perspective on the development of long-acting growth hormone preparations[J]. Eur J Endocrinol, 2016, 174(6): C1－C8.
5. Chinoy A, Murray P G. Diagnosis of growth hormone deficiency in the paediatric and transitional age[J]. Best Pract Res Clin Endocrinol Metab, 2016, 30(6): 737－747.

（上海交通大学附属儿童医院　李妍，郭盛）

# 病例 2

# 自幼身高体重偏低——胎儿生长受限

## 一、病史

【现病史】患儿,男,6 岁 1 个月。因“生后发现生长缓慢至今”入院。患儿生后即出现生长发育迟缓,近 3 年身高增长速率<5 cm/年,无第二性征发育,学习中等。平素无头痛、呕吐,无多饮、多尿,无视力障碍,无腹泻、腹痛,大便 1 次/d,小便量可,无明显夜尿增多。

【体格检查】体温 36.9 ℃,脉搏 82 次/min,身高 104 cm(−3.1SD),体重 18 kg。患儿身材匀称,无特殊面容,反应可;双肺呼吸音粗,无啰音;心音有力,心律齐;腹软,肝脾未及肿大;四肢活动可,神经系统无阳性体征。双侧睾丸容积 1 mL,阴茎长约 1.5 cm。

【个人史】患儿系 G1P1,足月,剖宫产,出生时体重 2 080 g,身长 48 cm,无窒息抢救史,母孕期有子痫史。无喂养困难,无癫痫发作,无新生儿黄疸延迟消退,无乳糖不耐受,无牛奶、鸡蛋等食物及药物过敏史。13 个月会独自走路,15 个月会说话。精神及运动发育大致与同龄儿童相仿。父亲身高 175 cm,母亲身高 157 cm,家族中无类似遗传疾病史。

## 二、诊疗解析

### 1. 胎儿生长受限的概念是什么?胎儿生长受限属于矮小症吗?

胎儿生长受限(fetal growth restriction,FGR)即小于胎龄儿,

又称胎儿宫内发育迟缓(intrauterine growth retardation)。目前国内普遍的定义为:胎儿出生体重和(或)身长低于同胎龄正常参考值第10百分位的新生儿。鉴于并非所有低于第10百分位数的胎儿均为病理性生长受限,也有国外学者提出以低于第3百分位数或2SD为界。按此标准所界定的胎儿生长受限患儿的围生期并发症及成年后矮身材、心血管疾病、糖尿病、高血压等发病率明显增加。早产儿、足月儿和过期产儿均可发生,以足月儿多见,后者又称为足月小样儿。

生长受限胎儿出生后部分有生长追赶表现,如果在评估时其身高满足同种族、同性别、同年龄低于正常人群2SD或位于第3百分位数(−1.88SD)的儿童即可诊断矮小症。因此,胎儿生长受限是矮小症中的一种常见病因。本例患儿6岁1个月,身高104 cm,位于同年龄、同种族以及同性别正常儿童平均身高的−3.1SD,符合矮小症的诊断标准。

**2. 胎儿生长受限的病因有哪些?**

胎儿的生长发育受母体、胎盘功能以及胎儿因素的影响。母体因素:营养不良、多胎妊娠、慢性疾病、妊娠并发症、酗酒、吸烟等。胎盘因素:胎盘位置不佳、胎盘早剥、单脐动脉等。胎儿因素:染色体异常;综合征,如拉塞尔-西尔弗综合征(Russell-Silver syndrome)、努南综合征(Noonan syndrome)、范科尼综合征(Fanconi syndrome)、布卢姆综合征(Bloom syndrome)、唐氏综合征(Down syndrome)和特纳综合征(Turner syndrome)等;宫内感染等。

**3. 该患儿需要完善哪些检查?是否需进行GH激发试验检查?**

回顾病史,患儿主要问题为:出生体重及身长低于同胎龄儿,且出生后未能实现完全生长追赶。应该对该患儿进行矮小相关的常规实验室评估，如三大常规、肝肾功能、血脂、血气分析、甲状腺激素、IGF－1、IGFBP－3、染色体核型分析、骨龄、MRI 以及 GH 激发试验等检查。

IGF－1 是调节人类生长发育的重要因子。婴儿出生前，IGF－1主要通过组织细胞的自动旁分泌方式分泌，其作用不依赖于 GH。儿童期 IGF－1 的血浓度主要依赖 GH 而变化，可以一定程度上反映个体 GH 生理状态下的分泌功能。胎儿生长受限患儿身材矮小的主要原因是 GHRH—GH—IGF－1 内分泌轴的功能障碍。如一些胎儿生长受限儿童的 IGF－1 水平低，提示 GHRH—GH—IGF－1 轴功能异常。但多数胎儿生长受限儿童 GH 分泌功能正常，甚至一些患儿 IGF－1 水平高于平均值，提示存在IGF－1抵抗。因此，若身高满足矮小症诊断的患儿则应该进行 GH 激发试验来评估 GH 分泌水平。

该患儿基本的血常规、肝肾功能、电解质正常，血气分析无明显酸中毒，甲状腺功能正常，肾上腺皮质节律可。其 IGF－1 为 120.2 μg/L，IGFBP－3 为 3.06 mg/L。染色体：46，XY。骨龄：相当于 4 岁以上。该患儿 IGF－1 水平位于正常偏低，对其进行可乐定及精氨酸激发试验，结果显示 GH 峰值为 11.8 μg/L。提示该患儿 GH 水平基本正常。

**4. 胎儿生长受限儿童远期可能会有一些什么问题?**

(1) 身材矮小：80%的胎儿生长受限儿童于出生 6 个月内开始追赶生长，85%以上在 2 岁时完成追赶生长。仍有 10%～15%的胎儿生长受限儿童 2 岁时不能追赶上正常身高，其中约半数至成年后也不能成功追赶，其身高会低于正常儿童平均身高的 2SD。胎儿生长受限早产儿可能会延迟到 4 岁完成追赶生长。

(2) 神经心理发育：部分胎儿生长受限儿童出生后的智能发

育落后于适于胎龄儿，远期体格、智力、神经心理发育障碍发生率较健康儿高。

(3) 代谢问题：胎儿生长受限儿童成年后患胰岛素抵抗、2 型糖尿病、血脂代谢异常和心血管疾病的风险要高于适于胎龄儿，尤其是有 2 型糖尿病或代谢综合征家族史的胎儿生长受限儿童，其机制尚未明确，大量研究认为胰岛素抵抗是关键。胰岛素抵抗可早至 1 岁时已发生，并与身长追赶有关，有追赶者胰岛素抵抗发生率高。

**5. 胎儿生长受限儿童是否需要 GH 治疗？治疗时机如何把握？**

2001 年美国食品药品监督管理局（Food and Drug Adminstration，FDA）批准 GH 治疗胎儿生长受限儿童矮身材指征：出生体重和(或)身长低于同胎龄平均值 2SD；2 岁时未能实现追赶生长，身高低于同年龄、同性别儿童正常均值 2SD。

2003 年欧洲药品管理局（European Medicines Agency，EMA）批准 4 岁以上身高低于平均身高的 2.5SD、生长速度低于同年龄均值、身高低于遗传靶身高 1SD 的胎儿生长受限儿童可用 GH 治疗。

国际儿科内分泌学会和生长激素研究学会推荐 2～4 岁的胎儿生长受限儿童无追赶生长、身高低于平均身高的 2.5SD 可考虑开始 rhGH 治疗。

2013 年我国关于胎儿生长受限儿童 GH 治疗指征：① 出生体重和(或)身长低于同胎龄、同性别正常参考值第 10 百分位数；② ≥4 岁身高仍低于同年龄、同性别正常儿童平均身高 2SD；③ 没有其他明显限制生长的因素存在。

越早开始 rhGH 治疗促生长效果越理想，推荐长疗程治疗直至达到终身高。

**6. 胎儿生长受限儿童使用 rhGH 治疗效果如何？停药时机和指征是什么？**

一项长期研究结果显示，采用 rhGH 治疗 2 年后，70%胎儿生长受限儿童身高进入正常范围，治疗 10 年后 91%患儿身高进入正常范围。

停药时机及停药指征：对 rhGH 治疗有效的患儿不主张在用药 2～3 年即停药，因可能出现生长减速而不能改善成年身高。胎儿生长受限患儿治疗后身高达正常成人身高范围内（－2SD）；或接近成年身高，即生长速率＜2 cm/年，男孩骨龄＞16 岁，女孩骨龄＞14 岁可考虑停药。

**7. 胎儿生长受限儿童 rhGH 治疗过程中如何把握剂量？治疗过程中需要注意监测哪些指标？**

rhGH 治疗要求个体化。应依据体重的变化调整剂量，从而达到个体化治疗的需要。《中国矮身材儿童治疗指南》对 rhGH 的推荐剂量为 0.15～0.2 IU/(kg・d)。临床应依据治疗的反应和 IGF-1 水平调整用量。文献报道，根据血清 IGF-1 来调整 rhGH 剂量是可行的，尽可能维持 IGF-1 在 1SD～2SD 范围内，既能保证疗效，又能避免潜在的风险。

治疗期间需要监测的指标同一般 GH 使用。但是胎儿生长受限儿童成年后发生心血管疾病、代谢综合征、卒中等疾病的风险增加，注意监控相关指标。rhGH 可降低细胞对胰岛素的敏感性，降低外周组织的葡萄糖利用率，长期使用可能导致血糖升高。因此 rhGH 治疗前，根据患儿的情况可考虑糖代谢功能检测，以排除合并糖代谢异常。

该患儿 6 岁 1 个月，身高 104 cm(－3.1SD)，经过评估后开始使用 rhGH 治疗，初始剂量 0.15 IU/(kg・d)，治疗半年后身高 108.8 cm(－2.5SD)。目前继续 rhGH 中，监测糖脂代谢水平无明显增高。

## 参考文献

1. Gutiérrez-Abejón E, Campo-Ortega E P, Prieto-Matos P, et al. Clinical response to growth hormone in children with intrauterine growth retardation without catch-up growth in Castilla y León (Spain) [J]. Endocrinol Diabetes Nutr, 2018, 65(10): 584 - 591.
2. Kesavan K, Devaskar S U. Intrauterine growth restriction: postnatal monitoring and outcomes[J]. Pediatr Clin North Am, 2019, 66(2): 403 - 423.
3. Tauber M. Final height and intrauterine growth retardation[J]. Ann Endocrinol (Paris), 2017, 78(2): 96 - 97.
4. Martín-Estal I, de la Garza R G, Castilla-Cortázar I. Intrauterine growth retardation (IUGR) as a novel condition of insulin-like growth factor - 1 (IGF - 1) deficiency[J]. Rev Physiol Biochem Pharmacol, 2016(170): 1 - 35.
5. Sharma D, Sharma P, Shastri S. Genetic, metabolic and endocrine aspect of intrauterine growth restriction: an update[J]. J Matern Fetal Neonatal Med, 2017, 30(19): 2263 - 2275.

(上海交通大学附属儿童医院　龚艳,郭盛)

# 病例3

# 生长缓慢8年——特发性矮小症

## 一、病史

【现病史】患儿，男，8周岁。因“生长缓慢8年”入院。患儿于8年前无明显诱因下出现生长缓慢，近2年身高增长速率<4 cm/年，平素无头痛、呕吐，无多饮、多尿，无听力、视力及嗅觉方面异常，大小便无殊，无明显夜尿增多。

【体格检查】体温36.6 ℃，脉搏82次/min，身高116 cm(−2.6SD)，体重21.5 kg，血压95/60 mmHg，体重指数(body mass index，BMI)16 kg/$m^2$。患儿身材匀称，反应可；心音中，律齐；双肺呼吸音粗，无啰音；腹软，肝脾未及肿大；四肢活动可，神经系统无阳性体征。双侧乳房B1期，软，乳晕无色素沉着；腋毛(—)，胡须(—)，面部痤疮(—)，喉结(—)，童声未变声；双侧睾丸容积1 mL，阴茎长约3 cm，PH1期。

【个人史】患儿系G1P1，足月，剖宫产，出生体重3 500 g，无窒息抢救史。无喂养困难，无癫痫发作，无新生儿黄疸延迟消退，无乳糖不耐受，无牛奶、鸡蛋等食物及药物过敏史。12个月会独自走路，18个月会说话。精神、运动发育与同龄儿童相仿，学习成绩良好，社交、家庭和同伴互动正常，没有精神、行为问题。父亲身高175 cm，母亲身高162 cm，家族中无类似遗传疾病史。

## 二、诊疗解析

**1. 什么是矮小症？该患儿属于矮小症吗？**

儿童生长发育是一个复杂的过程，细胞分裂和增殖受遗传基因调控，遗传对生长发育的潜力起主要决定作用，这种潜力又受到众多外界因素（如营养、疾病、生活环境、孕母情况等）的作用与调节。矮小症指在相似生活条件下，同龄、同种族以及同性别儿童身高较正常儿童平均身高低 2SD 以上，或低于正常生长曲线的第 3 百分位线。2000 年世界卫生组织调查结果显示：发展中国家儿童矮小症患病率为 32.5%。2003 年上海市城郊两区整群抽样 6～18 岁儿童（青少年）矮小症调查结果显示患病率为 3.26%。本病例为 8 周岁男孩，身高 116 cm，位于同龄、同种族以及同性别正常儿童平均身高的－2.6SD，符合矮小症的诊断标准。

**2. 矮小症的病因及分类有哪些？**

导致矮小的病因繁多复杂，儿童矮身材与遗传、营养、环境因素、精神心理因素、胎儿生长受限、下丘脑—垂体—IGF-1 生长轴功能障碍、染色体畸变、全身性慢性疾病、遗传代谢病以及内分泌激素等密切相关。

矮小症一般可分为病理性矮小症及正常变异性矮小。病理性矮小症常需特异性治疗，通常包括生长激素缺乏症、特发性矮小症、多垂体激素缺乏症、小于胎龄儿等。正常变异性矮小症治疗缺乏特异有效性，包括家族性矮小和体质性生长延迟。

**3. 为进一步明确该患儿的病因，需要做些什么？**

（1）病史采集。① 出生史、个人史、过敏史、家族史、遗传史均无殊；② 线性生长缓慢，营养状况可；③ 精神、运动发育与同龄儿童相仿，学习成绩良好；④ 无第二性征发育；⑤ 实际预测终身高低于遗传身高。

(2) 专科查体。身高 116 cm,体重 21.5 kg,身材匀称,反应可;心音中,律齐;双肺呼吸音粗,无啰音;腹软,肝脾未及肿大;四肢活动可,神经系统无阳性体征。腋毛(—),胡须(—),面部痤疮(—),喉结(—),童声未变声;双侧睾丸容积 1 mL,阴茎长约 3 cm,PH1 期。

(3) 实验室检查。血、尿常规:无异常。血生化:直接胆红素 1.60 μmol/L,总胆红素 8.39 μmol/L,谷丙转氨酶 13 IU/L,谷草转氨酶 29 IU/L,γ-谷氨酰转移酶 10 IU/L(↓),碱性磷酸酶 277 IU/L,肌酸激酶 135 IU/L,三酰甘油 0.85 mmol/L,总胆固醇 3.45 mmol/L,高密度脂蛋白胆固醇 1.44 mmol/L,低密度脂蛋白胆固醇 1.69 mmol/L,尿素氮 4.4 mmol/L,肌酐 44 μmol/L(↓),血糖5.08 mmol/L,总蛋白70.57 g/L,白蛋白45.41 g/L,球蛋白 25 g/L,白球比例 1.8 mmol/L,钠 139 mmol/L,钾 3.8 mmol/L,氯 106 mmol/L,钙 2.38 mmol/L,磷 1.55 mmol/L,镁 0.83 mmol/L。血气分析:pH 值 7.43,$PCO_2$ 4.80 kPa,$PO_2$ 9.20 kPa(↓),红细胞比容 37.0%,血液碱剩余(BE-B) —0.10 mmol/L,细胞外液碱剩余(BE-ECF) —0.40 mmol/L,$HCO_3^-$ 23.90 mmol/L(↑),$SO_2$% 94.00%,二氧化碳总量($TCO_2$) 25.00 mmol/L,总血红蛋白(THbc)11.50 g/L(↓),钠 138.00 mmol/L,钾 4.30 mmol/L,钙 1.170 mmol/L,葡萄糖 5.30 mmol/L,乳酸 1.9 mmol/L。微量元素:钙 1.620 mmol/L,铜 21.91 μmol/L,铁 8.230 mmol/L,镁 1.43 mmol/L,锌 85.22 μmol/L,铅 62.10 μg/L,镉1.47 μg/L。甲状腺功能:$FT_3$ 5.87 pmol/L,$FT_4$ 11.00 pmol/L,$T_3$ 2.09 nmol/L,$T_4$ 106.23 nmol/L,TSH 2.81 IU/L。肾上腺:皮质醇(8:00 am)176.72 nmol/L(↓),促肾上腺皮质激素(8:00 am)4.64 pmol/L。生长激素(GH):可乐定

激发试验 0、30、60、90、120 min GH 分别为 0.17、3.96、11.60、6.51、2.29 μg/L,精氨酸激发试验 0、30、60、90、120 min GH 分别为 9.55、2.91、0.77、0.42、4.88 μg/L。IGF-1 为 173.00 μg/L,IGFBP-3 为 4.94 mg/L;染色体:46,XY。

(4) 影像学检查。骨龄:相当于 7 岁以上儿童;脊柱全长测量:正侧位未见明显异常;垂体 MRI:平扫未见明显异常。

结合病史、查体及检查结果,该儿童身材矮小的原因应优先考虑特发性矮小。

**4. 特发性矮小症的定义、临床特征及实验室特点有哪些?**

特发性矮小症是指一种目前暂时未被认知的原因所引起的生长紊乱而导致的匀称性矮小。其生长速度显示不太可能达到正常成人身高(−2.0SD 以上),并排除胎儿生长受限、营养缺乏、各系统器质性疾患、骨骼疾病、内分泌遗传代谢疾病及染色体疾病等已知病因的矮小。

(1) 临床特征:① 无显著表型特征,出生时身长和体重正常,身材比例匀称;② 身高低于同种族、同年龄、同性别正常健康儿童身高第 3 百分位数或 2SD 以上;③ 智力发育正常;④ 生长速度接近正常或稍慢,沿固定生长轨迹生长;⑤ 无明显的慢性器质性疾病(肝、肾、心、肺、内分泌代谢病和骨骼发育障碍);⑥ 无明显和严重的情感障碍,摄食正常。

(2) 实验室特点:染色体正常;骨龄正常或稍落后,IGF-1 正常或偏低;GH 激发试验,GH 峰值≥10 μg/L。

**5. 特发性矮小症的病因与分类有哪些?**

特发性矮小症无确定的单一病因,是一种原因不明的多基因病,可能由众多潜在因素共同作用所致。目前已知的可能病因:① 基因因素,包括矮小同源盒基因(short stature homobox-containing, *SHOX gene*)缺失、生长激素受体基因(growth hormone receptor，*GHR*）突变、酸不稳定性亚单位（acid-labile subunit，*ALS*）基因杂合子缺陷、基因单核苷酸多态性（single nucleotide polymorphism，SNP）或利钠肽受体 B（natriuretic peptide receptor B，*NPRB*）基因变异等；② GHRH—GH—IGF 内分泌轴紊乱包括 GH 结构异常、分泌功能紊乱、活性差以及 IGF－1 相对缺乏等；③ 人 GH 同型异构体比例的变化；④ 儿童饮食行为的改变、GH 释放肽（ghrelin）的水平、自身免疫等其他相关因素。随着分子生物学基因检测的深入开展，更多的特发性矮小症患儿可能会被明确病因，而不再是"特发性"。

根据生长指标可分为家族性矮小和非家族性矮小。家族性矮小是因遗传基因所引起的矮小，表现为生长速度正常，生长曲线和正常儿童的曲线平行，始终在低限，但在家族的靶身高范围内。非家族性矮小是指身高矮于正常人群和家族的靶身高范围。根据发育成熟度，可分为有无骨龄延迟和有无青春发育延迟。此种分类有助于预测成年后的身高，发育延迟的特发性矮小症患儿成年后身材会相对较高。

**6. 诊断特发性矮小症时，需要排除的发育异常主要有哪些？**

特发性矮小症的诊断通常是在经目前的方法排除了其他矮小原因的基础上做出的，这是确立诊断最基本的条件。同时，需要结合病史、体格检查、实验室检查、分子生物学检测等，以排除某些由已知疾病引起的生长发育落后以及病理性矮小。

（1）生长激素缺乏症：是矮小症患儿常见的原因之一，是由于多种原因造成的垂体前叶合成和分泌 GH 部分或完全缺乏，或由于结构异常、受体缺陷等所致的生长发育障碍性疾病。生长激素缺乏症患儿出生时身长多正常，1 岁以后生长速度逐渐变得缓慢。除表现为生长发育迟缓外，生长激素缺乏症患儿的脂肪含量增加，骨矿物质含量降低，肌肉力量和运动能力下降，同时心血管疾病发病率和病死率也会增加。

（2）先天性甲状腺功能减退症：由于患儿甲状腺先天性缺陷，或者在胚胎期和出生前后由于母孕期饮食中缺碘所引起，主要临床表现有体格和智能发育障碍，是儿童临床常见的内分泌疾病。当甲状腺功能不足时，可引起代谢障碍、生理功能低下、生长发育迟缓、智能障碍等。

（3）胎儿生长受限：是指胎儿的生长发育因各种原因未能达到其基因所决定的生长发育速度，胎儿的出生体重和身高比胎龄相同、性别相同的正常胎儿平均值低 10 个百分位数或 2SD 的新生儿，也称为胎儿宫内发育不良。大多数生长受限的胎儿在出生后第 2 个月出现追赶生长，但仍有 10%～15%不能追赶上正常儿童，最终发展成矮小症。

（4）畸形综合征：女性矮小患儿都应该首先去检测是否是先天性卵巢发育不全综合征（Turner 综合征），一般男性矮小患儿不建议常规检测染色体核型，除非有明显的染色体异常症状。另外，一个非常重要的基因 *SHOX* 对明确特发性矮小症的病因有较高价值，建议临床怀疑时应当检测。该基因已经证实在 2.5%的特发性矮小症患儿中存在缺失，特别是坐高和身高比例增加、四肢较短的患儿更加建议筛查该基因是否缺失。

**7. 特发性矮小症如何进行治疗？**

特发性矮小症是儿科内分泌常见的矮小症，如不进行干预，大部分特发性矮小症儿童终身高低于遗传学目标值，达到正常平均身高的机会几乎为零。临床上对特发性矮小症患儿进行治疗的原则为早发现、早治疗。治疗目的应着眼于改善患者的终身高，减轻由于身材矮小造成的心理压力，从而提高生活质量。

由于特发性矮小症病因复杂，目前临床上尚缺乏有效而可靠的病因诊断方法，故至今无统一而切实有效的治疗方案。2003 年 6 月 10 日，美国 FDA 正式批准将 rhGH 用于治疗身高低于同年龄、同性别人群正常身高均值−2.25SD 的特发性矮小症患儿。已报道的临床研究主要涉及 rhGH、促性腺激素释放激素类似物(gonadotrophin releasing hormone analogue，GnRHa)、芳香化酶抑制剂(aromatase inhibitor，AI)、雄激素、IGF－1 等。

**8. rhGH 治疗特发性矮小症的使用方法、有效性、安全性及注意事项有哪些？**

(1) 使用方法：每晚睡前皮下注射 rhGH，制订个体化的治疗剂量，一经确诊特发性矮小症应尽早治疗；剂量为 0.15～0.2 IU/(kg・d)，临床上推荐最佳剂量为每周 0.37 mg/kg，既可以最大程度获得身高增益，又不会导致儿童青春期发育和骨成熟提前；至少 6 个月疗程，最好为 2 年。

(2) 有效性：rhGH 短期治疗可增加特发性矮小症儿童的生长速度，多数研究认为长期治疗对终身高有一定改善，但对终身高的疗效仍存在争议。除了有明确的身高获益，在改善心理社会功能及生活质量方面也存在不同结果。目前，关于用 rhGH 治疗特发性矮小症是否有益于心理健康尚无定论。

(3) 安全性：已报道的 rhGH 不良反应包括糖耐量异常、高血压、心血管疾病、血脂改变、产生 GH 抗体、股骨骨骺脱离、甲状腺功能减退、良性颅内高压、皮肤水肿、皮疹、关节痛、脊柱侧弯、男性乳腺发育等。目前，尚未发现 rhGH 治疗特发性矮小症有新的安全性问题，但尚需长期随访，观察有无罕见不良事件的发生。

(4) 注意事项：应用 rhGH 时需定期监测，综合评估生长发育学指标、生化指标(血 IGF－1、肝肾功能、甲状腺功能、胰岛素、血糖及糖化血红蛋白)、临床体格检查、垂体 MRI 检查及心理状态，既可以随访疗效，又能及早发现不良反应。

本例患儿目前已经使用 rhGH 治疗 12 个月，身高为 123.5 cm(-2.0SD)，生长速率为 7.5 cm/年，骨龄为 8 岁。监测血常规、尿常规、肝肾功能、血糖、胰岛素、糖化血红蛋白、甲状腺功能、肿瘤指标、IGF-1、IGFBP-3 均在正常范围，MRI 复查垂体未发现明显异常。随访至今，未出现已报道的 rhGH 不良反应和新的安全性问题。

## 参考文献

1. Grimberg A, Allen D B. Growth hormone treatment for growth hormone deficiency and idiopathic short stature: new guidelines shaped by the presence and absence of evidence[J]. Curr Opin Pediatr, 2017, 29(4): 466-471.
2. Grimberg A, DiVall S A, Polychronakos C, et al. Growth hormone deficiency, idiopathic short stature, and primary insulin-like growth factor-i deficiency[J]. Horm Res Paediatr, 2016, 86(6): 361-397.
3. Pedicelli S, Peschiaroli E, Violi E, et al. Controversies in the definition and treatment of idiopathic short stature (ISS) [J]. J Clin Res Pediatr Endocrinol, 2009, 1(3): 105-115.
4. Morrison M. Growth hormone, enhancement and the pharmaceuticalisation of short stature[J]. Soc Sci Med, 2015(131): 305-312.
5. Halas J G, Grimberg A. Dilemmas of growth hormone treatment for GH deficiency and idiopathic short stature: defining, distinguishing, and deciding[J]. Minerva Pediatr, 2020, 72(3): 206-225.

（上海交通大学附属儿童医院 蒋明玉，郭盛）

# 病例4

# 生长缓慢，肥胖，青春发育延迟——垂体柄阻断综合征

## 一、病史

【现病史】患儿，男，15岁1个月。因“生后发现生长缓慢至今”入院。患儿生后即出现生长发育迟缓，近3年身高增长速率<5 cm/年，至今无第二性征发育，学习及体育成绩均落后于同龄儿童。平素无头痛、呕吐，无多饮、多尿，无视力障碍，无腹泻、腹痛，大便2～3 d 1次，小便量可，无明显夜尿增多。

【体格检查】体温36.9 ℃，脉搏61次/min，身高144.7 cm（−4.1SD），体重58.95 kg，血压123/83 mmHg，BMI 28 kg/m$^2$。患儿身材匀称，黏液性水肿面容，表情淡漠，反应尚可；心音中，律齐；双肺呼吸音粗，无啰音；腹膨软，肝脾未及肿大；四肢活动可，神经系统无阳性体征。双侧乳房B2～B3期，软，乳晕无色素沉着；腋毛（−），胡须（−），面部痤疮（−），喉结（−），童声未变声；双侧睾丸容积3 mL，阴茎长约4 cm，PH1期。

【个人史】患儿系G1P1，足月，剖宫产，出生体重：3 000 g，无窒息抢救史。无喂养困难，无癫痫发作，无新生儿黄疸延迟消退，无乳糖不耐受，无牛奶、鸡蛋等食物及药物过敏史。13个月会独自走路，15个月会说话。精神、运动发育大致与同龄儿童相仿，学习成绩较差，社交、家庭和同伴互动基本正常，没有精神、行为问题。父亲身高181 cm，母亲身高157 cm，家族中无类似遗传疾病史。

## 二、诊疗解析

**1. 矮小症的概念是什么？该患儿属于矮小症吗？**

在正态分布(高斯分布)的人口中,95%的个体身高不在总体平均值的2SD以内。在均值之上或之下2SD(2.3%百分位)的个体中发现患有生长障碍的可能性更高。因此,矮小症定义为相似生活环境下,同种族、同性别、同年龄个体身高低于正常人群2SD或位于第3百分位数(−1.88SD)以下的儿童。部分儿童身材矮小属正常生理变异,对矮小患儿必须进行相应的临床观察和实验室检查以利于正确诊断。本例患儿15岁1个月,身高144.7 cm,位于同龄、同种族、同性别正常儿童平均身高的−4.1SD,符合矮小症的诊断标准。

**2. 哪些检查必须首要考虑?**

回顾病史,患儿有以下集中问题：① 线性生长缓慢,体重营养状况尚可;② 精神、运动发育大致与同龄儿童相仿,但学习成绩较差;③ 第二性征发育延迟,但无垂体后叶受损的临床表现;④ 实际预测终身高严重低于遗传靶身高。因此,该儿童身材矮小的原因需优先考虑内分泌病变,实验室评估应首先监测甲状腺激素、IGF-1、IGFBP-3、性激素、肾上腺皮质激素及染色体核型分析。

(1) 实验室检查：血、尿常规无异常。总胆红素6.91 μmol/L,谷丙转氨酶29 IU/L,谷草转氨酶30 IU/L,γ-谷氨酰转移酶29 IU/L,碱性磷酸酶149 IU/L;三酰甘油1.29 mmol/L,总胆固醇5.70 mmol/L,高密度脂蛋白0.95 mmol/L,低密度脂蛋白4.08 mmol/L(↑)。尿素2.6 mmol/L(↓),肌酐48 μmol/L,葡萄糖4.07 mmol/L,总蛋白68.48 g/L,白蛋白45.68 g/L,球蛋白23 g/L(↓);钠141 mmol/L,钾4.0 mmol/L,氯107 mmol/L,钙

2.40 mmol/L,磷 1.58 mmol/L。甲状腺功能：$FT_3$ 4.11 pmol/L，$FT_4$ 6.34 pmol/L(↓)，$T_3$ 1.02 nmol/L(↓)，$T_4$ 48.64 nmol/L(↓)，TSH 3.70 mIU/L；β人绒毛膜促性腺激素 0.09 IU/L。血糖(0 min) 4.46 mmol/L，血糖(120 min) 6.52 mmol/L；C肽(0 min) 0.77 nmol/L，C肽(120 min) 3.62 nmol/L；胰岛素(0 min) 90 pmol/L，胰岛素(120 min) 938 pmol/L。肾上腺：皮质醇(8:00 am) 75.17 nmol/L(↓)，促肾上腺皮质激素(8:00 am) 4.56 pmol/L。IGF-1 为26.40 μg/L(↓)，IGFBP-3 为1.28 mg/L(↓)。染色体：46,XY。检查结果高度提示：多种垂体激素缺乏可能。

(2) 影像学检查：B超显示肾上腺区未见异常，甲状腺未见异常；骨龄相当于13岁。

**3. 甲状腺功能减退是患儿矮小的原因吗？如何解释患儿的甲状腺功能检查结果？**

甲状腺功能减退是临床上儿童矮小症的重要病因，甲状腺激素在维持正常的细胞增殖、发育中起非常重要的作用，其促进骨骼、脑和生殖器官生长发育的作用在婴儿时期尤为重要。另外，甲状腺激素可以通过与 *GH* 基因启动子中的甲状腺激素反应元件结合，影响 *GH* 基因的转录。本患儿 $T_3$、$T_4$ 显著降低，B超检查未见甲状腺异常，但 TSH 没有相应增高，显然下丘脑或垂体对外周甲状腺激素不足的反馈调节存在缺陷，病变部位在中枢。

**4. 患儿在接受甲状腺激素替代治疗后，生长追赶不理想，是否需要进一步行 GH 激发试验？临床哪些情况需要进行 GH 激发试验？**

甲状腺激素对 *GH* 基因的转录至关重要，患儿甲状腺激素替代后生长追赶不明显，提示患儿可能存在 GH 合成或分泌缺陷，因此，临床需要行 GH 激发试验。以下几种情况临床上高度怀疑生长激素缺乏症，需要进一步进行 GH 激发试验：① 身材非常矮小（<3SD）；② 身高低于父母遗传靶身高 1.5SD；③ 年龄>2 岁，虽身高未达到−2SD 以下，但持续 1 年低于平均生长速度 1SD 或者 1 年内身高降低−0.5SD；④ 目前身材不矮，但持续 1 年生长速度低于−2SD 或者持续 2 年低于−1.5SD；⑤ 有颅脑损伤的证据；⑥ 有多种垂体激素缺乏（mutiple pituitary hormone deficiency, MPHD）的证据；⑦ 新生儿期生长激素缺乏症的征象。本例患儿初步检查有多种垂体激素缺乏的证据，故需要进一步行 GH 激发试验评估垂体功能。

**5. 如何评估 GH 激发试验的结果？GH 激发试验检查时有哪些需要特别关注的情况？**

对本例患儿分别行可乐定及精氨酸激发试验，结果显示 GH 峰值低于可检测范围低限（<0.05 μg /L），提示 GH 完全缺乏。GH 激发试验是药物激发下的非生理性结果，其特异度及可重复性并不高，仅反映 GH 储备情况，不能反映 GH 脉冲分泌的特征及生理活性。鉴于试验本身的局限性，临床诊断生长激素缺乏症需要综合考虑，不能完全依赖 GH 激发试验。另外，行 GH 激发试验时需考虑性激素、肥胖以及神经分泌异常对试验结果的影响，必要时需要 BMI 校正及性激素预充激发。针对激发试验 GH 严重低下的患儿，临床必须警惕垂体病变，需完善下丘脑—垂体影像检查。本例患儿下丘脑及垂体 MRI 提示：蝶鞍未见扩大，垂体呈扁圆形，高度 5.6 mm，无局限性隆起，垂体信号均匀，垂体后叶高信号正常位置未见，垂体柄部分缺如；增强垂体强化均匀；视交叉区可见小结节样强化影。头颅弥散加权成像显示：颅内脑实质未见明显异常信号，脑室未见明显扩大，中线结构居中。结论：垂体后叶高信号未见明确显示，考虑垂体柄阻断综合征（pituitary stalk interruption syndrome, PSIS）。

**6. 什么是 PSIS？PSIS 的影像学特征有哪些？**

PSIS 是指垂体柄纤细和(或)缺如导致下丘脑分泌的促激素释放激素，不能通过垂体柄运送到垂体所致的一系列临床症候群。PSIS 垂体 MRI 的典型表现：垂体柄纤细或缺如、垂体前叶萎缩和垂体后叶异位。某些患者可仅仅出现垂体后叶异位以及垂体柄中断(不连续)，大部分患者可出现垂体前叶发育不良及垂体柄缺如(98.3%)，垂体后叶异位的比例非常高(91.4%)，约 60.4%异位于漏斗隐窝，18.9%异位于下丘脑。非常轻的临床类型，垂体柄非常纤细，但依旧可见，垂体前叶并无异常。本例患儿垂体柄部分缺如，神经垂体异位，临床多种垂体激素缺乏，支持 PSIS 的临床诊断。

**7. PSIS 的激素缺乏状态与临床特征有哪些，还有哪些激素分泌情况需要评估？**

与 GH 缺乏有关的矮身材是儿童是 PSIS 最常见的临床表现，几乎 100%有生长激素缺乏症的临床表现。40%～100%的患者可能同时有其他垂体前叶激素缺乏。文献报道，促性腺激素缺乏约占 97.2%，促肾上腺皮质激素不足约占 88.2%，促甲状腺激素不足占 70.3%，高催乳素血症占 24.3%。大部分垂体后叶功能基本完整，但也有 PSIS 诊断为尿崩症的病例报道。鉴于大多数 PSIS 患儿存在腺垂体发育不良，GH、促甲状腺激素(thyroid stimulating hormone，TSH)、卵泡刺激素(follicle stimulating hormone，FSH)、黄体生成素(luteinizing hormone，LH)、促肾上腺皮质激素(adrenocorticotropic hormone，ACTH)、催乳素(prolactin，PRL)水平均需要监测评估。

**8. PSIS 的病因有哪些？**

PSIS 患者围生期事件高发，过去研究认为臀位产、难产是垂体柄阻断的重要病因。现在研究发现部分患者存在家族史，有些患者存在明显的中线结构异常，这些临床表现高度提示垂体柄阻断可能与基因变异有关，至少在部分患者中基因突变可能是其致病原因。对临床伴随中线缺陷和眼睛畸形的患者，高度提示发育过程中存在缺陷，基因变异可能是致病原因。目前研究认为，*HESX*1、*LHX*4、*OTX*2、*SOX*3、*PROKR*2、*GPR*161 等基因变异与垂体柄阻断相关。但目前仅在不到 5%的 PSIS 患者中发现了相关基因变异，垂体柄阻断的发病机制还需要深入研究。

**9. PSIS 如何进行激素替代治疗?**

在开始生长激素替代治疗(growth hormone replacement therapy, GHRT)前，先评估下丘脑—垂体—甲状腺轴以及垂体—肾上腺轴的功能，如同时存在缺陷，必须先替代甲状腺及肾上腺皮质激素，然后再开始 GHRT，最后到正常青春发育启动年龄时再开始性激素替代治疗。激素替代总体原则：尽可能模拟生理量激素替代，使其激素水平维持比较满意的临床稳态，且尽量避免激素替代相关不良反应。

(1) 糖皮质激素。正常生理需要量为 6～8 mg/m$^2$，但口服皮质激素的胃肠道吸收利用率约 50%，因此推荐口服剂量应当 12～14 mg/m$^2$，常用剂型 20 mg/片，通常为5 mg/m$^2$ (即 1/4 片) 3 次/d。

(2) 甲状腺激素。替代量同先天性甲状腺功能减退症，但须注意如果严重甲状腺功能减退，建议缓慢增加至推荐剂量，以避免诱发潜在的心力衰竭。如果怀疑肾上腺功能不全，建议在甲状腺素治疗前先替代糖皮质激素，以避免诱发急性肾上腺功能衰竭。

(3) GH。① 治疗目的：尽可能使患者的成人期终身高达到正常范畴。② 治疗剂量：儿童期为 25～50 μg/(kg·d)，即 0.075～0.15 IU/(kg·d)；青春期为 25～70 μg/(kg·d)，即

0.075～0.20 IU/(kg·d)。疗程：开始治疗的年龄越小(>3 岁)则疗效越好；治疗时间越长(应至少治疗 1 年以上)则身高 SD 的改善越显著。③ 停药指征：身高满意或骨骺融合。

(4) 促性腺激素或性激素替代。起始时间：男性 12～14 岁，治疗过程主张遵循循序渐进的原则，尽可能模拟正常的青春期发育，男性从 Turner Ⅰ期到Ⅴ期大约需要 3 年时间。治疗目标：维持青春期正常进展，保持足够的男性化，维持正常性欲和性功能，维持正常骨密度。雄激素替代治疗是最主要和最基本的治疗方式。我国主要剂型有口服的十一酸睾酮(testosterone undecanoate，TU)，优点是口服应用方便，缺点是需每日多次服药，吸收不够稳定，血清睾酮(testosterone，T)水平和临床反应有波动，双氢睾酮(dihydrotestosterone，DHT)与睾酮的比值较高，费用相对较高。口服 TU 成人标准剂量为每天 120～240 mg，分 3 次给予以维持血清水平。诱导青春期发育可从隔日 40 mg 开始 24 个月内逐渐加量至每日 120 mg。人绒毛膜促性腺激素(human chorionic gonadotropin，HCG)与 FSH 治疗：HCG 可以刺激患者睾丸间质细胞分泌 T，促进低促性腺激素性性腺功能低下男性患者产生精子、睾丸增大和维持血清睾酮水平正常。HCG 的初始剂量为每次 500～1 000 IU，每周 2 次，在其后 2～3 年内增至每次 2 000～3 000 IU，每周 2 次。单独使用 HCG 仅可使睾丸容积增大到 8 mL 左右；在第 2～3 年时加用 FSH，每次 75～100 IU，每周 2～3 次，可使睾丸进一步增大和促进精子形成，从而具有生育能力。

本例患儿经 GHRT 治疗 30 个月后，身高达 174 cm 后停止 GH 治疗。经 HCG 联合 FSH 治疗后睾丸容积为 20 mL，第二性征维持较佳，拟冻存精子后改用睾酮口服替代治疗。甲状腺激素仍在替代治疗中，目前 BMI 20 kg/$m^2$，血清胰岛素、血糖均维持在正常水平，学习、运动成绩均维持在同龄儿童中等水平。随访至今未出现垂体后叶激素缺乏的临床表现。

## 参 考 文 献


1. Wang C Z, Guo L L, Han B Y, et al. Pituitary stalk interruption syndrome: from clinical findings to pathogenesis[J]. J Neuroendocrinol, 2017, 29(1).
2. Voutetakis A, Sertedaki A, Dacou-Voutetakis C. Pituitary stalk interruption syndrome: cause, clinical manifestations, diagnosis, and management[J]. Curr Opin Pediatr, 2016, 28(4): 545-550.
3. Vergier J, Castinetti F, Saveanu A, et al. Diagnosis of endocrine disease: pituitary stalk interruption syndrome: etiology and clinical manifestations [J]. Eur J Endocrinol, 2019, 181(5): R199-R209.
4. Xu C, Wang T, Feng Y. Pituitary stalk interruption syndrome[J]. J Craniofac Surg, 2019, 30(6): e578-e580.
5. McCormack S E, Li D, Kim Y J, et al. Digenic inheritance of *PROKR2* and *WDR11* mutations in pituitary stalk interruption syndrome[J]. J Clin Endocrinol Metab, 2017, 102(7): 2501-2507.


（上海交通大学附属儿童医院　郭盛）

# 病例 5

# 生长缓慢 2 年伴多饮多尿 2 个月——颅咽管肿瘤

## 一、病史

【现病史】患儿，男，8 岁 2 个月。因“生长缓慢 2 年伴多饮、多尿 2 个月”入院。患儿 2 年前无明显诱因下出现生长速度减慢，近 2 年身高增长速率为 2～3 cm/年，学习成绩一般。近 2 个月患儿出现多饮、多尿，饮水量 3～4 L/d，日间每 1～2 h 排尿 1 次，尿色清，尿量多(未具体计量)，每晚夜尿 2～3 次。平素无明显头痛、呕吐，无视力障碍，无腹泻、腹痛，无骨痛，每日大便 1 次。

【体格检查】体温 36.9 ℃，脉搏 102 次/min，身高 120.2 cm(−2SD)，体重 20 kg，血压 91/70 mmHg，BMI 13.8 kg/$m^2$。患儿身材矮小，匀称，反应尚可；心音中，律齐；双肺呼吸音粗，无啰音；腹膨软，肝脾未及肿大；四肢活动可，神经系统无阳性体征。双侧乳房 B1 期，软，乳晕无色素沉着；腋毛(—)，胡须(—)，面部痤疮(—)，喉结(—)，童声未变声；双侧睾丸容积 2 mL，阴茎长约 3 cm，PH1 期。

【个人史】患儿系 G1P1，足月，剖宫产，出生体重：3 100 g，无窒息抢救史。无喂养困难，无癫痫发作，无新生儿黄疸延迟消退，无乳糖不耐受，无牛奶、鸡蛋等食物及药物过敏史。12 个月会独自走路、说话。精神、运动发育大致与同龄儿童相仿，学习成绩一般，社交、家庭和同伴互动基本正常，没有精神、行为问题。否认外伤史、否认慢性疾病史。父亲身高 171 cm，母亲身高 158 cm，家族中无类似遗传疾病史。

## 二、诊疗解析

**1. 矮小合并垂体其他轴受损表现时,首先应该考虑哪些原因?需进一步完善哪些检查?**

回顾该患儿病史可见,出生史及幼年的生长发育史大致正常,智力正常。该患儿生长迟缓病史2年,时间节点较为明确,病程中生长速率明显低于同年龄儿童,并逐渐出现多饮、多尿的临床症状,需考虑垂体前叶GHRH—GH—IGF-1内分泌轴受累的同时影响了垂体后叶的功能。虽然该患儿目前暂未出现典型的颅内占位局限性体征,如颅高压、视野缺损等,但仍需警惕中枢器质性病变引起的继发性垂体功能损害,如鞍区占位、中枢感染、损伤等原因。

对该患儿行垂体MRI增强检查,显示鞍区及鞍上区占位性病变,考虑颅咽管肿瘤、幕上脑室积水伴周围脑白质水肿。

**2. 儿童鞍区的占位性病变有什么特点?**

儿童颅内肿瘤的临床表现因生长部位和速度、肿瘤体积以及有无颅内播散而异,具有三大特点:① 绝大多数为原发病变,位于脑部中线部位(鞍区、第三脑室、松果体、小脑蚓部、脑干)或后颅凹多见,且恶性肿瘤为主,故病程较短,常早期致颅内高压;② 儿童颅骨发育不完全,代偿能力较成人强,故局限性神经系统体征较成人少;③ 患儿对症状的主观感受和客观描述能力较差,易延误诊断。根据世界卫生组织(World Health Organization,WHO)在2016年对中枢神经系统肿瘤进行分类,鞍区肿瘤主要包括颅咽管瘤、鞍区颗粒细胞肿瘤、垂体细胞瘤、梭形细胞嗜酸细胞瘤。

颅咽管瘤占颅内肿瘤的2%~5%,是儿童常见的颅内肿瘤,位居儿童颅内肿瘤的第2位，占儿童颅内肿瘤的5.6%～15%，占儿童鞍区肿瘤的54%。颅咽管瘤主要有2个发病高峰期：5～15岁的儿童以及40岁左右的成人。颅咽管瘤的临床症状又包括内分泌功能障碍、下丘脑功能障碍、视力障碍、视野缺损、颅内压增高症状等。在颅咽管瘤所致垂体功能减退方面，临床表现取决于激素缺乏的程度、受损激素轴的数量和发病速度。研究显示，垂体激素轴功能减退发生率为生长激素缺乏症＞下丘脑—垂体—性腺轴＞下丘脑—垂体—肾上腺轴＞下丘脑—垂体—甲状腺轴＞DI，儿童垂体功能减退发生率明显高于成人。

**3. 颅咽管瘤术前内分泌功能评估要注意什么？**

在对颅咽管瘤患儿进行手术前，除了常规外科术前的影像学评估和脏器功能、手术耐受性评估外，需对其内分泌功能进行检查和评估，必要时进行激素替代治疗以满足手术需要。若患儿同时存在甲状腺功能低下和肾上腺轴功能受损，优先补充糖皮质激素，再补充甲状腺激素，避免诱发急性肾上腺功能衰竭，待功能正常后方可进行手术。

对本例患儿的垂体功能评估结果显示，该患儿存在GHRH—GH—IGF-1内分泌轴、甲状腺功能减退、垂体后叶受累，肾上腺功能、性腺功能未见明显异常。故在完善术前准备的同时，进行左旋甲状腺激素替代治疗。患儿在神经外科接受了镜下肿瘤大部切除术，肿瘤病理结果提示：颅咽管瘤，造釉细胞型。

**4. 颅咽管瘤术后常见哪些内分泌问题？**

颅咽管瘤术后因可能存在的下丘脑—垂体柄—垂体相关结构性损伤，引起相关内分泌功能异常。术后1～2周是内分泌功能紊乱及水、电解质紊乱的最严重时期，可能的原因包括在手术打击下原有的激素反馈机制受到破坏，新的代偿机制尚未建立。同时，术前残存的部分激素在术后1周内经过新陈代谢已然耗竭，外源性激素的调节尚未到位。

对于颅咽管瘤围手术期的重点是糖皮质激素的补充。术前进行糖皮质激素口服替代治疗，手术当日可予氢化可的松间断或持续静脉滴注。术后根据患儿的一般状态、血压、食欲、血钠等逐渐减量糖皮质激素。

颅咽管瘤患儿需警惕术后尿崩的发生，部分患儿可出现典型的"三相性尿崩"，即术后尿崩期(术后 1～3 d)、低钠血症期(抗利尿激素假性分泌异常、术后 3～9 d)和长期尿崩期(术后 7～9 d)。本例患儿术前即存在尿崩，进入长期尿崩期后每天尿量仍可达到 4 000～4 500 mL。予醋酸去氨加压素(弥凝)0.01 mg q8h 口服后尿量控制良好。

**5. 术后患儿矮小的问题仍无法改善，可以使用 GH 治疗吗？**

通常认为在生理状况下，与年龄、性别匹配的正常参考范围内的循环 IGF-1 水平并无肿瘤生长与发生的风险，但在生长激素替代治疗(GHRT)期间，被激活的 GHRH—GH—IGF-1 内分泌轴增加了循环 IGF-1 浓度，可能有潜在的促颅咽管瘤复发的风险，因此，循环 IGF-1 水平应控制在与年龄、性别匹配的正常参考范围内，既可能有助于促生长，又不增加肿瘤复发的风险。英国牛津大学、瑞典等多项研究表明，颅咽管瘤患儿术后进行 GHRT，相较于非替代治疗患儿，GHRT 并非颅咽管瘤复发的独立危险因素，且 10 年无肿瘤进展生存率无统计学差异。我国《颅咽管瘤患者长期内分泌治疗专家共识(2017)》认为：对于存在生长激素缺乏症的患者，如果颅咽管瘤术后 1 年肿瘤无复发或进展迹象，可考虑采用基因重组人生长激素替代治疗(A 级推荐)。

患儿术前"矮小症"诊断明确，术后 1 年随访期间身高增长 1.5 cm，即患儿 9 岁 4 个月时，身高 122 cm(低于第 3 百分位数)，矮小的问题仍然显著，可考虑使用 GHRT。

**6. 使用 GH 前需要进行 GH 激发试验吗?**

对于有明确生长激素缺乏症诊断特征依据,并有其他 3 个垂体激素轴缺乏的患者,不建议再进行 GH 激发试验。存在其他多种垂体激素缺乏的垂体前叶功能减退患者,行 GH 激发试验前,必须将其他激素替代治疗至正常生理范围内。

该患儿术后出现甲状腺功能、肾上腺皮质功能、垂体后叶功能受损,同时存在矮小、生长速率减慢,符合 GH 缺乏特点,故无须行 GH 激发试验,完善其他相关检查排除禁忌证后可使用 GH 治疗。

**7. 颅咽管瘤术后患儿使用 GH,应注意哪些问题?**

对于存在 GHRT 适应证的青春期前患儿,推荐 rhGH 剂量为 0.1～0.15 IU/kg,治疗期间应监测 IGF-1 水平,其应当上升至相对生物年龄(最好是骨龄)的正常上限;同时监测身高增长幅度、甲状腺功能、血糖、骨龄以及评估肿瘤是否复发。

另外,在 GHRT 期间需考虑 rhGH 与其他激素之间的相互关系。如患儿所需的甲状腺激素替代剂量可能需要增加;GHRT 可能加重部分继发性、隐匿性肾上腺皮质功能减退患儿的临床症状;同时,为了推迟骨骺闭合以获得更理想的终身高,推荐女孩 12～13 岁、男孩 14～15 岁起开始补充少量性激素。

在 GHRT 前全面细致地评估肿瘤可能复发的危险因素,筛选出低风险的适应证患者。在 GHRT 期间密切随访,及时调整治疗剂量,如有肿瘤复发迹象应及时停药并充分做好医患沟通与后续治疗安排。

**8. 颅咽管瘤术后患儿还可能存在哪些长期内分泌问题?**

根据颅咽管瘤本身的不同分型,在外科手术后或是放射治疗后可能出现不同类型的内分泌障碍,包括垂体功能减退、下丘脑性肥胖、昼夜节律异常、渴感消失的尿崩症等,影响患儿的生活质量。激素替代以尽可能模拟人体激素生理变化为主,同时注意预防并发症。对于多种激素缺乏的颅咽管瘤患者，应注意患儿的激素序贯替代治疗；应最先使用糖皮质激素，然后为甲状腺激素，必要时加用性激素和 GH。对于下丘脑肥胖的患儿，应注意血糖、血脂、血压等的相关改变，必要时可通过生活方式调节、药物或手术进行减重治疗。

## 参 考 文 献


1. Müller H L, Merchant T E, Puget S, et al. New outlook on the diagnosis, treatment and follow-up of childhood-onset craniopharyngioma [J]. Nat Rev Endocrinol, 2017, 13(5): 299 - 312.
2. Müller H L. Craniopharyngioma: long-term consequences of a chronic disease[J]. Expert Rev Neurother, 2015, 15(11): 1241 - 1244.
3. Müller H L. Risk-adapted treatment and follow-up management in childhood-onset craniopharyngioma[J]. Expert Rev Neurother, 2016, 16 (5): 535 - 548.
4. Bogusz A, Müller H L. Childhood-onset craniopharyngioma: latest insights into pathology, diagnostics, treatment, and follow-up[J]. Expert Rev Neurother, 2018, 18(10): 793 - 806.
5. Jensterle M, Jazbinsek S, Bosnjak R, et al. Advances in the management of craniopharyngioma in children and adults[J]. Radiol Oncol, 2019, 53 (4): 388 - 396.
6. 颅咽管瘤治疗专家共识编写委员会，中华医学会神经外科学分会小儿神经外科学组.颅咽管瘤患者长期内分泌治疗专家共识(2017)[J].中华医学杂志，2018，(1)：11 - 18.


（上海交通大学附属儿童医院　袁丹丹，郭盛）

# 病例 6

# 生长缓慢、特殊面容——努南综合征(Noonan 综合征)

## 一、病史

【现病史】患儿，女，5 岁 9 个月。因“发现生长缓慢 3 年”入院。患儿近 3 年无明显诱因下出现生长迟缓，身高增长速率＜5 cm/年，平素无头痛、呕吐，无多饮、多尿，无视力障碍等。

【体格检查】身高 103.8 cm(小于第 3 百分位数)，体重 17 kg。患儿身材匀称，前额宽、眼距宽、颈短、后发际线低、盾状胸，躯干部可见散在牛奶咖啡斑；双肺呼吸音清，无啰音；心音有力，律齐，未及杂音；腹软，不胀，肝脾肋下未及；四肢肌力、肌张力正常，神经系统检查无异常；双侧乳房 B1 期，PH1 期。

【个人史】患儿系 G1P1，足月顺产，无窒息抢救史，出生体重 3 000 g，身长 50 cm，生后混合喂养。动作、智力发育与同龄儿童相仿。父亲身高 172 cm，母亲身高 160 cm，父母非近亲结婚。家族中无其他类似表现成员，否认慢性疾病及家族遗传病史。

## 二、诊疗解析

### 1. 该患儿的诊断是什么？

矮小症定义为相似生活环境下，同种族、同性别、同年龄个体身高低于正常人群 2SD 或位于第 3 百分位数(－1.88SD)的儿童。该患儿身高小于女童同年龄身高的第 3 百分位数，故矮小症诊断成立。

**2. 患儿为单纯性矮小还是非单纯性矮小?**

非单纯性矮小除了有矮身材外,通常还伴随一些其他合并症,如智力障碍、特殊面容、眼、耳等畸形、皮肤异常、性发育障碍、骨骼畸形、其他脏器异常以及生化指标异常、家族中有其他成员有类似表现等。非单纯性矮小通常由染色体异常或者基因变异导致。该患儿除了身材矮小外,还存在特殊面容和骨骼畸形,包括前额宽、眼距宽、颈短、后发际线低和盾状胸,故该患儿属于非单纯性矮小。

**3. 需要完善哪些检查是来明确患者矮小症的病因?**

除了行常规矮小症病因诊断与鉴别诊断中需要完善的实验室检查,包括血液三大常规、肝肾功能、GH 激发试验、生长因子、甲状腺激素、微量元素、肾上腺皮质激素、垂体 MRI 等外,还需要行染色体检查,患者的特殊面容及骨骼畸形不能排除 Turner 综合征。

患者血液三大常规、血生化、甲状腺激素、微量元素、垂体 MRI 等检查均无异常。GH 激发试验:GH(可乐定)峰值 6.71 μg/L,GH(精氨酸)2.20 μg/L。生长因子 85 μg/L,染色体:46,XX。

分析:患者染色体正常,排除 Turner 综合征。患儿存在身材矮小,同时又伴有特殊面容及骨骼畸形,根据临床特征分析,考虑 Noonan 综合征的可能性较大,需要进一步完善基因检测来明确。同时完善心脏超声、心电图、腹部超声、凝血功能、听力检测等,评估患者是否存在心脏和肾脏等畸形、心脏的电活动异常以及凝血功能障碍、听力异常等情况。

**4. 什么是 Noonan 综合征?**

Noonan 综合征是一种可由多种不同基因突变所致的具有相似临床表现的常染色体显性遗传性疾病,发病率为 1/2 500~

1/1 000。典型临床特征为特殊面容、身材矮小、发育迟缓、先天性心脏病、骨骼异常等。目前与 Noonan 综合征相关的基因有 *PTPN*11、*SOS*1、*RAF*1、*BRAF*、*KRAS*、*NRAS*、*SHOC*2 和 *CBL* 等。

**5. Noonan 综合征的临床表现有哪些?**

(1) 特殊面容：婴幼儿期表现为前额大、高额弓、眼距宽、上睑下垂、短鼻、鼻根宽、鼻尖饱满、上唇饱满呈噘嘴样、小下颌、短颈、后发际低；儿童-青春期表现为倒三角脸形、头发卷曲、前额宽、颈蹼、小下颌；成人期表现为前额发际线高、倒三角脸形、面部皱纹明显、鼻唇沟明显。各年龄段均可伴蓝绿色或淡蓝色巩膜，耳位低，耳轮后旋或增厚。

(2) 身材矮小：大约 80%的患者会出现身材矮小，出生时通常正常，1 岁后逐渐出现身高增长缓慢，骨龄通常落后，GH 不同程度缺乏或正常。

(3) 心血管系统：心脏缺陷可出现于 50%～80%的患者，包括各种先天性心脏缺陷，特征性的表现为肺动脉瓣发育不良 /狭窄。其他心脏缺陷包括肥厚性心肌病(梗阻型或非梗阻型)、房间隔缺损、室间隔缺损、肺动脉分支狭窄、法洛四联症和主动脉缩窄等，典型心电图表现包括心电轴极度右偏伴胸前导联 QRS 波逆时针旋转、$V_1$ 导联心电轴左偏、左前支不全传导阻滞等。

(4) 精神、运动发育落后：婴幼儿期运动发育落后，学龄期患者可有协调能力差、学习障碍，部分患者存在智力低下。

(5) 听觉特征：进行性高频感音神经性耳聋的发生率高达 50%。

(6) 胸、背特征：鸡胸、漏斗胸、盾状胸、脊柱侧凸。

(7) 泌尿生殖系统：肾脏畸形(肾盂扩张、双输尿管畸形、孤立肾等)，男性有隐睾、精子生成障碍等。

(8) 骨骼系统：约 50%的患者有关节松弛，其他少见的有马蹄内翻足、颈椎融合和关节挛缩等。

(9) 其他：肝脾肿大、脑积水、Ⅰ型阿诺德-基亚里(Arnold-Chiari)畸形、皮肤牛奶咖啡斑和雀斑、毛囊角化症、斜视、眼颤、肿瘤风险增加等。

**6. 如何诊断 Noonan 综合征？**

Noonan 综合征的诊断以临床表现为主，通过基因检测可确诊。Noonan 综合征的临床诊断目前仍采用 1994 年荷兰学者提出的诊断标准。临床诊断标准：2 个主要指标，或 1 个主要指标加 2 个次要指标，或 1 个次要指标加 2 个主要指标，或 4 个次要指标。

(1) 主要指标：① 典型的特殊面容。婴幼儿期：前额大、高额弓，眼距宽、上睑下垂，短鼻、鼻根宽、鼻尖饱满，上唇饱满呈噘嘴样，小下颌，短颈，后发际低。儿童-青春期：倒三角脸形、头发卷曲、前额宽、颈蹼、小下颌。② 心血管系统：肺动脉瓣狭窄、肥厚型梗阻性心肌病、典型心电图改变。③ 身高：小于同年龄、同性别儿童第 3 百分位数。④ 胸廓：鸡胸、漏斗胸。⑤ 家族史：一级亲属确诊 Noonan 综合征。⑥ 其他：同时存在智力落后、隐睾、淋巴管发育异常。

(2) 次要标准：① 不典型的特殊面容。② 其他心脏缺陷。③ 身高：小于同年龄、同性别儿童第 10 百分位数。④ 胸廓：盾状胸。⑤ 家族史：一级亲属疑似 Noonan 综合征。⑥ 其他：智力落后、隐睾、淋巴管发育不良。

(3) 实验室检查：患者的基因检测结果。*PTPN*11 错义突变：c. 1510A>G，p. M 504V。该突变为人类基因突变数据库(The Human Gene Mutation Database，HGMD)已经报道的突变。腹部超声：左侧肾脏缺如。心脏超声、心电图、凝血功能、听力检测等未见异常。

（4）分析：该患儿存在身材矮小（身高小于同年龄、同性别儿童的第3百分位）；伴有特殊面容（前额宽、眼距宽、颈短、后发际线低）；盾状胸。符合2个主要标准、1个次要标准，故临床诊断Noonan综合征成立。患者右侧孤立肾也符合Noonan综合征的临床表现。结合基因检测结果分析诊断成立，故该患者Noonan综合征确诊。

**7. 如何治疗Noonan综合征？**

Noonan综合征没有根治的方法，仍以对症治疗为主。

（1）身材矮小：可给予rhGH治疗。rhGH可显著改善Noonan综合征儿童成年后身高，接受rhGH治疗越早则效果越好。

（2）其他对症治疗：如存在心血管系统、泌尿系统疾病、凝血功能障碍等给予相应的对症处理。

（3）随访：需要对患儿的生长发育、智能、听力、语言功能等进行评估；定期行心脏超声、心电图、腹部B超、凝血功能等检查。

## 参考文献

1. Şıklar Z, Genens M, Poyrazoğlu Ş, et al. The growth characteristics of patients with noonan syndrome: results of three years of growth hormone treatment: a nationwide multicenter study [J]. J Clin Res Pediatr Endocrinol, 2016, 8(3): 305 - 312.
2. Zavras N, Meazza C, Pilotta A, et al. Five-year response to growth hormone in children with Noonan syndrome and growth hormone deficiency[J]. Ital J Pediatr, 2015(41): 71.
3. Padidela R, Camacho-Hübner C, Attie K M, et al. Abnormal growth in noonan syndrome: genetic and endocrine features and optimal treatment [J]. Horm Res, 2008, 70(3): 129 - 136.
4. Noonan J A, Kappelgaard A M. The efficacy and safety of growth

hormone therapy in children with noonan syndrome: a review of the evidence[J]. Horm Res Paediatr, 2015, 83(3): 157 - 166.
5. Savage M O, Padidela R, Kirk J M, et al. Abnormal growth in noonan syndrome: the challenge of optimal therapy[J]. Pediatr Endocrinol Rev, 2009, 6 (Suppl 4): 523 - 528.

(上海交通大学附属儿童医院　周莎莎,郭盛)

## 病例 7

# 生后发现患儿生长发育迟缓——特纳综合征(Turner 综合征)

## 一、病史

【现病史】患儿,女,6 岁 6 个月。生后发现患儿生长发育迟缓,近 1~2 年身高较前无明显增长,平素无头痛、呕吐,无多饮、多尿,大便正常,学习成绩欠佳,骨龄相当于 3.5 岁,骨龄发育延迟。患儿病程中精神反应可,胃纳一般,两便正常。

【体格检查】身高 101.5 cm(小于第 3 百分位数),体重 16.2 kg。患儿身材矮小、匀称,无特殊容貌;神清,反应可;心音有力,律齐;双肺呼吸音清,无啰音;腹平软,肝脾肋下未及;四肢活动可,神经系统无阳性体征。PH1 期,双侧乳房 B1 期。左侧面颊可见 3 颗绿豆大小的黑色痣。

【个人史】患儿系 G3P2,足月剖宫产,出生身长 49 cm,顺产,无窒息抢救史。出生体重: 3 050 g。生后人工喂养,7 个月添加辅食,目前饮食正常,偏食。父亲身高 168 cm,母亲身高 158 cm,父母体健。母孕期无特殊病史。家族中无类似遗传疾病史。

## 二、诊疗解析

### 1. 什么是 Turner 综合征?该患儿是 Turner 综合征吗?

Turner 综合征又称先天性卵巢发育不全综合征,是由于全部或部分体细胞中一条 X 染色体完全或部分缺失,或 X 染色体存在其他结构异常所致。其发病率为1/2 000～1/4 000活产女婴，是常见的人类染色体异常疾病之一。Turner综合征的典型临床表现为身材矮小、性腺发育不良、具有特殊的躯体特征(如颈蹼、盾状胸、肘外翻)等。典型Turner综合征易于诊断，但因Turner综合征表型个体差异较大，不典型者延误诊断和漏诊较为常见。

**2. Turner综合征有哪些临床表现?**

Turner综合征的表型谱较宽，患者可有典型的躯体特征，也可仅有轻微可见的特征。其他临床表现：不局限于典型Turner综合征的特殊躯体特征，如颈蹼、多痣、盾状胸、肘外翻等，还可有其他器官的受累，如骨骼异常(脊柱侧凸、第四掌骨短等)、先天性心血管畸形(如左心异常、主动脉瓣异常等)、肾脏畸形、早期感应神经性听力丧失或传导性耳聋、特殊类型神经发育异常以及自身免疫性甲状腺炎、乳糜泻等其他Turner综合征常见的自身免疫病。

**3. 哪些实验室检查是必须首要考虑的?**

回顾病史，患儿有以下主要问题：① 线性生长缓慢，体重营养状况尚可；② 智力正常；③ 尚无第二性征发育；④ 实际预测终身高严重低于遗传身高。因此，该女孩身材矮小的原因应优先考虑内分泌疾病，实验室评估应首先监测甲状腺激素、IGF－1、IGFBP－3及染色体核型分析。

实验室检查结果如下。肝功能：直接胆红素1.30 μmol/L，总胆红素11.73 μmol/L，谷丙转氨酶12 IU/L，谷草转氨酶33 IU/L。血脂：三酰甘油0.66 mmol/L，总胆固醇5.47 mmol/L，高密度脂蛋白1.84 mmol/L(↑)，低密度脂蛋白3.05 mmol/L。肾功能：尿素氮4.6 mmol/L，肌酐45 μmol/L，IGF－1为56.90 μg/L，IGFBP－3为2.19 g/L。甲状腺：$FT_3$ 5.12 pmol/L，$FT_4$ 15.44 pmol/L(↑)，$T_3$ 1.35 nmol/L(↓)，$T_4$ 82.42 nmol/L，

TSH 3.99 mIU/L。染色体：46,X,del(X)(p11.10)。骨龄相当于3.5岁。

**4. Turner综合征的诊断标准有哪些？**

女性患者出现以下表现，可考虑诊断Turner综合征：① 难以解释的生长落后。② 有性腺发育不良表现：缺乏第二性征，青春发育或初潮延迟，原发性闭经和不育。③ 具有以下一项或多项临床特征：新生儿期手足水肿，颈部皮肤增厚；特殊躯体特征：颈蹼、后发际低、耳位低、小下颌、肘外翻、指甲发育不良、色素痣、高腭弓、第四掌骨短、脊柱侧凸、先天性心血管异常（如左心异常、主动脉瓣异常、主动脉扩张、主动脉缩窄、主动脉弓延长）、肾发育异常、慢性中耳炎、传导性或感音性耳聋、学习障碍特别是视觉空间或非语言技巧障碍等。④ 染色体核型分析发现有一条X染色体，另一条X染色体完全或部分缺失，或存在其他结构异。⑤ 促性腺激素水平升高，雌激素水平低。⑥ 盆腔B超提示子宫卵巢发育不良。

**5. 该患儿需要进一步完善哪些检查？**

患儿出生后生长缓慢，身高明显矮于同龄儿童，面部多痣，学习成绩欠佳，甲状腺功能正常，骨龄延迟，染色体：46,X,del(X)(p11.10)。因此，结合患儿的临床表现和染色体检查，诊断为Turner综合征。进一步需完善性激素检查、空腹血糖、胰岛素、C肽、糖化血红蛋白、心电图、心脏超声、腹部B超、盆腔B超、视力评估、听力评估、智力评估、骨密度等检查。

**6. Turner综合征患儿身材矮小，是否会存在GH分泌异常？**

Turner综合征患者通常GH分泌模式正常，GH激发试验仅需在生长明显偏离Turner综合征特异性生长曲线时进行。

**7. 发生Turner综合征应该如何治疗？**

Turner综合征的治疗目的：提高患者终身高；诱导性发育，维持第二性征，使子宫正常发育；提高骨密度，促其达到峰值骨量；防治各种并发症。因 Turner 综合征可累及多器官系统，部分并发症的发生风险会随患儿年龄增长而增加，不同年龄段也可能面临不同的神经心理问题，因此，为提高 Turner 综合征患儿的预后及生存质量，多学科团队的诊疗合作非常重要。

（1）促生长治疗：主要使用 rhGH 治疗。起治年龄：目前世界范围内尚未建立统一的 Turner 综合征开始 rhGH 治疗的最佳起始年龄，一般推荐在 4～6 岁开始治疗。rhGH 治疗推荐剂量：每周 0.35～0.47 mg/kg，达到满意身高或生长潜能已较小时（骨龄≥14 岁，生长速率＜2 cm/年），可考虑停用 rhGH 治疗。促生长治疗需严密随访、评估，建议每 3～6 个月进行生长发育、性发育、甲状腺功能、血糖和胰岛素、糖化血红蛋白、IGF－1 水平、脊柱侧凸和后凸等监测。

（2）诱导性发育：雌激素替代治疗可诱导性发育，维持第二性征，使子宫正常发育，还可提高患者骨密度，促使其达到峰值骨量。雌激素替代治疗开始的时间以及药物的剂量、递增方案、剂型均需模拟正常的青春期发育进程。早期诊断的患者，推荐骨龄 11～12 岁时开始雌激素治疗。需每年监测 LH、FSH 水平，了解有无自发性性发育的可能性。常用药物为戊酸雌二醇，起始剂量 0.25 mg/d，然后每 6 个月增加 1 次剂量（25%～100%），2～3 年后逐步达到成人剂量（1～4 mg/d）。治疗过程中除了注意随访及监测生长发育和乳腺、外阴、子宫发育情况及子宫厚度外，还应注意监测血压、肝功能、血脂及凝血功能等。

（3）其他治疗：推荐青春期前常规口服钙剂。25－羟维生素 D 低的患者，可给予维生素 D 制剂口服。若出现甲状腺功能减退，给予左甲状腺素钠补充治疗。若出现血糖、心脏、视力、听力等相关症状的患者，均需在相应的科室做相应处理并定期随访。

（4）针对神经心理问题的治疗：注意筛查神经心理的异常。

及时进行性发育治疗和积极筛查诊治听力受损等，可促进性心理和社会适应能力的提高。

**8. 哪些情况不考虑诊断为 Turner 综合征？**

有以下几种情况，不考虑诊断为 Turner 综合征。① 含 45,X 细胞的个体，但无临床特征，需进一步检查或追踪观察。② 核型为 45,X/46,XY 的男性表型患者。③ Xp 末端缺失包含了 *SHOX* 基因时，通常会有矮身材和其他 Turner 综合征相关的骨骼异常。但若无 Xp22.3 缺失者，发生卵巢功能不全的风险较低，通常不诊断 Turner 综合征。Xqter－q24 的缺失可出现原发性或继发性闭经，但没有矮身材或其他 Turner 综合征特征，通常诊断为卵巢早衰。总之，性染色体结构异常的个体是否诊断 Turner 综合征，需结合临床评估。

## 参考文献


1. Gravholt C H, Viuff M H, Brun S, et al. Turner syndrome: mechanisms and management[J]. Nat Rev Endocrinol, 2019, 15(10): 601－614.
2. Augoulea A, Zachou G, Lambrinoudaki I. Turner syndrome and osteoporosis[J]. Maturitas, 2019(130): 41－49.
3. Hjerrild B E, Mortensen K H, Gravholt C H. Turner syndrome and clinical treatment[J]. Br Med Bull, 2008(86): 77－93.
4. Gonzalez L, Witchel S F. The patient with Turner syndrome: puberty and medical management concerns[J]. Fertil Steril, 2012, 98(4): 780－786.
5. Gravholt C H, Andersen N H, Conway G S, et al. Clinical practice guidelines for the care of girls and women with Turner syndrome: proceedings from the 2016 Cincinnati International Turner Syndrome Meeting[J]. Eur J Endocrinol, 2017, 177(3): G1－G70.


（上海交通大学附属儿童医院　张颖，郭盛）

病例8

# 身材矮小,胎儿生长受限——拉塞尔-西尔弗综合征(Russell-Silver 综合征)

## 一、病史

【现病史】患儿,男,3岁11个月。因“患儿生长发育迟缓2年余”入院。患儿身高增长速率5 cm/年,平素无头痛、呕吐,无多饮、多尿,无腹痛、腹泻,大便1次/d。

【体格检查】体温36.9 ℃,脉搏105次/min,血压95/62 mmHg,身高81 cm(小于第3百分位数),体重9.4 kg,BMI 14.33 kg/m²。患儿身材矮小,左右肢体不对称,特殊容貌(前额突出、倒三角小脸);神清,反应可;心音有力,律齐;双肺呼吸音粗,未及啰音;腹平软,肝脾肋下未及;四肢活动可,神经系统无阳性体征;双睾丸触诊不满意,阴茎长2.5 cm,PH1期。

【个人史】患儿系G2P1,足月,剖宫产,出生身长46 cm,出生体重1 990 g,生后有吸氧等抢救史。无听力、视力障碍。父亲身高168 cm,母亲身高147 cm。

## 二、诊疗解析

### 1. 该患儿病例特点是什么?考虑需要做哪些检查?

患儿主要病例特点:身材矮小、胎儿生长受限、特殊体征(倒三角小脸、肢体不对称)。身材矮小方面需要评估骨龄,检测IGF-1、IGFBP-3,行GH激发试验,以及甲状腺激素、肾上腺皮质激素、性腺激素及性腺B超、垂体MRI检查；由于存在特殊体征，需要完善特殊检查如心脏超声、染色体核型、H19 DMR区检测及芯片分析。

(1) 实验室检查：IGF-1为37.10 μg/L(↓)，IGFBP-3为2.59 mg/L。甲状腺功能：$FT_3$ 6.63 pmol/L，$FT_4$ 10.19 pmol/L，$T_3$ 2.16 nmol/L，$T_4$ 78.74 nmol/L，TSH 5.21 IU/L(↑)。肾上腺功能：皮质醇(8:00 am)243.51 nmol/L，ACTH 8 4.33 pmol/L。胰岛素5.73 pmol/L(↓)。糖化血红蛋白5.00%，血糖4.02 mmol/L。微量元素：钙1.740 mmol/L，铜11.82 μmol/L，铁6.670 mmol/L(↓)，镁1.35 mmol/L，锌61.12 μmol/L(↓)，铅33.90 μg/L，镉0 μg/L。GH激发试验：GH(可乐定)0、30、60、90、120 min分别为3.12、1.95、10.50、5.52、3.96 μg/L，GH(精氨酸)0、30、60、90、120 min分别为0.85、4.11、4.39、1.44、1.66 μg/L。外周血染色体核型：46,XY,inv(9)(p12q13)。H19 DMR区(焦磷酸测序)：以外周血DNA为模板，采用亚硫酸盐转化，并用PCR方法扩增出患者的*H19*基因DMR区。采用焦磷酸测序的方法分析该区域中6个CpG位点的甲基化水平，结果发现样本中6个位点甲基化水平均为30%左右，低于正常对照水平。染色体芯片检测：无异常。

(2) 影像学检查。骨龄：2岁11个月时相当于20个月，骨龄发育延迟>2SD。骨密度：1.8 $g/cm^3$。下丘脑及垂体MRI：垂体小(呈扁圆形，高度2.5 mm，无局限性隆起，垂体信号均匀，垂体后叶高信号可见)，鼻旁窦炎症，松果体区小囊肿。心脏超声：未见明显心内结构异常，左心室收缩能力正常。睾丸B超：右侧睾丸11.5 mm×6.7 mm×7.0 mm，左侧睾丸11.0 mm×6.2 mm×6.8 mm，形态正常，内部回声分布均匀。

**2. 根据以上病例特点及实验室辅助检查，考虑该患儿是何种疾病？诊断依据有哪些？该病临床表现特点是什么？**

该患儿 G2P1，足月，剖宫产，出生身长 46 cm，出生体重 1 990 g；年龄 3 岁 11 个月，身高 81 cm（小于第 3 百分位数），体重 9.4 kg，身材矮小，特殊容貌（前额突出、倒三角小脸），左右肢体不对称，PH1 期。GH 激发试验提示 GH 分泌并不缺乏，H19 DMR 区检测结果 6 个 CpG 位点甲基化水平均为 30%左右，低于正常对照水平。以上临床特点提示该患儿为拉塞尔-西尔弗综合征（Russell-Silver 综合征）。

Russell-Silver 综合征是一种罕见的多系统障碍的先天性疾病，临床表现多样化，主要表现为胎儿及出生后生长受限、特殊面容、躯体偏身不对称及其他较不恒定的症状。国际发病率为 1/30 000～100 000，国内目前无相关流行病学资料。临床表现特点为：① 出生前后生长迟滞：出生体重低、生长发育缓慢、身材矮小。② 异常体征：尖下颌导致三角形脸、相对头围偏大及前额宽阔突出、方颅、小下颌、耳位低、嘴巴宽大伴口角向下、齿列不齐、躯体偏身不对称，如两侧肢体长度不一致、小指侧弯畸形等。③ 其他：包括性腺异常（如尿道下裂、隐睾）、心脏异常（如室间隔缺损）、脊柱畸形（如脊柱侧弯、驼背）、泌尿生殖系统异常（马蹄肾）或消化系统异常（喂养困难、纳差、反流性食管炎等）、GH 缺乏、唇腭裂、牛奶咖啡斑、通贯掌、多指并指等，还可出现智力低下、运动、认知及语言发育迟缓、学习障碍等。新生儿期可出现低血糖，成年 Russell-Silver 综合征患者合并 2 型糖尿病较常见，此外，还可出现骨质疏松、高脂血症、脂肪肝、高尿酸血症、胃食管反流等。

**3. Russell-Silver 综合征的病因及发病机制是什么？该患儿的病因是什么？**

Russell-Silver 综合征的病因研究显示主要为印记基因的异

常，以11p15区甲基化异常（11p15 LOM）（30%～60%）和7号染色体母源单亲二倍体[UPD(7)mat]（5%～10%）最为常见。印记基因异常主要影响的是DNA甲基化和组蛋白修饰，基因序列并未改变。表观遗传性疾病的3个主要发病机制包括：① 包含印记基因的染色体大部分缺失或重复；② 印记基因突变或印记调控区基因突变；③ 母源单亲二倍体。

该患儿通过焦磷酸测序方法检测H19 DMR区，发现样本中6个CpG位点甲基化水平均为30%左右，低于正常对照水平，病因为11p15区甲基化异常。

**4. 最新的Rusell-Silver综合征诊断标准是什么？**

2017年Wakeling等首次提出了Netchine-Harbison临床评分系统（NH-CSS）可作为Rusell-Silver综合征的国际共识应用于临床诊断，该评分系统作为唯一使用前瞻性数据制订的诊断体系，即使对于临床数据不完善的患者同样适用。Tümer等对该系统的评分项进行了细化。该评分系统中各项评分标准的定义为：① 胎儿生长受限：出生时身高或体重低于同胎龄新生儿身高或体重的2SD；② 出生后生长发育迟缓：2岁时身高低于同龄平均身高2SD；③ 相对巨颅：出生时头围的标准差/身高和（或）体重标准差≥1.5；④ 前额突出：婴儿期侧面观时前额突出于面部平面；⑤ 身体不对称：腿长差异≥0.5 cm、手臂不对称，或腿长差异<0.5 cm时至少合并其他两部位的不对称，并且其中包括面部不对称；⑥ 喂养困难或低BMI：使用饲管喂养或赛庚啶刺激食欲，及2岁时BMI低于正常值2SD。

出生时相对巨颅和前额突出是6项标准中主观性较强的2项，同时也是NH-CSS中特异性较强的2项标准，可以区分Rusell-Silver综合征与非Rusell-Silver综合征的SGA患者。NH-CSS特异度较低，灵敏度较高，且阴性预测值较高，单纯的临床表现可能会出现假阳性，因此分子学检测有助于确诊。但对于分子学检测阴性的患者，建议只有临床表现至少符合 6 项中的 4 项表现，同时必须包括前额突出和相对巨颅才能诊断为“临床 Rusell-Silver 综合征”。

根据 Tümer 等对 NH-CSS 的分析，Rusell-Silver 综合征的诊断可以分为：① 确诊 Rusell-Silver 综合征：诊断标准≥4 项+分子学确诊；② 临床 Rusell-Silver 综合征：诊断标准≥5 项，或诊断标准 4 项包括相对巨颅和前额突出；③ 分子 Rusell-Silver 综合征：NH-CSS 不支持临床 Rusell-Silver 综合征但是分子学结果支持 Rusell-Silver 综合征；④ 非 Rusell-Silver 综合征或 NH-CSS 否定诊断：患者诊断标准≤4 项同时不表现出相对巨颅和前额突出，分子学检测阴性。

**5. 如果出现类似 Rusell-Silver 综合征样的临床特点，应进行哪些疾病的鉴别诊断？**

(1) 3-M 综合征：又称 Le Merrer 综合征，或忧郁面容综合征，是罕见的常染色体隐性或复合杂合性遗传疾病，主要致病原因是位于 6p21. 1 上 *CUL7* 基因突变，以及与 *CUL7* 基因组成 3-M 复合体的 2q35 染色体上 *OBSL1* 和 19q13. 32 染色体上 *CCDC8* 的突变，从而导致 p53、细胞周期蛋白 D1、IGF1/胰岛素受体底物 1 (insulin receptor substrate - 1，IRS - 1)泛素化异常。主要特征是胎儿生长受限、出生后身高和体重低于正常标准、面部异常、骨骼肌肉发育不良、骨龄延迟发育等表现，其中包括相对巨颅、倒三角脸及前额突出，患者智力发育通常正常。虽然骨骼的发育异常在两种疾病间有差异，即 3-M 综合征的骨骼畸形主要表现在椎体细长、扁平足、足跟显著，而 Rusell-Silver 综合征主要表现为肢体不对称，但是按照 NH-CSS 的临床型 Rusell-Silver 综合征诊断指标评分，3-M 综合征同样符合 Rusell-Silver 综合征的诊断。因此，临床症状通常难以鉴别，需通过基因检测辨别。

（2）Temple 综合征：是一种印记基因异常的疾病，主要病因是 14 号染色体父源缺失表观遗传异常及 14 号染色体母源单亲二倍体。其临床表现并无特异性，主要表现为胎儿和出生后生长受限、身材矮小、喂养困难、面部异常表现（轻微的眼睑下垂、鼻尖光滑、前额高等），以上与 Rusell-Silver 综合征症状无异。另外，有手脚发育短小、性腺早发育、低血压及半数以上的患者会出现肥胖，后面这些症状与普拉德-威利综合征（Prader-Willi 综合征）有一定的交叉。但是，Temple 综合征出现的是促性腺激素依赖型性功能发育，而 Prader-Willi 综合征常见的是耻骨过早闭合和青春期延迟或发育不全。Temple 综合征偶见肢体不对称。14 号染色体遗传学异常，在临床符合 Rusell-Silver 综合征标准的患者亦可检测到，因此在无肥胖和 2 型糖尿病表型时，两者通过临床表现并不能鉴别。

**6. 该患儿目前阶段需要如何治疗？GH 治疗如何选择？**

对于 Rusell-Silver 综合征的治疗应考虑年龄段，强调个体化对症治疗。婴幼儿期患者着重于解决喂养困难，避免低血糖、缺钙及营养不良的发生；儿童可使用 GH 治疗来改善身高。既往认为 GH 治疗 Rusell-Silver 综合征的效果并不肯定，但近年研究显示 GH 治疗可以使患者的平均身高从－2.7SD 提高至－1.3SD，同时 UPD(7) mat 组的治疗效果优于 11p15 LOM 组患者。与其他 SGA 患者相比，Rusell-Silver 综合征患者使用 GH 治疗的疗效要差。该患儿目前 3 岁 11 个月，年龄尚小，微量元素检测提示缺铁和锌，治疗上适当补充微量元素，逐步改善饮食营养，观察身高变化情况，必要时可选择 GH 治疗。

**7. 对患儿进行长期随访需要关注哪些问题？**

需要关注患儿的营养情况（BMI 增长）、骨龄进展、身高生长、性腺发育，还有患儿社会心理问题，以及其他疾病（如 2 型糖尿病、骨质疏松及高脂血症）的风险评估。

## 参 考 文 献

1. Spiteri B S, Stafrace Y, Calleja-Agius J. Silver-Russell syndrome: a review[J]. Neonatal Netw, 2017, 36(4): 206 - 212.
2. Wakeling E L, Brioude F, Lokulo-Sodipe O, et al. Diagnosis and management of Silver-Russell syndrome: first international consensus statement[J]. Nat Rev Endocrinol, 2017, 13(2): 105 - 124.
3. Welch T R. The next generation of Silver-Russell syndrome [J] . J Pediatr, 2017(187): 3 - 4
4. Neissner C, Schepp C, Rösch W H. Rare diseases with clinical relevance-the Silver-Russell syndrome[J]. Urologe A. 2017, 56(7): 876 - 881.
5. Ishida M. New developments in Silver-Russell syndrome and implications for clinical practice[J]. Epigenomics, 2016, 8(4): 563 - 580.

（上海交通大学附属儿童医院　王斐，郭盛）

# 第二节　性发育障碍

## 病例 9

## 女童声音变粗 6 个月
## ——5α 还原酶缺乏症

### 一、病史

【现病史】患儿，14 岁 1 个月，因“声音变粗 6 个月”入院。患儿自幼按女性抚养，至今无乳房发育，无月经来潮。近半年家长发现其声音变粗，身高增长加速。否认特殊食物及药物服用史。

【体格检查】身高 175 cm，身材匀称，无特殊面容。心音有力，心律齐；双肺呼吸音清，无啰音；腹部软，肝脾未及肿大；四肢活动好，神经系统无阳性体征。双侧乳房 B1 期，阴蒂长约 1.5 cm，龟头样物发育差，尿道开口于会阴部，未触及睾丸，无皮肤色素沉着，PH3 期，腋毛(＋)，胡须(－)，面部痤疮(－)，喉结(＋)。

【个人史】患儿系 G1P1，足月顺产，出生体重 3 200 g，无窒息抢救史。生长发育与正常同龄儿童相仿，学习成绩中等，喜欢体育运动。无既往疾病史，母亲孕期正常，家族中无类似患者或遗传疾病史。

## 二、诊疗解析

**1. 男女两性青春期发育的表现分别是什么？青少年时期性发育异常就诊的可能原因有哪些？**

青春期启动源于下丘脑 GnRH 的脉冲释放增加，继而刺激垂体促性腺激素 LH/FSH 分泌，初始青春期体征出现及生育功能的获得。男性青春发动最早征象是睾丸增大，继之阴茎增大，阴囊皮肤变松、着色，阴毛、腋毛出现，接着出现胡须、喉结及变声。女性 10 岁左右开始乳房发育，这是女性最早出现的第二性征，继之大小阴唇发育，色素沉着，阴道分泌物增多，接着出现阴毛、腋毛及月经初潮。

临床大多数性发育异常患儿在新生儿时即被发现，部分在青少年时期发现，可能就诊的原因包括：① 患儿生殖器不典型；② 女童腹股沟疝囊内发现睾丸样物；③ 青春期发育不全或发育延迟；④ 女性男性化；⑤ 原发性闭经；⑥ 男孩乳房发育；⑦ 男孩周期性血尿等。

本例患儿社会性别为女性，在青春期并未出现乳房发育、月经初潮等，但出现变声，体检存在阴蒂肥大、喉结等男性化表现，考虑存在性发育障碍(disorder of sex development，DSD)，需进行进一步检测以明确病因。

**2. 该患儿需要进行哪些基本辅助检查？**

患儿为社会性别女性的青春期儿童，出现男性化表现，需要进行以下基本检查。

(1) 染色体、*SRY* 基因检测以确定遗传性别。患者染色体核型提示 46，XY；SRY FISH 检测提示没有发现 *SRY* 基因缺失，故患者遗传性别为男性，诊断为 46，XY DSD。

（2）B超检查以了解性腺性别。B超作为DSD检查的一线影像学检查选择，重点关注：① 腹股沟区或盆腔以确定子宫及性腺的结构和位置；② 泌尿系超声检测肾脏及肾上腺结构。本患者腹股沟B超示：双侧隐睾（右侧 26 mm×12 mm×13 mm，左侧 27 mm×12 mm×12 mm），位于双侧腹股沟上方；盆腔内未见明显子宫、卵巢回声。泌尿系统超声检查无异常发现。

（3）确定性腺轴或肾上腺轴病变。行ACTH、皮质醇、睾酮（T）、孕酮（progesterone，P）、17α-羟孕酮（17α-OHP）、硫酸脱氢表雄酮（dehydroepiandrosterone-sulphate，DHEAS）、雄烯二酮、电解质等检查，本例患者于8:00和16:00检测，皮质醇、ACTH正常范围，17α-OHP、DHEAS、雄烯二酮、孕酮、电解质等亦正常，结合肾上腺B超检查无异常发现，故可以排除肾上腺轴病变。

（4）血清性激素检测：包括LH、FSH、PRL、雌二醇（$E_2$）、睾酮、孕酮、DHT等。本例患儿的LH 2.95 IU/L，FSH 10.1 IU/L，$E_2$ 95.4 pmol/L，睾酮 12.1 nmol/L，孕酮<0.64 nmol/L，T/DHT比值 7.5。

**3. 患儿需要进一步做哪些检查？如何解释这些检查结果？**

本患儿14岁1个月，遗传性别为男性，性腺性别亦为男性，存在睾丸，已排除肾上腺疾病。根据性激素水平检测结果，LH 2.95 IU/L、FSH 10.1 IU/L，不支持低促性腺激素性性腺功能低下。睾酮 12.1 nmol/L，提示睾丸间质细胞能分泌睾酮。T/DHT未激发值 7.5，为正常范围。根据以上情况需要进一步排查。

（1）GnRH激发试验：明确垂体促性腺激素分泌功能以排除高促性腺激素性性腺功能低下。本例患儿的LH基础值为 3.15 IU/L，激发后峰值为 45.1 IU/L，峰值出现在 30 min，峰值＞基础值 3 倍，提示下丘脑—垂体—性腺轴功能正常。睾酮高达 9.52 nmol/L，LH 激发峰值 45.1 IU/L，FSH 激发峰值 21.55 IU/L，LH/FSH＝2，考虑有以下 2 种可能性：患者下丘脑—垂体—性腺轴启动，处于青春发育期或雄激素不敏感综合征。

（2）HCG 激发试验：进一步了解睾丸间质细胞功能及 5α-还原酶活性情况。本例患儿在 HCG 激发前血睾酮基础值 9.52 nmol/L，激发值 26.2 nmol/L，激发值为基础值的 2.8 倍，进一步提示睾丸间质细胞功能正常。激发后 T/DHT 值升为 18.9，提示可能存在 5α-还原酶缺乏症，需要进一步行 5α-还原酶基因检测。

（3）检测抗米勒管激素（anti-Müllerian hormone，AMH）、抑制素 B（inbibin B，INHB）：了解睾丸支柱细胞的功能。本例患儿的 AMH 为 3.35 μg/L，INHB 136.11 ng/L，提示睾丸支柱细胞功能正常。

通过以上几项检查进一步提示患者为染色体核型 46，XY 的 DSD，下丘脑—垂体—性腺轴功能正常，睾丸间质细胞及支柱细胞功能均正常。目前，重点考虑 5α-还原酶缺乏症或部分性雄激素不敏感综合征可能，需要进一步基因检测明确。

**4. 睾酮/双氢睾酮（T/DHT）在诊断 5α-还原酶缺乏症中有什么价值？**

若 HCG 激发试验 T 反应正常，DHT 升高不理想，婴儿期 T/DHT＞8，儿童期 T/DHT＞10，提示可能存在 5α-还原酶 2 缺乏症，但最终确诊仍需要基因检测。基础 T/DHT 比激发后 T/DHT 诊断敏感度低。

理论上讲，由于 T 转换为 DHT 障碍，HCG 激发试验后睾酮上升的程度要高于 DHT。然而，在年龄、酶活性缺陷程度不同时，该比值变动很大。文献中有研究表明，T/DHT 值在部分酶缺乏的青春期前患儿和具有 5α-还原酶 1 型活性的成年患者中可能是正常的，而在部分雄激素不敏感综合征或正常受试者中也可检测到 T/DHT 比值升高。

在本病例中 T/DHT 基础值为 7.5，激发后为 18.9，激发后 T/DHT比值偏高，提示可能存在 5α-还原酶缺乏症，最终确诊仍需要基因检测。

**5. 如何鉴别 5α-还原酶缺乏症与雄激素不敏感综合征？**

雄激素受体基因突变可引起雄激素不敏感综合征，患者外生殖器既可表现为类似女性外观，也表现为尿道下裂、小阴茎、隐睾，与 5α-还原酶缺乏症临床表型非常相似，两者鉴别诊断存在一定困难。以下几点可以为 2 种疾病鉴别做借鉴。

(1) 雄激素不敏感综合征患者青春期后，随着睾丸分泌雄激素增多，外周雄激素抵抗导致转化的雌激素增高，可出现乳房发育。5α-还原酶缺乏症患者中男性乳房发育较少见。

(2) 5α-还原酶缺乏症患者在青春期因 T 激增导致个体男性化，甚至社会性别转变，而雄激素不敏感综合征患者青春期男性化并不十分明显。

(3) 5α-还原酶缺乏症患者 T/DHT 值明显增高，但也可正常。临床常用 HCG 激发试验后 T/DHT 值对疑似 5α-还原酶缺乏症患者进行初筛。

(4) 5α-还原酶缺乏症患者的尿液中类固醇代谢产物 5α-四氢皮质醇/四氢皮质醇低于正常。

(5) 基因检测：患儿分子检测提示 *AR* 基因未发现明显突变。*SRD5A2* 基因存在 c.59T＞C (p.Leu20Pro)杂合型及 c.211C＞T(p.Gln71*)杂合型突变，均为致病性突变。患者母亲为 c.59T＞C 杂合携带，父亲为 c.211C＞T 杂合携带。故本患者5α-还原酶缺乏症诊断明确。

**6. 5α-还原酶缺乏症患者为什么会表现为DSD?**

5α-还原酶缺乏症为常染色体隐性遗传的单基因遗传病，是染色体核型46,XY DSD的常见类型之一。这种疾病主要是由编码5α-还原酶2的*SRD5A2*基因异常突变引起的。以往文献均未发现临床表型与基因型两者之间有关联。*SRD5A2*基因突变引起5α-还原酶2缺乏或丧失，导致睾酮向DHT的转化障碍，进而影响男性性发育。

(1) 宫内男性性别分化异常：在男性胎儿性别分化过程，包括米勒管结构(子宫、输卵管和上1/3阴道)的退化、沃尔夫管结构(将分化为精囊腺、输精管及附睾)的稳定、外生殖器(阴茎与阴囊)的雄性化，以及睾丸从其最初在尿生殖嵴的位置下降至最终所在位置。

46,XY男性存在5α-还原酶缺乏症的患者，由于胎儿T水平正常致沃尔夫管发育正常，射精管、附睾、输精管、精囊形成。由于外生殖器的发育依赖于细胞内睾酮向DHT的转化，泌尿生殖窦和生殖结节不能正常分化为外生殖器、尿道和前列腺。故出生时，男性为5α还原酶2突变纯合子通常表现阴蒂样阴茎、阴囊分裂、尿道下裂、泌尿生殖窦不完全关闭形成盲端阴道和前列腺退化。由于这种生殖器模棱两可，大多数男性被按照女性抚养。

(2) 青春发育期表现：在青春期睾酮产生的激增主要导致个体男性化，肌肉质量显著增加，声音加深，促使大多数个体向男性转变。但前列腺通常发育不良，精液体积小且黏度高。患者胡须及阴毛、腋毛和体毛稀少，且脱发较少见。

**7. 为什么5α-还原酶缺乏症通常指的是5α-还原酶2缺乏?**

类固醇5α-还原酶定位于细胞内质网膜上，在还原型辅酶Ⅱ(NADPH)的协同下能催化雄激素睾酮加氢转化为活性更强的双氢睾酮。该酶由2种同工酶构成，包括1型和2型，其编码基因分

别对应为 *SRD5A1* 和 *SRD5A2*。2 种同工酶的表达具有组织特异性，1 型同工酶主要在大脑、肝脏、外周皮肤、前列腺等组织表达，而 2 型同工酶则在男性外生殖器、前列腺或雄激素敏感的靶组织中表达。46,XY 染色体核型个体在胚胎发育早期，睾酮经靶组织 5α-还原酶还原为活性双氢睾酮，与雄激素受体作用下将未分化的尿殖窦生殖结节、尿殖沟、生殖褶分别衍化为男性外生殖器结构(阴茎、阴茎尿道、阴囊)。因此，在男性性腺分化发育过程中起主要作用是的 5α-还原酶 2 型。

**8. 5α-还原酶缺乏症患者的治疗方法有哪些?**

(1) 性别分配：DSD 患者在最初性别认定时要考虑的影响因素包括病因诊断、生殖器外观、生育能力、治疗和手术选择，以及与文化、宗教背景相关的家庭观念和生活环境习俗等，还需要关注大脑性别即心理性别的影响，不同情况区别对待。性别分配的目的是尽可能使社会性别与成年后的性别认同保持一致。随着对该病的认识逐渐加深，基因诊断更容易实现。目前，对 5α-还原酶缺乏症患者保留性腺按男孩抚养的倾向越来越明显，而且以男性社会性别生存的患者生活质量更高。

(2) 激素替代治疗：大部分患者由于男性化不足通常需要雄激素替代治疗。治疗方法主要包括外涂双氢睾酮凝胶、肌内注射睾酮、口服十一酸睾酮等。双氢睾酮凝胶治疗具有比睾酮更活跃的优势，在手术前可促进阴茎和龟头的更快增长。此外，由于 DHT 不可芳香化，它不会促进骨骼成熟或引起男性乳房发育症。

(3) 外生殖器整形：修补尿道下裂或阴茎尿道成形术，必要时进行盲端阴道切除术。若存在隐睾，同时施行睾丸下降固定术。

(4) 女性社会性别的管理：若最终决定按女孩抚养，大部分患者需接受外生殖器整形术。保留睾丸进行青春期阻滞直到个人的性别得到确认，但因潜在的肿瘤风险，患者应定期检查性腺。在患者11～12岁时采用小剂量雌激素替代治疗模拟正常的青春期。乳房发育完成后，继续雌激素维持治疗。由于该类患者没有子宫，因此无须孕酮替代治疗。

本例患者的治疗情况如下：与患者及其父母充分沟通后，患者与父母一致要求抚养性别改为男性。之后即行双侧腹股沟隐睾下降固定术，并予双氢睾酮凝胶外用治疗，3个月后阴茎长度增加至4 cm，随后进行尿道下裂修补手术。随访中患者对男性性别非常满意。

**9. 5α-还原酶缺乏症患者的是否有生殖功能？**

生育能力对于受影响的男性来说是一个挑战。原因在于：未纠正的隐睾症与低精子产量有关，有证据表明精原细胞向精母细胞的转化存在缺陷；不发达的前列腺和随之而来的低精液量影响精子运输；由于缺乏前列腺特异性抗原，精液可能不会液化。对于那些选择男性角色并想要孩子的人来说，生育是可能的，但往往需要辅助生殖。

## 参 考 文 献

1. Mendonca B B, Batista R L, Domenice S, et al. Steroid 5alpha-reductase 2 deficiency[J]. J Steroid Biochem Mol Biol, 2016,(163): 206-211
2. Andonova S, Robeva R, Vazharova R, et al. New territory for an old disease: 5-alpha-reductase type 2 deficiency in bulgaria[J]. Sex Dev, 2017, 11(1): 21-28.
3. Bertelloni S, Baldinotti F, Russo G, et al. 5α-reductase-2 deficiency: clinical findings, endocrine pitfalls, and genetic features in a large Italian cohort. [J]. Sex Dev, 2016, 10(1): 28-36.
4. Kang H J, Imperato-McGinley J, Zhu Y S, et al. The effect of 5α-reductase-2 deficiency on human fertility[J]. Fertil Steril, 2014, 101(2): 310-316.

5. Sasaki G, Ishii T, Hori N, et al. Effects of pre- and post-pubertal dihydrotestosterone treatment on penile length in 5α - reductase type 2 deficiency[J]. Endocr J, 2019, 66(9): 837 - 842.

（上海交通大学附属儿童医院 吕拥芬，李嫔）

# 病例 10

# 女性外生殖器表型、隐睾——雄激素不敏感

## 一、病史

【现病史】患儿，社会性别女性，10 岁 4 个月。因“外生殖器异常 3 月余”入院。患儿生后即按女性抚养，平素无头痛、呕吐，无多饮、多尿，无视力障碍，无腹泻、腹痛，大小便正常。目前患儿出现声音变粗，外院查腹超声显示左侧隐睾(腹内型)，右侧睾丸及子宫卵巢未探及，染色体核型分析：46，XY。

【体格检查】体温 37 ℃，脉搏 70 次/min，身高 148.5 cm，体重 43 kg，血压 103/70 mmHg，BMI 19.5 kg/$m^2$。患儿神清，身材匀称，无特殊容貌，反应可；心音有力，律齐；双肺呼吸音粗，无啰音；腹平软；四肢活动可，神经系统无阳性体征。双侧腹股沟未及包块，双侧乳房 B2 期，外阴外观呈女性，有大小阴唇，无阴蒂肥大，无色素沉着，PH1 期。

【个人史】患儿系 G2P1，足月，剖宫产，出生体重 3 200 g，无窒息抢救史。无腹股沟斜疝病史，母亲妊娠史：否认农药、化学制剂、转基因食物接触史。家族史：有一“妹妹”，外生殖器呈女性。

## 二、诊疗解析

### 1. 雄激素不敏感综合征的概念是什么？

雄激素不敏感综合征(androgen insensitivity syndrome，AIS)

是一种 X-连锁遗传病。人的 *AR* 基因位于 X q11-12 染色体，有 8 个外显子，编码 919 个氨基酸，有 3 个配体依赖转录因子组成主要的功能区，与雄激素结合而激活，之后与其他共同调节蛋白协同发挥作用。人类生殖器官的关键时期发生在妊娠的 8～14 周，取决于雄激素和正常的雄激素受体的存在，雄激素分泌的损害和雄激素受体缺陷会影响雄激素的转化过程。

**2. 对该患儿哪些检查是必须首要考虑的?**

回顾病史，患儿有以下集中问题：① 社会性别和染色体性别不符合；② 内生殖器和社会性别不符合，即患儿存在染色体核型 46,XY 的 DSD，需要考虑抚养性别和治疗方法。

(1) 实验室检查。血、尿常规和血生化：无异常。血皮质醇 255.00 nmol/L，ACTH 25.00 ng/L，孕酮 0.640 nmol/L，PRL 119.0 mIU/L，17α-OHP 2.0 nmol/L，HCG <1.00 IU/L，DHEAS 2.56 μmol/L，DHT 255.11 ng/L，雄烯二酮 1.08 μg/L，性激素结合球蛋白 61.8 nmol/L。甲状腺功能：TSH 3.96 mIU/L，$T_3$ 2.95 nmol/L，$T_4$ 132.10 nmol/L，$FT_3$ 7.43 pmol/L，$FT_4$ 14.20 pmol/L。GnRH 激发试验(化学免疫发光法)：LH 于 0、30、60、90 min 分别为 2.42、47.00、34.50、26.80 IU/L，FSH 于 0、30、60、90 min 分别为 6.35、13.30、14.70、15.20 IU/L，$E_2$ 73.40 pmol/L，睾酮 4.40 nmol/L。HCG 激发试验：用药前后，睾酮分别为 4.4 和 11.8 nmol/L，DHT 分别为 255.1 和 443.50 ng/L。染色体和 *SRY* 基因：46,XY，*SRY*(+)。*AR* 基因检测：患儿及其“妹妹”和患儿母亲有 c.2107T>C(p.S703P)位点致病突变，父亲该位点无突变。

(2) 影像学检查。B 超：左侧隐睾(腹内型)，右侧睾丸未见；盆腔未见子宫、卵巢回声。

(3) 病理学检查。腹腔镜+性腺活检病理:(左侧)纤维血管组织中见少许裂隙样腺腔未见卵泡和曲细精管,(右侧)纤维结缔组织中见曲细精管。

**3. *AR* 基因突变是 AIS 的原因吗? 如何解释患儿的基因检查结果?**

*AR* 基因突变可以导致 AIS。AIS 需要基因诊断,不管有没有 AIS 的家族史,而且有 30%为新发突变。常见的 *AR* 基因异常有错义突变、插入、缺失,且绝大部分与 AIS 有关,少部分与性腺肿瘤有关。AIS 是一种 X-连锁遗传病,因此父亲无突变,突变遗传自母亲,该患儿符合这种遗传模式。睾酮和 DHT 是人体最主要的两种雄激素,雄激素发挥功能需与雄激素受体结合。虽然 AMH 的作用正常,患者没有子宫卵巢等女性内生殖器,但睾酮和 DHT 不能有效刺激华氏管及泌尿生殖窦发育,最终导致性发育异常,患者可出现阴道盲端、隐睾、小阴茎、尿道下裂。

**4. 同一碱基位点的雄激素受体突变会引起相同的临床表现吗?**

有些雄激素受体突变可导致患者出现完全型 AIS(CAIS),也可出现部分型 AIS(PAIS)。因此,AIS 基因型与表型之间没有完全一致的相关性,特定突变的可变表型表达,相同的突变会产生不同的表型,甚至可出现在同一家庭的不同个体身上。突变数据库中目前记录了 45 种等位基因变异可能导致不同表型,但没有关于外显率定性的数据,特定突变的可变表型表达可能是由于对受影响个体的差异,例如体细胞嵌合型突变影响。

**5. AIS 分型有哪些? 临床表现有什么不同? 本例患儿属于哪一种分型?**

AIS 分为三种类型:完全型 AIS(CAIS)、部分型 AIS(PAIS)和轻微型 AIS(MAIS)。

（1）CAIS：女性化程度高，外阴呈女性，无子宫与输卵管，睾丸可位于腹盆腔、腹股沟管或大阴唇等睾丸下降途径中的任何部位。青春发育期后通常以原发性闭经就诊，合并单侧或双侧腹股沟疝。女性化表现伴有隐睾是 AIS 最常见的表现。国外报道 CAIS 发病率占活产男婴的 1∶20 000～1∶64 000。

（2）PAIS：具有不同程度的男性化表现，如有胡须与喉结、声音增粗、皮肤粗糙，外生殖器形成从类似正常女性到接近正常男性的广泛表型，如阴蒂肥大、阴唇融合、尿道下裂。

（3）MAIS：男性表型，在青春期后出现男性化不足，如男性乳房发育、阴茎偏小、阴毛稀疏、少精液症或男性不育。

本例患儿外生殖器完全女性表型，符合 CAIS。

**6. 如何评估 AIS 患者的性腺功能？确定抚养性别有哪些需要特别关注的情况？**

采用 LHRH 激发试验评估垂体前叶细胞功能，HCG 激发试验评估睾丸间质细胞功能。

确定抚养性别应根据患者年龄、社会心理性别、内分泌情况及外生殖器矫形的可能性等综合考虑。

**7. AIS 需要与哪些疾病相鉴别？**

（1）46，XY 完全性性腺发育不全（Swyer 综合征）：Swyer 综合征患者可发现 *SRY* 基因缺失，可与之鉴别。

（2）17α-羟化酶/17，20-裂解酶缺陷症及 3β-羟基固醇脱氢酶（3-β-hydroxysteroid dehydrogenase，3β-HSD）缺陷症：表现为 DSD，还可存在肾上腺皮质功能减退，以及肾上腺增生的影像学表现。

（3）17β-HSD 3 型缺陷症：患者外生殖器外观模糊，无子宫、输卵管，盲端阴道。血睾酮下降，T/AD 比值降低，HCG 激发试验也不能纠正。孕酮升高，高血钠、低血钾、碱中毒。

(4) 5α-还原酶2型缺乏症：患者激发后T/DHT值<30，可排除典型的5α-还原酶2型缺乏症。

**8. AIS如何治疗和随访？需要考虑哪些因素？**

手术时机仍有争议，需要考虑外生殖器畸形程度、睾丸部位、患者年龄、患者社会性别及AIS类型等。

(1) CAIS患者需切除双侧性腺(睾丸)按女性抚养。患者在切除双侧睾丸后行雌激素替代治疗时，体内对外源性雌激素不敏感，因此随访应注意检查第二性征的发育，检测体内性激素水平及检测骨密度。CAIS患者由于雄激素受体对循环中的雄激素绝对不敏感，导致受影响个体尽管睾丸分泌雄激素功能正常但却表现为女性的性别特征。在高促性腺激素作用下，AIS患者血清T水平高于雄激素受体正常的男性，同时在芳香化酶作用下血清$E_2$水平远远高于青春期后的男性，虽然低于正常女性，但仍足以诱导女性第二性征和维持女性的体形特征。但由于缺乏雄激素作用以及$E_2$水平相对较低，骨质疏松症的风险较高，因此仍推荐给予补充适量的雌激素，使血清$E_2$水平维持在300～400 pmol/L范围内较为合适。

(2) 按男性生活的PAIS需行隐睾纠正和外生殖器整形。由于雄激素受体结合亲和力较低，通常需要给予超过同年龄生理水平的T(最高可达5倍生理剂量)才能够对抗雄激素抵抗效应。超高剂量的T转换导致的雌激素增高可引起男性乳房女性化，必须引起重视，必要时需要加用芳香化酶抑制剂或手术切除乳房。

**9. 如何预防和产前诊断AIS？**

孕期结合胎儿染色体检查和孕中期B超检查：若染色体核型为46,XY，而B超检查提示为女性外生殖器或生殖器发育异常则考虑为AIS，建议终止妊娠。

**10. AIS 患者发生肿瘤的风险有多高?**

目前,已有研究显示 CAIS 恶变率 2%左右,属于低风险,可在青春期患儿已有乳房发育后再行切除。但睾丸不在阴囊的 PAIS 征患者,睾丸恶变率可高达 50%,属于高风险。患者睾丸应放置在阴囊内,并定期监测。

## 参 考 文 献


1. Mongan N P, Tadokoro-Cuccaro R, Bunch T, et al. Androgen insensitivity syndrome[J]. Best Pract Res Clin Endocrinol Metab, 2015, 29(4): 569 - 580.
2. Gulía C, Baldassarra S, Zangari A, et al. Androgen insensitivity syndrome[J]. Eur Rev Med Pharmacol Sci, 2018, 22(12): 3873 - 3887.
3. Batista R L, Costa E M F, Rodrigues A S, et al. Androgen insensitivity syndrome: a review[J]. Arch Endocrinol Metab, 2018, 62(2): 227 - 235.
4. Kosti K, Athanasiadis L, Goulis D G. Long-term consequences of androgen insensitivity syndrome[J]. Maturitas, 2019(127): 51 - 54.
5. Chen M J, Vu B M, Axelrad M, et al. Androgen insensitivity syndrome: management considerations from infancy to adulthood [J]. Pediatr Endocrinol Rev, 2015, 12(4): 373 - 387.


(上海交通大学附属儿童医院　刘庆旭,李嫔)

# 病例 11

# 外生殖器异常伴蛋白尿——德尼-德拉什综合征(Denys-Drash 综合征)

## 一、病史

【现病史】患儿,社会性别女性,2 月龄。因“生后发现外生殖器异常至今”入院。患儿生后即按女性抚养,外生殖器模糊,平素无头痛、呕吐,无多饮、多尿,无视力障碍,无腹泻、腹痛,大小便正常。门诊查尿液分析:比重 1.007,尿蛋白(++++),葡萄糖(±),红细胞 10～15 个/HP,白细胞 0～5 个/HP。

【体格检查】体温 37 ℃,脉搏 100 次/min,身高 55 cm,体重 5 kg,血压 80/40 mmHg。患儿神清,精神反应可,无特殊容貌,反应可;心音有力,律齐;双肺呼吸音粗,无啰音;腹平软;四肢活动可,神经系统无阳性体征;女性生殖器外观,未及睾丸,可见短小阴茎样阴蒂向腹侧弯曲,全身无肿胀。

【个人史】患儿系 G4P3,足月,顺产,出生体重 2 700 g,无窒息抢救史。无腹股沟斜疝病史。母亲妊娠史:否认农药、化学制剂、转基因食物接触史。母亲有甲状腺功能亢进症(甲亢)病史。否认家族遗传疾病史或先天疾病史。

## 二、诊疗解析

**1. Denys-Drash 综合征的概念是什么?**

Denys-Drash 综合征(Denys-Drash syndrome,DDS)是一种较为罕

见的先天性疾病,1967年和1970年分别由Denys和Drash等首先报道,20世纪80年代后期提出将此类疾病称为Denys-Drash综合征。*WT*1基因的单等位基因致病突变可导致DDS,为常染色体显性遗传,也有体细胞突变的遗传方式。此类疾病以肾病综合征为主要表现,伴有男性DSD、肾母细胞瘤或两者之一。肾病病理以弥漫性系膜硬化为主要特征,多发生在2岁以内,很快进展至终末期肾衰竭死亡。

**2. 哪些实验室检查必须首要考虑?**

回顾病史,患儿有以下集中问题:① 社会性别和外生殖器性别不符合,即患儿存在DSD;② 患儿尿常规显示尿蛋白强阳性,提示肾脏疾病。

(1) 尿液分析:比重1.007,pH值7.0,白细胞酯酶(－),亚硝酸盐(－),尿蛋白(＋＋＋＋),葡萄糖(±),酮体(－),尿胆原正常,胆红素(－),潜血(＋＋);尿液清亮,呈浅黄色;镜下红细胞10～15个/HP,白细胞0～5个/HP。

(2) 血生化检测:直接胆红素5.07 μmol/L,总胆红素＜3.1 μmol/L(↓),谷丙转氨酶＜6.0 IU/L,谷草转氨酶93 IU/L(↑),γ-谷氨酰转移酶45 IU/L,碱性磷酸酶258 IU/L,尿素氮＜1.0 mmol/L,肌酐22 μmol/L,尿酸165 μmol/L(↓),总蛋白36.96 g/L(↓),白蛋白12.22 g/L(↓),球蛋白25 g/L(↑),白球比例0.5(↓),钠139 mmol/L,钾4.8 mmol/L,氯107 mmol/L,钙2.24 mmol/L,磷1.58 mmol/L,镁0.78 mmol/L。

(3) 血脂:三酰甘油12.48(↑),总胆固醇7.24 mmol/L(↑),高密度脂蛋白胆固醇0.84 mmol/L(↓),低密度脂蛋白胆固醇3.94 mmol/L(↑)。

(4) 肿瘤标志物:甲胎蛋白94.51 μg/L(↑),癌胚抗原2.66 μg/L,糖类抗原125 33.00 IU/mL,糖类抗原15-3 16.50 IU/mL,糖类抗原19-9 41.10 IU/mL(↑),铁蛋白51.4 μg/L。

(5) 24 h 尿：乳酸脱氢酶 18，尿素氮 5.44 mmol/L，肌酐 256 μmol/L，尿酸 269 μmol/L，葡萄糖 1.13 mmol/L，钠 2 mmol/L，钾 2.4 mmol/L(↓)，氯 4 mmol/L(↓)，钙 0.04 mmol/L，磷 0.51 mmol/L，镁 0.22 mmol/L，尿蛋白 1.16 g/L(↑)，尿量(参考项目)0.21，CA/CR 比值 0.06，尿蛋白/肌酐比值 39.91(↑)。

(6) 性激素：$E_2$ 82.20 pmol/L，睾酮 10.30 nmol/L，FSH 35.00 IU/L，孕酮 0.92 nmol/L，HCG 2.23 IU/L，皮质醇 345.00 nmol/L，游离睾酮 3.22 ng/L(↓)。

(7) 染色体核型：46，XY；*SRY* 基因(+)。

(8) 阴囊和腹腔超声：未及睾丸、子宫及卵巢，左侧腹股沟内环口上方低回声(发育不良的睾丸或淋巴结待查)，需结合临床诊断。右侧睾丸未探及。

(9) 泌尿系统 B 超检查：双肾实质回声稍强、肾上腺、输尿管及膀胱未见明显异常。

(10) MRI 检查：肾脏 MRI 平扫+磁共振尿路造影(magnetic resonance urography，MRU)未见明显异常。

(11) CT 检查：两侧肾脏形态饱满，建议 MRI+MRU 随访检查，示腹股沟淋巴结轻度肿大，两侧腹股沟多发淋巴结肿大，盆腔 CT 平扫及增强未见明显异常。

(12) 肾穿刺活检：结合光镜、免疫荧光和免疫组织化学，病变符合肾小球弥漫系膜硬化。

(13) *WT*1 基因：转录本，NM_024426；氨基酸变化，p. Arg462Trp；杂合型；遗传方式，CX；致病性，致病；先证者父亲和母亲无变异。

**3. *WT*1 基因突变是 DDS 的原因吗？*WT*1 基因有何功能？如何解释患儿的基因检查结果？**

分子生物学研究结果证实，DDS 是由于维尔姆斯瘤(Wilms

瘤)抑制基因杂合突变所致。迄今为止,国外已在*WT*1突变所导致的相关疾病中发现78种突变,其中DDS的*WT*1突变30种。约80%的突变发生在外显子8或外显子9,最常见的突变是1180C>T。

DDS完全型和不完全型都确定由*WT*1基因杂和突变所致,90%以上的DDS患者均能检测出*WT*1基因突变。*WT*1基因定位于11p13,含有10个外显子,编码1个具有高度同源性的核蛋白。*WT*1基因含有2个可随机组合的剪接外显子,一个是第5外显子,编码17个氨基酸,产生2种*WT*1基因剪切蛋白亚型,17AA$^{+}$和17AA$^{-}$;另一个是第9外显子,编码3个氨基酸,即赖氨酸、谷氨酸和丝氨酸。因此,人们认为*WT*1可产生4种亚型。*WT*1蛋白含有2个功能区:一个定位于氨基端,由外显子1~6编码的富含谷氨酸和脯氨酸的转录调控区域;另一个定位于羧基端,由外显子7~10分别编码4个含有半胱氨酸-组氨酸的锌指结构,共同组成1个锌指蛋白,是序列特异性DNA结合域。此外,*WT*1还可通过RNA编辑及交替翻译起始位点等方式产生24种WT1蛋白同工体。

本次检测在受检者全血基因组DNA中检测到*WT*1基因的1个变异,c.1384C>T。该变异曾多次在文献中被报道,是常见的致病突变。

**4. *WT*1基因突变只引起DDS吗?**

*WT*1基因突变首先在11p缺失综合征(WAGR综合征)和DDS中报道。目前,已报道的*WT*1基因突变见于DDS、弗雷泽综合征(Frasier综合征)、WAGR综合征、尿道下裂、独立的弥漫性系膜硬化、激素抵抗型肾病综合征和Wilms瘤。同时,发现与间皮瘤、促结缔组织增生的小圆细胞肿瘤、肺癌、前列腺癌及白血病等有关。

**5. DDS分型有哪些？临床表现有哪些？本例患者属于哪一种分型？**

DDS临床分为完全型和不完全型，完全型DDS表现为以弥漫性系膜硬化为特征的肾病综合征，伴有男性DSD和肾母细胞瘤；不完全型DDS仅表现肾病综合征，伴有男性DSD或肾母细胞瘤。

DDS核心表现为早发的肾病综合征，发生年龄多在1岁以内，典型的肾活检病理表现为弥漫性系膜硬化。患儿一旦发生肾病将很快发展至肾衰竭。肾母细胞瘤与肾病发生的年龄相近，常与肾病的表现相混淆或同时出现。DDS另一特征性表现是性发育异常，这种性腺发育异常通常只发生在染色体核型为46,XY的男性患者。如果患儿同时存在染色体核型为46,XY的DSD和1岁以内发生的肾病综合征，临床上可以诊断本病。本例患者符合完全型DDS。

**6. 如何评估DDS患者的性腺功能？确定抚养性别需要特别关注哪些情况？**

因患儿发病年龄小，1岁以前或者小青春期可以检测基础的性激素水平。1岁以后LHRH激发试验评估垂体前叶细胞功能，HCG激发试验评估睾丸间质细胞功能。

确定抚养性别应根据患者年龄、社会心理性别、内分泌情况及外生殖器矫形的可能性等综合考虑。

**7. DDS需要与哪些疾病相鉴别？**

(1) DDS在临床症状上与Frasier综合征有交叉，应加以鉴别。Frasier综合征是以局灶节段性肾小球硬化为特征的肾小球病变伴男性DSD、性腺肿瘤的一组综合征。它的肾病临床表现与DDS相似，但发病年龄较晚，肾衰竭多发生在10～20岁，且不发生肾母细胞瘤。Frasier综合征主要是由于*WT*1基因内含子9剪接位点突变导致＋KTS同工体明显减少，WT1的＋KTS/－KTS异构体产物失衡所致。

(2) 其他染色体核型为46,XY的DSD：主要是其他部分性染色体核型为46,XY的DSD。

**8. DDS如何治疗和随访？需要考虑哪些因素？**

(1) 本病激素治疗无效，少数报道对钙神经素抑制剂如环孢素A治疗有效，其他有效的方法是进行透析替代治疗或肾移植，患者多于2岁以内死于肾衰竭。

(2) DSD按照染色体核型为46,XY DSD治疗，但需主要治疗肾脏疾病。

**9. *WT1*基因突变分析意义及如何判断预后？**

*WT*1基因突变首先可导致多种肾脏疾病。*WT*1突变所致的肾脏疾病患儿对激素耐药，对其他免疫抑制剂也多无反应，有效的治疗方法是肾移植。因此，突变分析能够使肾脏疾病患儿避免不必要的激素及其他免疫抑制剂治疗，还可为这些患儿早期进行肾切除或肾移植，以及预防Wilms瘤的发生提供可靠依据。突变所致的肾脏疾病患儿发病后在不同时间内进展至终末期肾病，因此，*WT*1基因突变分析有利于判断疾病预后。

错义突变的男性患者发生Wilms瘤的危险性高，发生性腺胚细胞瘤的危险性小；无义突变的男性患者发生Wilms瘤和不严重的生殖道畸形的危险性高；剪接突变有一定的发生性腺胚细胞瘤的危险性，但不发生Wilms瘤，所以突变分析还有利于预测突变所致的肾脏疾病患儿发生Wilms瘤和性腺胚细胞瘤的危险性。

**10. 如何预防DDS？**

患儿肾病起病及进入肾衰竭的年龄范围大，最早有产前宫内B超发现羊水过少及肾脏超声检查提示肾脏大。DDS患者突变为杂合胚系突变，大部分DDS患者存在严重的生殖器官发育异常伴条索状性腺和不育，有50%的风险将突变基因传递给其子代，子代可能发生DDS。

## 参 考 文 献


1. Roca N, Muñoz M, Cruz A, et al. Long-term outcome in a case series of Denys-Drash syndrome[J]. Clin Kidney J, 2019, 12(6): 836 - 839.
2. Nishi K, Inoguchi T, Kamei K, et al. Detailed clinical manifestations at onset and prognosis of neonatal-onset Denys-Drash syndrome and congenital nephrotic syndrome of the Finnish type[J]. Clin Exp Nephrol, 2019, 23(8): 1058 - 1065.
3. Hashimoto H, Zhang X, Zheng Y, et al. Denys-Drash syndrome associated WT1 glutamine 369 mutants have altered sequence-preferences and altered responses to epigenetic modifications[J]. Nucleic Acids Res, 2016, 44(21): 10165 - 10176.
4. Hodhod A, El-Sherbiny M. 46-XY Denys-Drash syndrome. Is there a role for nephron-sparing modalities in management of renal masses? A report of 2 cases[J]. Urology, 2018(117): 153 - 155.
5. Wang D, Horton J R, Zheng Y, et al. Role for first zinc finger of WT1 in DNA sequence specificity: Denys-Drash syndrome-associated WT1 mutant in ZF1 enhances affinity for a subset of WT1 binding sites[J]. Nucleic Acids Res, 2018, 46(8): 3864 - 3877.


（上海交通大学附属儿童医院　刘庆旭，李嫔）

# 病例 12

# 反复阴道出血 2 年，乳房肿大 1 年半——卵巢囊肿

## 一、病史

【现病史】患儿，女，2 岁 9 个月。因“反复阴道出血 2 年，乳房肿大 1 年半”入院。患儿于入院前 2 年无明显诱因下发现阴道出血，鲜红色，量不大，持续 1 周余，未予以特殊处理。病程中约每年发作 1 次，表现同前，未予处理。入院前 1 年半患儿出现双乳房增大，无泌乳，阴道偶有分泌物，无明显生长加速，无头痛、呕吐，无多饮、多尿。

【体格检查】体温 36.6 ℃，脉搏 121 次 /min，身高 98.2 cm (P90)，体重 19 kg，血压 98 /66 mmHg。患儿身材匀称，无特殊容貌；神清，反应可；心音有力，律齐；双肺呼吸音粗，无啰音；腹平软；四肢活动可，神经系统无阳性体征。双侧乳房 B2～B3 期，软，乳晕及小阴唇处明显色素沉着，阴道口可见白色分泌物，PH1 期。

【个人史】患儿系 G2P2，足月，顺产，出生体重 3 200 g，无窒息抢救史。生后混合喂养。12 个月会扶走，15 个月会说话。家族中无类似遗传疾病史。

## 二、诊疗解析

### 1. 性早熟的分类有哪些？该患儿属于性早熟吗？

性早熟是指女童在 8 岁之前或男童在 9 岁之前呈现第二性征

的发育异常性疾病。性早熟分为中枢性性早熟、外周性性早熟和不完全性性早熟(单纯性乳房早发育、单纯性阴毛早发育和单纯性早初潮)。中枢性性早熟又称为GnRH依赖性性早熟,由各种原因致下丘脑提前分泌和释放GnRH,激活垂体分泌促性腺激素使性腺发育病分泌性激素,从而使内、外生殖器发育和第二性征呈现。外周性性早熟是因各种原因引起体内类固醇激素升高至青春期水平,只有第二性征的出现,但不具有正常性发育程序性过程。

该患儿为女性,2岁9个月,有乳房肿大和阴道出血等表现,属于性早熟。患儿在生后10个月左右出现阴道出血,之后半年左右出现乳房发育,非正常发育顺序,故考虑为外周性性早熟可能。

**2. 哪些检查必须要首要考虑?**

回顾病史,归结如下:① 患儿为女性,2岁9个月,发病年龄较小;② 生后6个月出现阴道出血,每年1次,半年后出现乳房增大,阴道偶有分泌物;③ 身高处于第90个百分位数,生后无明显生长加速;④ 查体:双侧乳房B2~3期,软,乳晕及小阴唇处明显色素沉着,阴道口可见白色分泌物,PH1期。因此,结合年龄首先要排除婴幼儿乳房早发育,查血LH、FSH、$E_2$、睾酮、HCG等基础值定量分析,必要时行GnRH激发试验;盆腔B超检查子宫、卵巢大小,以卵泡的数目和大小;X线骨龄片评判骨龄有无超前。

(1) 实验室检查。血、尿常规:基本正常。生化指标:谷丙转氨酶34 IU/L,碱性磷酸酶405 IU/L(↑),肌酐17 μmol/L(↓),球蛋白20 g/L,氯105 mmol/L。激素:FSH 1.60 IU/L,LH 0.20 IU/L, $E_2$ 1 076 pmol/L(↑),性激素结合球蛋白102 nmol/L。

(2) 影像学检查。盆腔B超:左侧附件区液性占位(38 mm×32 mm),子宫明显增大;右卵巢略增大(左:24 mm×31 mm×15 mm,右:11 mm×22 mm×9 mm)。骨龄相当于3岁。

**3. 什么是卵巢囊肿？卵巢囊肿的组织形态复杂性为何会超过任何器官？**

卵巢囊肿是指直径＞2.0 cm（或直径≥1.0 cm 滤泡持续不退）的囊性包块。由于卵巢的组织结构具有潜在的富于发展的多能性；卵巢在胚胎发生时期和泌尿系统非常接近，部分中肾组织可进入卵巢；卵巢来自胚胎生殖嵴，男女同源，后期才分开。儿童卵巢囊肿比较少见，活产婴儿中发病率 1/2 500，青春期前发病率小于 5%。其特点为单侧（右侧多见）、单纯的卵巢囊肿为最多见，直径 2～5 cm 多见。

**4. 卵巢囊肿的分类有哪些？该患儿需要进一步做哪些检查？**

（1）分类。① 卵巢肿瘤：上皮来源肿瘤（良性-囊性、交界性和恶性-囊实混合性）、生殖细胞来源肿瘤（畸胎瘤）；② 卵巢瘤样病变：功能性卵巢囊肿（卵巢滤泡囊肿、卵巢黄体囊肿）、卵巢黄素化囊肿（妊娠或滋养细胞疾病、大量 HCG 刺激卵巢卵泡内膜细胞发生黄素化形成）、多囊卵巢综合征，以及其他病变（如子宫内膜异位囊肿，即巧克力囊肿）。

（2）进一步检查。① 肿瘤标志物（β-HCG、CEA、AFP、CA199、CA125 等）：均阴性。② 血 GnRH 激发试验：LH 峰值 0.7 IU/L，FSH 峰值 1.17 IU/L。③ 盆腔 MRI：左侧附件区囊性占位（长径约 3.8 cm），考虑卵巢囊肿可能大；右侧附件区囊性信号，卵泡可能性大。垂体 MRI 平扫：垂体饱满。④ 腹腔镜检查：镜头直视下探查，见盆腔少量澄清液体。子宫饱满，大小约3 cm×2 cm×2 cm。左侧输卵管伞端见 2 枚小囊泡，完整切除后送病理检查。右侧卵巢大小约 2 cm×1 cm，表面见小卵泡。探查全部腹腔及盆腔，腹膜、大网膜、肝脏、膀胱等处均未见明显异常。肿块呈囊性，大小约 4 cm×4 cm×3 cm，来源于左卵巢，包膜完整，与周围无明显粘连，见部分卵巢组织，输卵管无水肿。于肿块近卵巢组织处用剪刀纵行剪开包膜，抽取囊液送检查，囊液清亮呈淡黄色。③ 囊液生化指标：CA 125>5 145.0 IU/mL(↑)，CA 15-3 为 117.30 IU/mL(↑)，$E_2$>17 622 pmol/L。术后病理：(卵巢)滤泡囊肿，(输卵管)副中肾管囊肿。

**5. 儿童卵巢囊肿合并性早熟应鉴别哪些疾病？**

(1) 引起外周性性早熟的疾病　以纤维性骨营养不良综合征(McCune-Albright syndrome，MAS)为主：有卵巢囊肿又反复阴道出血，表现为外周性性早熟的女童，需要警惕 MAS。该疾病以性早熟、牛奶咖啡斑、骨纤维发育不良为 3 大主要征象，具有其中 1～2 项再加上内分泌或非内分泌异常的年轻患者，即可初步诊断。该疾病是由于体细胞 G 蛋白亚单位[Gs(α)]基因突变所致。少数患者还合并其他内分泌功能和非功能的异常，包括卵巢囊肿。其性早熟是由卵巢黄体化的滤泡囊肿自主地产生过多的雌激素所致，亦可出现阴道出血，也是外周性性早熟表现。

(2) 卵巢滤泡性囊肿：任何原因导致下丘脑—垂体—性腺轴功能活跃者(如错构瘤、GnRHa 减量后)均可继发卵巢滤泡性囊肿，均表现为卵巢囊肿、性早熟。错构瘤为中枢性性早熟表现，可通过血性激素和垂体 MRI 鉴别；GnRHa 减量者有用药史，易鉴别。

**6. 对于怀疑卵巢囊肿的患者，如何进一步诊治？**

(1) 诊断：明确卵巢囊肿的大小；明确卵巢囊肿的性质；明确卵巢囊肿与性早熟的关系。

(2) 治疗：保守治疗、动态观察(通常引起性早熟的卵巢囊肿直径>2 cm，且大部分有自限性，不需治疗)，部分病例囊肿可自行消退；腹腔镜术；传统剖腹手术(对青春期的复杂性囊肿在观察 2～3 个月的月经周期后，如未消退则建议手术切除；对于单个单房囊肿直径>5 cm 的患者建议手术治疗)。

本例患儿病程时间长，反复阴道出血2年，若卵巢囊肿反复发作可导致体内雌激素水平暴露时间延长，可促进下丘脑—垂体—性腺轴过早成熟，外周性性早熟亦可进展为中枢性性早熟，故该患儿予以腹腔镜手术切除囊肿，并进行病理检查。

**7. 卵巢囊肿与性早熟是什么关系？**

卵巢囊肿与性早熟关系复杂，可以有性早熟（包括中枢性性早熟和外周性性早熟），也可无性早熟。性早熟与囊肿大小无关，与下丘脑—垂体—性腺轴功能及囊肿本身性质有关（成熟畸胎瘤一般不会引起性早熟）。卵巢囊肿与性早熟的关系似为因果关系，可能存在相同的病理基础和基因基础。

## 参考文献


1. Dasgupta R, Renaud E, Goldin A B, et al. Ovarian torsion in pediatric and adolescent patients: a systematic review[J]. J Pediatr Surg, 2018, 53(7): 1387 - 1391.
2. Zhou A G, Levinson K L, Rosenthal D L, et al. Performance of ovarian cyst fluid fine-needle aspiration cytology[J]. Cancer Cytopathol, 2018, 126(2): 112 - 121.
3. Emeksiz H C, Derinöz O, Akkoyun E B, et al. Age-specific frequencies and characteristics of ovarian cysts in children and adolescents[J]. J Clin Res Pediatr Endocrinol, 2017, 9(1): 58 - 62.
4. Tessiatore P, Guanà R, Mussa A, et al. When to operate on ovarian cysts in children?[J]. J Pediatr Endocrinol Metab, 2012, 25(5 - 6): 427 - 433.
5. Ţarcă E, Ciomaga I M, Savu B, et al. Borderline ovarian cyst treated by laparoscopic surgery: clinical case report and literature review[J]. Rom J Morphol Embryol, 2015, 56(4): 1529 - 1534.


（上海交通大学附属儿童医院　许丽雅，李嫔）

病例 13

# 小阴茎合并隐睾——卡尔曼综合征(Kellmann 综合征)

## 一、病史

【现病史】患儿,男,12 岁 4 个月。因“外生殖器短小至今”入院。患儿自生后即发现阴茎短小,阴囊空虚,未予重视。现患儿进入初中,成绩一般,无头痛、呕吐、视力模糊等症状。听力、视力均正常。

【体格检查】身高 150 cm,体重 70 kg,BMI 30.9 $kg/m^2$。患儿为男孩外貌,身材肥胖,颈部黑棘皮(+),双腋下、腹股沟处可见少量色素沉着。双侧乳房 B3 期,软,乳晕无色素沉着,PH1 期,腋毛(—)。阴囊空虚且不对称(左>右),未触及睾丸,阴茎长约 2 cm,直径 0.7 cm。

【个人史】G1P1,足月顺产,出生无抢救史;母孕期无异常。患儿既往无异常。父母青春期发育均正常。患儿外公的哥哥及弟弟均有隐睾史,均未婚育,未诊治过。

## 二、诊疗解析

### 1. 什么是小阴茎及隐睾?该患儿属于小阴茎和隐睾吗?

小阴茎是指外观正常的阴茎伸长时,阴茎体的长度小于同年龄或同一青春发育期儿童的阴茎长度均值的—2.5SD。隐睾又称为睾丸下降不全,指出生时睾丸未能按正常发育过程从腰部腹膜后下降至阴囊底部。该患儿目前已有 12 岁 4 个月,查体阴囊内仍未触及睾丸，阴茎长约 2 cm，直径 0.7 cm，故属于小阴茎和隐睾。

**2. 哪些检查是必须要考虑的？初步诊断是什么？**

由于儿童期下丘脑—垂体—性腺轴处于抑制状态，性腺轴功能呈生理性功能减退状态。故儿童期除了监测基础性激素水平，主要需依赖于内分泌动态试验评价下丘脑—垂体—性腺轴功能，包括：GnRH 激发试验和 HCG 激发试验。评估 Sertoli 细胞功能的 AMH 和 INHB 以及骨龄、头颅 MRI、睾丸 B 超、染色体、*SRY* 基因、肾上腺功能及其他垂体功能（TSH、皮质醇、ACTH）。由于该患儿有肥胖症，故需查肝肾功能、血脂、血糖、C 肽、胰岛素（空腹，餐后 2 h）等。

（1）实验室检查：染色体为 46，XY，*SRY* 基因（+）；肝肾功能、血甲状腺功能均正常。AMH 26.15 μg/L，INHB 22.05 ng/L；皮质醇（8:00 am）328.70 nmol/L，ACTH（8:00 am）10.78 pmol/L；皮质醇（4:00 pm）101.60 nmol/L，ACTH（4:00 pm）9.25 pmol/L。17α-OHP 0.73 nmol/L，孕酮 2.23 nmol/L；DHEAS 5.7 μmol/L，雄烯二酮 0.97 μg/L；血糖（0 min）4.25 mmol/L；C 肽 0.69 μg/L；胰岛素 95.64 pmol/L；血糖（120 min）6.94 mmol/L；C 肽3.34 μg/L；胰岛素 702.60 pmol/L。HCG 激发试验：用药前后，T 分别为 1.25、1.61 nmol/L，DHT 分别为 310.05、365.01 μg/L。GnRH 激发试验和口服葡萄糖耐量试验（oral glucose tolerance test，OGTT）试验：结果见表 1-2-1 和表 1-2-2。

**表 1-2-1　GnRH 激发试验**

| 指　　标 | 0 min | 30 min | 60 min | 90 min |
|---|---|---|---|---|
| LH（IU/L） | 0.72 | 0.77 | 0.99 | 0.87 |
| FSH（IU/L） | 0.77 | 1.82 | 2.04 | 2.28 |
| $E_2$（pmol/L） | <73 | 113 | 96 | |
| 睾酮（nmol/L） | 1.25 | 1.08 | 1.18 | |

**表 1-2-2 OGTT 试验**

| 指　　标 | 0 min | 30 min | 60 min | 90 min | 120 min | 180 min |
|---|---|---|---|---|---|---|
| 血糖(mmol/L) | 4.47 | 5.88 | 7.80 | 5.85 | 6.23 | 5.80 |
| C 肽(μg/L) | 0.79 | 0.95 | 2.37 | 1.32 | 1.63 | 1.56 |
| 胰岛素(pmol/L) | 111 | 216 | 689 | 253 | 338 | 290 |

(2) 影像学检查。腹股沟 B 超：双侧隐睾，形态较同龄儿偏小(左侧腹股沟中部见类似睾丸低回声，大小约 10 mm×5 mm×5 mm，右侧腹股沟下方见类似睾丸低回声，大小约 10 mm×6 mm×6 mm)；骨龄：12 岁。

故诊断为低促性腺激素性性腺功能减退症、肥胖症、胰岛素抵抗。

**3. 如何进一步进行病因诊断？**

追问病史，自诉嗅觉正常。嗅觉试验：不能闻出冰醋酸的味道。头颅 MRI 平扫：双侧嗅沟存在，但稍小，双侧嗅球、嗅束未见显示。全外显子测序；结果显示为 *ANOS*1 基因(c.1891C＞T，p.Arg631Stop，为无义突变)，此为已知致病变异类型。故可明确诊断为 Kellmann 综合征。

**4. Kellmann 综合征的遗传特点是什么？基因检测是否必不可少？如何与体质性青春发育延迟鉴别？**

Kellmann 综合征又称为先天性性幼稚嗅觉缺失综合征，典型的临床表现为青春期发育缺失，不能生育及嗅觉减退或缺失。此疾病是低促性腺激素性性腺功能减退症中最常见的类型。有明显的遗传异质性，为 X 连锁隐性遗传、常染色体显性遗传和常染色体隐性遗传，可散发出现，也可以家族聚集出现，约占先天性低促性腺激素性性腺功能减退症的 50%。该病的遗传机制复杂，致病基因很多，如 *ANOS*1(*KAL*1)、*FGFR*1、*FGF*8、*FGF*17、*PROK*2、

*PROKR2* 和 *CHD7* 等，这些基因参与胚胎时期 GnRH 合成神经元的迁移，若发生突变则引起迁移异常。其中，*ANOS1* 基因是最常见的突变基因，编码 Anosmin－1 蛋白（神经元迁移和存活的导向分子）。

由于导致 Kellmann 综合征的基因多且复杂，即使采用全外显子测序的方法也尚有近 50%的患者未发现基因突变，故基因诊断并不是确诊卡曼综合征必不可少的检查。本病常见于男性，发病率为 3.75/100 000，男女比例 3∶1～5∶1。结合该患者其外公的哥哥和弟弟均有隐睾史及未婚育，故与之相符。

鉴别体质性青春期延迟，两者均表现为青春期发育前生长缓慢，但体质性青春期延迟通常表现为生长速度在正常范围低限，体形较同龄儿童瘦小，出现第二性征的年龄延迟、骨龄落后，与身高及性征发育程度相一致。家族中父母或兄弟姐妹有类似生长方式。鉴别主要靠 AMH、INHB、雌激素、GnRH 激发试验或 HCG 激发试验呈阳性反应，可与之鉴别。

**5. 如何治疗 Kellmann 综合征?**

本病强调早期诊断、早期治疗。目前，缺乏特效的对因治疗，即基因治疗，仅对症处理，即给予 GnRH、促性腺激素或性激素。在大多数情况下，患者需要终身治疗，但有 10%～20%的男性患者的生殖功能可自发恢复。治疗目的：维持体内正常的性激素水平及其性腺组织功能，避免性腺组织长期惰性而废用，以达到正常启动青春期发育和保存成年后的生育功能。

对于有生育需求的患者，常用的治疗方案有 HCG 治疗、GnRH 泵治疗和 HCG＋人类绝经期促性腺激素（human menopausal gonadotropin，HMG）/重组人促卵泡激素（recombinant human follicle stimulating hormone，rhFSH）（双促）联合治疗；对于暂时无生育需求且睾丸容积在 4 mL 以上的患者给予睾酮替代治疗，维持第二性征。结合该患儿目前为 12 岁 4 个月,正处于青春发育期,予以 GnRH 泵治疗或 HCG+HMG/rhFSH 联合治疗。具体方法如下:

(1) GnRH 脉冲微量泵注射:戈那瑞林按 90 min/次脉冲方式皮下注射,每个脉冲 5~10 μg,昼夜持续给药。

(2) HCG+HMG/rhFSH 联合治疗:先予以 HCG,剂量 1 000 IU/次,每周 3 次,或 1 500~2 000 IU/次,每周 2 次,肌内注射,疗程至青春发育启动。在治疗第 2、3 年,为促进睾丸生长及促进精子生成,联合应用 HMG 治疗,37.5~75 IU/次,每周 2 次,肌内注射。或采用 rhFSH 替代 HMG,75~100 IU/次,每周 2 次皮下注射。其有效反应为睾酮水平增高,睾丸容积增大,阴茎增大。

(3) 雄激素替代治疗:十一酸睾酮 250 mg/支,25~250 mg/4 周,肌内注射;胶囊制剂(安特尔)40~80 mg,2 次/d,口服(忌长期大剂量治疗)。可改善第二性征,但无法促进精子的发生及成熟。

**6. 应用 GnRH 脉冲微量泵治疗后,如何判断是否有效?**

疗效判断:外周血 LH、FSH 及睾酮水平明显增高,阴茎、睾丸增大。该患儿应用泵治疗 3 个月后复查血 LH 峰值 3.86 IU/L,FSH 峰值 3.14 IU/L,睾酮峰值达 2.27 nmol/L,较前明显增高,且左侧睾丸可在阴囊内触及,容积约 2 mL,右睾丸位于阴囊上方;B 超显示,双侧睾丸形态较同龄儿偏小(右侧睾丸位置稍偏高),右侧睾丸为 14 mm×8 mm×9 mm;左侧睾丸为 14 mm×9 mm×9 mm。故可判断为治疗有效。

## 参 考 文 献

1. Sonne J, Lopez-Ojeda W. Kallmann syndrome[M]. Treasure Island

(FL): StatPearls Publishing, 2020.
2. Fraietta R, Zylberstejn D S, Esteves S C. Hypogonadotropic hypogonadism revisited[J]. Clinics (Sao Paulo), 2013, 68 (Suppl 1): 81-88.
3. Young J, Xu C, Papadakis G E, et al. Clinical management of congenital hypogonadotropic hypogonadism [J]. Endocr Rev, 2019, 40 (2): 669-710.
4. Gu W J, Zhang Q, Wang Y Q, et al. Mutation analyses in pedigrees and sporadic cases of ethnic Han Chinese Kallmann syndrome patients[J]. Exp Biol Med (Maywood), 2015, 240(11): 1480-1489.
5. Wen J, Pan L, Xu X, et al. Clinical data and genetic mutation in Kallmann syndrome with CHARGE syndrome: case report and pedigree analysis[J]. Medicine (Baltimore), 2018, 97(27): e11284.

(上海交通大学附属儿童医院　许丽雅,李嫔)

病例 14

# 46,XX 男性性反转/46,XX 睾丸型性发育障碍——性反转

## 一、病史

【现病史】患儿,社会性别男,1 岁 4 个月。因“生后发现外生殖器异常至今”就诊。患儿生后发现外生殖器异常就诊于当地儿保科,嘱其随访。随着患儿年龄增长,患儿外生殖器外观无变化,遂至我院就诊。平素患儿无头痛、呕吐,无多饮、多尿,无视力障碍,无腹泻、腹痛,精神可,胃纳可,运动智力发育可。

【体格检查】身高 79 cm,体重 11 kg。患儿神清,反应可,身材匀称,无特殊面容;双肺呼吸音粗,无啰音;心音有力,律齐;腹软,肝脾未及肿大;四肢活动可,神经系统无阳性体征。阴囊发育一般,阴茎细似阴蒂约 0.5 cm,尿道开口于阴茎阴囊交界,双侧腹股沟可及约 0.5 cm×1 cm 肿块。

【个人史】患儿系 G1P1,足月顺产,出生体重 3 000 g,母孕期无殊,无保胎史,无妊娠并发症。出生无抢救史,家族中无类似遗传疾病史。母孕期否认化学物质接触史,否认素食史。

## 二、诊疗解析

**1. 性发育障碍(DSD)的概念是什么?临床表现有哪些?该患儿属于 DSD 吗?**

DSD 是染色体核型、性腺表型以及性腺解剖结构不一致的一

大类遗传异质性疾病的总称。2006 年欧洲儿科内分泌协会(European Society for Pediatric Endocrinology，ESPE)和美国劳森威尔金斯儿科内分泌协会(Lawson Wilkins Pediatric Endocrine Society，LWPES)达成共识，将此类与性发育相关的疾病统称为DSD。DSD 是一个笼统的分类，不是确切的疾病诊断，不同病因预后不同。DSD 的临床表型存在高度异质性，临床表现多种多样，各个年龄段关注的重点临床表型出现的频率不尽相同。新生儿及婴幼儿期以外阴性别不明，染色体核型和表型不一致，隐睾、尿道下裂和(或)小阴茎，女孩腹股沟疝以及肾上腺皮质功能不足最为多见。儿童及青少年期则需重点关注与尿道下裂和(或)小阴茎、肾上腺皮质功能不足、女孩腹股沟疝、性早熟、高血压、女性雄性化、闭经以及性腺肿瘤等相关的特征性临床表现。该患儿生后就有外生殖器异常，外观存在男性化不足表现，属于 DSD。

**2. DSD 的病因是怎么分类的?**

(1) 性染色体异常 DSD：主要包括 47，XXY[克兰费尔特综合征(Klinefelter 综合征)及变异型]、45，X(Turner 综合征及变异型)、45，X/46，XY 嵌合(混合型性腺发育不良)、46，XX/46，XY(嵌合体，卵睾型 DSD)。

(2) 46，XY DSD：睾丸发育异常(完全或部分型性腺发育不良、卵睾型 DSD 及睾丸退化等)；雄激素合成障碍，包括黄体生成素受体变异、类固醇合成急性调节蛋白变异、先天性肾上腺皮质增生症、5α-还原酶 2 缺乏症、史-李-欧综合征(Smith-Lemli-Opitz 综合征)等；雄激素作用异常，如部分或完全雄激素不敏感综合征、药物和环境影响等；其他原因：如缪勒管永存综合征、睾丸缺失综合征、单纯性尿道下裂、低促性腺激素性性腺发育不良、隐睾等引起的男性外生殖器表型模糊。

(3) 46,XX DSD：卵巢发育异常(卵巢发育不良、卵睾型DSD、睾丸型DSD)；母亲或者胎儿因素的雄激素增多[先天性肾上腺皮质增生症(congenital adrenal hyperplasia，CAH)、糖皮质激素受体变异、母源雄性化肿瘤、母亲使用雄激素类药物等]；其他原因(如子宫畸形、阴道闭锁、阴唇融合等)导致的女性外生殖器表型模糊。

**3. 接诊DSD患儿哪些实验室检查是必须首要考虑的？该患儿如何评估？**

(1) 一般生化检查：正常，无电解质紊乱及酸中毒。

(2) 性腺功能检查：ACTH、皮质醇节律正常，孕酮及17α-OHP正常。AMH 66.21 ng/L，INHB 48.36 μg/L。LHRH激发试验：LH(基础值、峰值)0.47、2.20 IU/L；FSH(基础值、峰值)0.39、8.46 IU/L。HCG激发试验：睾酮(基础、HCG激发后)0.35、4.28 nmol/L；DHT(基础、HCG激发后) 62.46、108.43 μg/L。

(3) 影像学检查：B超示双侧腹股沟处环处见睾丸样组织，盆腔未见女性生殖器。

(4) 遗传学检测：2次不同机构染色体检测为46,XX。

经过实验室初步检查评估后确定大概的DSD病因，可进一步完善特殊检查来明确诊断，如基因检测、腹腔镜探查，甚至性腺活检。

**4. 根据患儿的评估结果，该患儿性发育异常的初步病因是什么？需要进一步如何检查？**

根据该患儿染色体结果，属于46,XX DSD。该患儿的染色体性别与性腺性别相反，又称46,XX男性性反转。根据患儿激素水平结果，考虑存在分泌雄激素的睾丸组织，进一步完善了*SRY*基因荧光原位杂交(fluorescence *in situ* hybridization，FISH)检测，结果提示*SRY*基因阳性，考虑存在*SRY*异位。

**5. 46,XX 男性性反转的定义是什么？诊断过程中需注意什么？**

46,XX 男性性反转于 1964 年首次被提出，是性腺性别与染色体性别不一致的一种罕见疾病，发病率在 1/20 000～1/30 000，家族性非常罕见。46,XX 男性性反转有 3 种分类。① 经典的 XX 男性：有正常男性的内外生殖器但不育，该类患者多在成人期因为不孕不育至各生殖中心就诊而得以确诊。② 46,XX 外生殖器异常表型：多于青春前期诊断，因外生殖器异常就诊时诊断。③ 46,XX 真两性畸形：多于青春前期诊断，因外生殖器异常就诊，临床表现同第 2 种，性腺活检后发现卵睾组织而确诊。

由于 46,XX 男性性反转患者的卵睾组织会存在一定程度恶变的可能，为了明确是否存在卵睾组织，对该患儿进一步行性腺活检，结果提示双侧性腺镜下见曲细精管组织，未见卵泡组织。由于术语的不断更新，根据 2006 年欧洲儿科内分泌协会和美国劳森威尔金斯儿科内分泌协会达成的共识分类，该患儿的诊断修正为 46,XX 睾丸型 DSD。

**6. 46,XX 男性性反转的病因机制有哪些？**

（1）*SRY* 阳性：占 80%，是由于第一次减数分裂期间 Y 遗传物质易位到了 X 染色体或常染色体。

（2）*SRY* 阴性：机制不清，目前文献报道的有以下假设理论：① 任一 X 染色体在胚胎发育早期功能缺失。② 局部性腺有隐藏的 *SRY*。③ 能压制男性途径的某些位于常染色体或 X 连锁上的基因突变或过度表达导致 XX 男性化，如 X 连锁剂量敏感的性逆转基因 *DAX*1。④ 改变 *SRY* 上下游基因的表达，如染色体 17 的长臂上的 *SOX*9，被认为是 *SRY* 最直接的目标基因。已报道 1 例韩国 42 岁 46,XX *SRY* 阴性完全男性性反转患者，其 *SOX*9 基因复制过表达，可增强 SRY 基因作用。⑤ *SOX*3 上调 *SOX*9 的表达，*SOX*3 基因突变导致基因重排获得功能改变。*SOX*3 分析可以被认为是诊断 46，XX *SRY* 阴性睾丸 DSD 除 *SOX*9 之外的第二重要原因。⑥ R－Spondin1（*RSPO*1）是一种新的卵巢调节剂，通过上调 Wnt /β-联蛋白信号通路抑制睾丸形成。人 *RSPO*1 丧失突变功能导致其表达减少，同时下调 β-联蛋白和 *Wnt*4 mRNA，导致 46，XX 睾丸分化。

**7. 如何对 DSD 患者进行管理和治疗？该 46，XX 男性性反转患儿如何治疗？**

DSD 患者的诊断、性别确认和治疗需由多学科团队的专家共同完成，一般包括儿科内分泌、泌尿外科、妇产科、精神心理、分子遗传、社会工作者等相关科室人员组成，同时必须能够获得必要的伦理学、组织病理学、临床检验以及医学影像学等专业支持。

DSD 管理治疗的第一步决定抚养性别。根据基因型、表现型、生殖器官的情况、生育力的潜能、文化背景和家庭的信仰等判断。由 MDT 团队讨论结合个体化家庭情况，与家长及患儿共同决定抚养性别，然后提交伦理委员会讨论最终确定。

（1）DSD 的外科治疗：根据抚养性别进行相应的手术整形，如尿道下裂修补、睾丸下降固定术、阴蒂肥大切除术，甚至发育不良性腺或卵睾性腺切除术等。

（2）DSD 的内分泌激素治疗：目的是维护男性或女性性器官发育，改善并维持其基本的生理功能，如睾酮、双氢睾酮、雌激素和孕激素的临床使用。

（3）DSD 的治疗根据不同病因，如外生殖器外观、激素水平及个体文化存在高度差异，需进行个体化治疗，具体治疗细则可参考 2019 年中华医学会儿科学分会内分泌遗传代谢学组发布的《性发育异常的儿科内分泌诊断与治疗共识》。

本例患儿在进行检查评估后决定为男性抚养性别，后行睾丸下降固定术及尿道下裂修补术，目前未进行激素治疗，定期评估睾丸功能。对于后期是否存在小阴茎、性功能低下以及性别认同等问题还需随访，该类患儿无生育能力。

## 参 考 文 献

1. Wang K, Lin H, Tu H, et al. A case report of 46, XX sex reversal syndrome[J]. Clin Lab, 2018, 64(10): 1765 - 1767.
2. Parma P, Veyrunes F, Pailhoux E. Sex reversal in non-human placental mammals[J]. Sex Dev, 2016, 10(5 - 6): 326 - 344.
3. Jedidi I, Ouchari M, Yin Q. Sex chromosomes-linked single-gene disorders involved in human infertility[J]. Eur J Med Genet, 2019, 62(9): 103560.
4. Gonen N, Lovell-Badge R. The regulation of Sox9 expression in the gonad[J]. Curr Top Dev Biol, 2019(134): 223 - 252.
5. Wedekind C. Demographic and genetic consequences of disturbed sex determination[J]. Philos Trans R Soc Lond B Biol Sci, 2017, 372(1729): 20160326.
6. Miyawaki S, Tachibana M. Role of epigenetic regulation in mammalian sex determination[J]. Curr Top Dev Biol, 2019(134): 195 - 221.

（上海交通大学附属儿童医院　龚艳，李嫔）

# 病例 15

# 发现腹股沟包块 1 月余——性反转(*SF*1 基因突变)

## 一、病史

【现病史】患者,社会性别女性,4 岁。因“发现腹股沟包块 1 月余”入院。患儿生后外生殖器有异常,当时诉有“阴蒂肥大”,按女性性别抚养,后未就诊。1 个月前家长自觉患儿腹股沟两侧有肿块,至当地医院就诊。超声检查提示:可疑睾丸影像。为进一步诊治,遂至我院就诊。患儿平素无头痛、呕吐,无多饮、多尿,无视力障碍,无惊厥,无反复呼吸道感染等,精神胃纳可,两便正常。

【体格检查】身高 105 cm,体重 20 kg。患儿身材匀称,反应可;心音有力,律齐;双肺呼吸音粗,无啰音;腹软,肝脾未及肿大;四肢活动可,神经系统无阳性体征。外生殖器外观似女性,阴蒂肥大,两侧腹股沟可及约 0.5 cm×0.5 cm 包块。

【个人史】患儿系 G1P1,足月顺产,出生体重 3 000 g,出生无抢救史。母孕期无殊,无保胎史,无妊娠并发症,否认化学物质接触史,否认素食史。家族中无类似遗传疾病史。

## 二、诊疗解析

**1. 该患儿考虑什么诊断?需要进一步完善哪些检查?**

该患儿存在外生殖器异常,参考病例 14 所述的接诊性发育异常所需评估的实验室检查，结果如下：基本生化检查正常，无电解质紊乱及酸中毒。B超：双侧腹股沟可见肿块，发育不良睾丸待查，盆腔未见女性生殖器。ACTH、皮质醇节律正常，孕酮及17α-OHP正常。染色体46,XY,*SRY*(+)。初步诊断为46,XY DSD。进一步评估性腺功能：基础性激素：LH 20.6 IU/L，FSH 105.6 IU/L；HCG激发试验：T 0.35～0.67 nmol/L；DHT 32.6～37.8 ng/L。根据以上结果，考虑存在高促性性腺功能低下，并不支持常见的雄激素功能障碍引起的46,XY DSD，重点考虑雄激素合成或性腺发育异常，进一步行DSD相关基因*panel*检测，结果提示：*SF*1基因的第2外显子存在一个错义突变，即p.C33S（c.98G4C），经过家系验证属于新发突变，根据《ACMG遗传变异分类标准与指南》定义为致病突变。

**2. *SF*1基因突变引起DSD的机制是什么？**

男性表型的发展有两个过程：第一步是原始性腺发展成为睾丸（性别决定），第二步是内外生殖器分化（性别分化）。每个阶段都是复杂的过程，涉及许多转录因子的相互作用。*SF*1不仅对性别决定阶段即睾丸决定阶段有重要的调控作用，同时*SF*1对性别分化即内外生殖器的形成过程也有重要作用。

**3. *SF*1基因突变的其他临床表现有哪些？**

*SF*1基因突变最初是在原发性肾上腺皮质功能不全的病例中报道的，随后在DSD的病例中相继发现携带基因改变，伴或不伴肾上腺皮质功能不全。*SF*1对性别决定阶段和性别分化均有重要作用。因此，该基因变异引起功能缺失导致的DSD临床表现非常多样，从完全性性反转（永存米勒管结构、完全女性外生殖器或阴蒂肥大、原发性闭经等）到不同程度的男性化不全（睾丸发育不良甚至无睾症、尿道下裂、小阴茎等）。目前，已经在一部分表型较

轻，仅有部分性腺发育不良表现如小阴茎、隐睾的患者中也发现了 *SF*1 突变。

**4. 该类患儿的治疗需要注意什么？**

该类患儿的治疗也需要多学科团队完成。决定抚养性别后进行相关的外科治疗、内分泌激素治疗及必要的心理治疗。*SF*1 基因突变治疗还需监测肾上腺功能，当出现肾上腺功能不全时及时进行激素替代治疗。

本例患儿由于既往社会性别为女性，且外生殖器外观偏女性，评估睾丸功能极差，与家长沟通，并经伦理委员会讨论后共同决定抚养性别为女性，之后进行了性腺切除及外生殖器整形术，目前，未进行激素替代治疗，待至青春期后可给予雌激素治疗维持第二性征。由于遗传性别为男性，该患儿是否在未来存在性别不认同目前尚不得知，但也有文献提出保留性腺等待成年后患儿自己决定社会性别。

## 参 考 文 献

1. McElreavey K, Barbaux S, Ion A, et al. The genetic basis of murine and human sex determination: a review[J]. Heredity (Edinb), 1995, 75 (Pt 6): 599 - 611.
2. Boone A P, Gong X, Hegarty M. Sex differences in navigation strategy and efficiency[J]. Mem Cognit, 2018, 46(6): 909 - 922.
3. Chen Y S, Racca J D, Phillips N B, et al. Inherited human sex reversal due to impaired nucleocytoplasmic trafficking of SRY defines a male transcriptional threshold[J]. Proc Natl Acad Sci U S A, 2013, 110(38): E3567 - E3576.
4. Dwyer A A, Raivio T, Pitteloud N. Management of endocrine disease: reversible hypogonadotropic hypogonadism[J]. Eur J Endocrinol, 2016, 174(6): R267 - R274.

5. Ostrer H. Sex determination: lessons from families and embryos[J]. Clin Genet, 2001, 59(4): 207 - 215.

（上海交通大学附属儿童医院　龚艳,李嫔）

# 第三节　青春期发育

## 病例 16

## 性早熟——生殖细胞瘤

### 一、病史

【现病史】患儿，男，6 岁 6 个月。因“发现阴茎增长近 4 个月”入院。患儿入院前近 4 个月无明显诱因下出现阴茎增长，无遗精，之后出现阴毛生长、面部痤疮及胡须生长、变声，伴有身高增长加速，具体不详。无头痛、呕吐，无多饮、多尿，无视力障碍等病史。否认接触外源性激素类制剂。

【体格检查】身高 125 cm（位于第 75～90 百分位数），体重 30.4 kg，面部痤疮(＋)，胡须(＋)，已变声。双侧乳房 B2 期，触及乳结。乳晕及外生殖器有色素沉着，双侧睾丸容积 3 mL，阴茎长 6～7 cm，PH2 期。右下肢肌力Ⅳ级以上，左下肢肌力Ⅴ级(正常)。

【个人史】患儿系 G1P1，足月顺产，无窒息抢救史，出生体重3 350 g，身长 50 cm。生后母乳喂养，否认慢性疾病及家族遗传病史。父母非近亲结婚。父亲身高 175 cm，母亲身高 160 cm。父亲青春期发育年龄约 13 周岁，母亲青春期发育年龄约 12 周岁。

## 二、诊疗解析

**1. 什么是性早熟？该患者属于性早熟吗？**

性早熟是指女童在8周岁前、男童在9周岁前出现第二性征。该患儿为男童，6岁6个月，已出现第二性征，故性早熟诊断成立。

**2. 性早熟可以分几类？**

按照性早熟的发病机制，性早熟通常可分3类，分别为中枢性性早熟（central precocious puberty，CPP；又称为GnRH依赖性性早熟）、外周性性早熟（又称为非GnRH依赖性性早熟）及不完全性性早熟（单纯乳房发育、单纯阴毛早现以及单纯早初潮）。

**3. 不同类型性早熟有哪些不同的临床表现？根据患者的病史特点，哪种类型的性早熟可能性最大？**

（1）中枢性性早熟。中枢性性早熟患者的发育顺序与正常青春期发育者相似，但在正常青春期发育年龄前出现，并且加速，发育时相缩短。女孩首先出现乳房发育，可有触痛，继而外生殖器发育、阴道分泌物增多及阴毛生长，之后月经来潮和出现腋毛。男孩首先出现睾丸及阴茎增大，睾丸容积大于4 mL即表示发育启动，以后可有阴茎勃起及排精，并出现阴毛、痤疮和变声。在性发育同时，患儿的骨骼生长加速，骨骺提前融合，故身高暂时较同龄儿高，但成年后身材往往较正常人矮小。不同患儿的临床表现及其发展速度快慢可有较大差异。

（2）外周性性早熟。女孩表现为乳房增大，乳晕及小阴唇显著色素沉着，呈深褐色，阴道分泌物增多，甚至出现不规则的阴道出血。男孩多表现为阴茎增大，阴毛早现伴体毛增多，多痤疮，生长加速、骨龄提前，阴囊、乳晕色素沉着，但睾丸不增大。睾丸不增大是与中枢性性早熟最大的区别。乳晕及外生殖器色素沉着是外周性性早熟的一种特征性变化。

（3）不完全性性早熟。① 单纯性乳房早发育：是指只有乳房发育而不伴有其他性征。乳房发育表现为乳房腺体增大，但是乳头、乳晕不增大，无色素沉着，也不出现生长加速。病程呈自限性，大多于数月或数年内回缩，或持续存在，只有10%～15%的患儿可发展为中枢性性早熟。② 单纯性阴毛早现：可见于两性，多见于女孩，大多数于6岁左右出现阴毛，可伴有腋毛，但是无其他性征发育。③ 单纯性早初潮：指女童在9岁前无明显诱因下发生阴道出血，但很少伴有其他第二性征，且缺乏正常青春期发育的周期性出血特征。多见于4～8岁女童，多可自行缓解。

分析：该患者为6岁6个月男童，临床表现为阴茎增大，伴有阴毛、痤疮、身高增长加速，乳晕、外生殖器色素沉着，但睾丸不增大。从临床特征上分析考虑外周性性早熟。

**4. 男童外周性性早熟病因有哪些?**

（1）先天性肾上腺皮质增生症：为男童外周性性早熟最常见的病因，最多见的为21-羟化酶缺乏，其次为11-羟化酶缺乏。两种先天性肾上腺皮质增生症由于代谢异常导致的高雄激素血症，在男童表现为阴茎增大、阴毛发育和阴囊色素沉着，甚至出现变声、胡须和痤疮，并伴有身高增长加速和骨龄提前，未转变为中枢性性早熟者睾丸无增大，下丘脑—垂体—性腺轴呈抑制状态。

（2）McCune-Albright综合征：又称为纤维性骨营养不良综合征，男女均可发病，典型者可呈现经典的三联症，即外周性性早熟、骨纤维囊性病变和皮肤牛奶咖啡斑，可伴有皮质醇增多症、分泌GH和催乳素性垂体腺瘤、甲状腺功能亢进症和甲状旁腺功能亢进症等。

（3）家族性男性性早熟（familial male-limited precocious puberty，FMPP）：又称为家族性高睾酮血症，本病是由于LH受

体激活突变所致，属于性限制性常染色体显性遗传病。临床主要特征是仅限于家族男性成员受累的外周性性早熟，除阴毛、腋毛发育外，还表现为男童阴茎和睾丸发育增大、生长速率加快、骨龄成熟加速，血睾酮明显增高，但下丘脑—垂体—性腺轴呈现负反馈抑制。

(4) 肾上腺皮质肿瘤：依据肿瘤性质、性激素分泌的不同，临床表现不一致。分泌雄激素为主时，临床上男性化症状明显。影像学检查有助诊断和定位。

(5) 睾丸肿瘤：临床表现为单侧睾丸不同程度增大，B 超可探及占位肿块，绝大多数睾丸肿瘤为生殖细胞肿瘤。

(6) 分泌 HCG 肿瘤：男童表现为外周性性早熟，阴茎增大，可伴睾丸轻度增大，与阴茎大小不相称。血睾酮水平达到青春期水平，但促性腺激素处于被抑制状态；血甲胎蛋白和 HCG 水平增高。脑脊液 HCG 水平测定有助于鉴别肿瘤位于颅内还是颅外。

**5. 性早熟患者需要完善哪些检查？根据该患者的检查结果，首先考虑什么诊断？**

(1) 下丘脑—垂体—性腺轴功能的测定：包括血液中基础性激素水平的测定和 GnRH 激发试验。对于怀疑中枢性性早熟而基础性激素不能确诊者，需要进行 GnRH 激发试验。

(2) 性腺发育评估。女孩子宫卵巢 B 超：单侧卵巢容积≥1 mL(卵巢容积＝长×宽×厚×0.523 3)，同时卵巢内出现数个直径＞4 mm 的卵泡，即表示青春发动已开始；子宫长度＞34 mm 表示已进入青春期发动状态。男孩睾丸容积：睾丸容积≥4 mL(睾丸容积＝长×宽×厚×0.71)或睾丸长径＞25 mm，提示青春期发育。同时还可以明确有无性腺肿瘤或囊肿。

(3) 骨龄：性激素水平增高通常会导致骨龄较实际年龄提前。

骨龄是预测成年身高的重要依据，但对鉴别中枢性及外周性性早熟无特异性。

(4) 下丘脑-垂体影像学检查：MRI 相比 CT 能更清楚地显示下丘脑、垂体、松果体及其邻近部位的病变，明确这些部位是否有器质性病变。对年龄＜6 岁的中枢性性早熟女孩、所有男性性早熟患儿以及有神经系统表现或性成熟过程迅速(快速进展型)的患儿均应行下丘脑-垂体 MRI 检查。

(5) 其他检查：肾上腺相关激素水平检查包括皮质醇、ACTH、P、17α－OHP、DHEAS、雄烯二酮等，肾上腺 B 超或 CT 有利于肾上腺皮质增生诊断。血 β 人绒毛膜促性腺激素(β－HCG)有利于诊断分泌 HCG 肿瘤。长骨 X 线片可鉴别 McCune-Albright 综合征。家族性高睾酮血症需要完善基因检测。

(6) 辅助检查。① 性激素：$E_2$ 136.00 pmol /L(↑)，睾酮 20.50 nmol /L(↑)，LH＜0.10 IU /L，FSH＜0.10 IU /L。② 肿瘤标志物：神经元特异性烯醇化酶 21.38 μg /L(↑)，β－HCG 16.6 IU /L(↑)，复查 18.10 IU /L(↑)。8:00 am 和 4:00 pm 检测血皮质醇、ACTH，17α－OHP、孕酮、DHEAS、雄烯二酮均正常。③ 骨龄：9 岁 6 个月。④ 睾丸和肾上腺 B 超检查：未见异常。

分析：该患者性激素 LH＜0.1 IU /L，提示未有中枢性青春发动，外周性性早熟诊断明确。患者雄激素明显增高，但肾上腺相关激素检查正常，可排除先天性肾上腺皮质增生症。睾丸、肾上腺影像学检查正常，故不支持性腺、肾上腺肿瘤。患者家族中男性无类似疾病史，故家族性高睾酮血症依据不足。结合患者 HCG 增高，考虑分泌 HCG 肿瘤可能性大。

**6. 根据患者目前已知检查，下一步需要做什么？**

下一步需要明确分泌 HCG 肿瘤的部位。结合患者右下肢肌力异常及神经元特异性烯醇化酶活性增高，高度怀疑肿瘤位于颅内。患者完善了脑脊液 HCG 以及头颅 MRI 检查。结果显示脑脊液中 β-HCG 明显增高(20.74 IU/L)，头颅 MRI 检查提示左侧基底节区占位性病变，考虑生殖源性肿瘤可能。外科活检进一步证实为生殖细胞瘤。

**7. 生殖细胞肿瘤的起源?**

生殖细胞肿瘤是发生于生殖腺或生殖腺外的肿瘤，起源于发育过程中原始生殖细胞的残余组织。胚胎发育第 4 周在卵黄囊区可见未分化的、无性别差异的胚胎性生殖腺，此后原始的生殖腺从卵黄囊移行至后腹膜的生殖脊，受性染色体信息指令调控发育成熟为卵巢或睾丸，并分别下降至盆腔、阴囊。在此过程中，原始生殖腺也可发生异位移行，如移行至松果体、纵隔、后腹膜、骶尾部等。

生殖细胞肿瘤多见于性腺，90%以上的生殖细胞肿瘤原发于睾丸。性腺外常见发病部位包括纵隔、腹膜后、骶尾区、中枢神经系统中线部位(松果体或鞍上区)等。

**8. 颅内生殖细胞肿瘤如何分类? 临床表现和治疗分别是什么?**

根据 2016 年世界卫生组织的分类，颅内生殖细胞肿瘤分为生殖细胞瘤和非生殖细胞瘤性生殖细胞肿瘤。非生殖细胞瘤性生殖细胞肿瘤又可分为胚胎癌、卵黄囊瘤、绒毛膜癌、畸胎瘤、畸胎瘤恶变、混合性生殖细胞肿瘤。其中生殖细胞瘤占颅内生殖细胞肿瘤的 50%～70%。

临床表现取决于肿瘤的位置、大小、β-HCG 的分泌情况等，可呈现多种内分泌紊乱的表现，包括下丘脑功能障碍、垂体功能减退、尿崩症、性发育延、性早熟(肿瘤细胞自身产生内分泌激素 β-HCG 引起)。如果肿瘤压迫其他部位可出现一系列占位病变，包括颅内高压表现、视力障碍、视野缺损、肢体活动障碍等。

颅内生殖细胞肿瘤治疗可选用手术、放射治疗（放疗）、化学治疗（化疗）和联合治疗。不同位置的肿瘤选用不同的手术方式。生殖细胞瘤对放射线非常敏感，治疗时通常首选放疗。

## 参 考 文 献

1. Coutinho V, Dellatolas G, Castaignede-Lalande C, et al. Cognitive profile of children with intracranial germ cell tumor according to tumor location [J]. J Pediatr Hematol Oncol, 2018, 40(7): e424 - e428.
2. Qureshi S S, Kammar P, Kembhavi S. Excision of retroperitoneal germ cell tumor in children: a distinct surgical challenge [J]. J Pediatr Surg, 2017, 52(8): 1344 - 1347.
3. Park Y, Yu E S, Ha B, et al. Neurocognitive and psychological functioning of children with an intracranial germ cell tumor [J]. Cancer Res Treat, 2017, 49(4): 960 - 969.
4. Kong Z, Wang Y, Dai C, et al. Central nervous system germ cell tumors: a review of the literature [J]. J Child Neurol, 2018, 33(9): 610 - 620.
5. Osorio D S, Allen J C. Management of CNS germinoma [J]. CNS Oncol, 2015, 4(4): 273 - 279.

（上海交通大学附属儿童医院　周莎莎，李嫔）

# 病例 17

# 阴道出血 5 天——纤维性骨营养不良综合征(McCune-Albright 综合征)

## 一、病史

【现病史】患儿，女，4 岁 9 个月，因“阴道出血 5 d”就诊。患儿入院前 5 d 发现阴道出血，间断有双侧乳房增大，无泌乳，阴道有分泌物。无生长加速，无头痛、呕吐，无多饮、多尿。

【体格检查】体温 36.5 ℃，脉搏 110 次 /min，血压 95 / 58 mmHg，身高 107 cm，体重 16.5 kg。患儿身材匀称，无特殊面容；神清，反应可；心、肺、腹部检查无异常。双侧乳房 B2 期，软，乳晕明显色素沉着，PH1 期，臀部有一块 2 cm×1.5 cm 牛奶咖啡斑。

【个人史】患儿系 G1P1，足月，剖宫产，出生体重 3 250 g，无窒息抢救史。无喂养困难，无癫痫发作，无新生儿黄疸延迟消退，无乳糖不耐受，无牛奶、鸡蛋等食物及药物过敏史。12 个月会独自走路，13 个月会说话。精神、运动发育大致与同龄儿童相仿，学习成绩较差，社交、家庭和同伴互动基本正常，没有精神、行为问题。家族中无特殊遗传疾病史。

## 二、诊疗解析

**1. 什么是 McCune-Albright 综合征？该患儿是否可以诊断 McCune-Albright 综合征？**

McCune-Albright 综合征是一种罕见的涉及皮肤、骨骼和内分泌的复杂疾病，由位于 20 号染色体的长臂(q)的 *GNAS* 基因突变引起。McCune-Albright 综合征是一种散发病，其特征表现为多发性骨纤维发育不良、牛奶咖啡斑、自发高功能性内分泌疾病，包括性腺、甲状腺、肾上腺及垂体。其中具有典型三联症的占 24%，二联症占 33%，单一表现占 40%。

McCune-Albright 综合征的诊断是基于 2 个或 2 个以上典型的临床特征。若临床仅发现单一骨纤维结构发育不良的个体中，需要通过分子遗传学检测来识别 *GNAS* 中的激活致病性变异以确定诊断。该患儿临床表现有臀部牛奶咖啡斑、乳房增大、阴道出血；妇科 B 超显示右侧卵巢囊肿，子宫发育内膜厚；行 LHRH 激发试验，LH /FSH(峰值) = 2.33 /4.56，提示外周性性早熟；头颅 MRI 显示蝶骨骨纤维结构不良。存在典型的 McCune-Albright 综合征三联症，考虑 McCune-Albright 综合征。

**2. 该类疾病患儿可能有哪些临床表现？应完善哪些检查评估？**

McCune-Albright 综合征属于体细胞基因突变病，经典突变为 *GNAS* 基因的第 8 外显子上的第 201 位精氨酸发生错义点突变，被半胱氨酸或组氨酸取代(Arg201→His201 或 Arg201→Cys201)。若临床仅发现单一临床表现的个体，需要通过分子遗传学检测来识别 GNAS 中的激活致病性变异以确定诊断。此外，患儿可能存在以下临床表现。

(1) 骨纤维结构不良：McCune-Albright 综合征患者因存在骨纤维结构不良，碱性磷酸酶水平远高于正常值，有磷酸盐尿的患者血磷水平常降低。出现骨骼异常的年龄一般在 3～10 岁，发生病理性骨折的高峰年龄在 6～10 岁，如果是伴有磷酸盐尿的患者发生骨折的年龄将更早、更频繁，并且可在同一部位发生多次骨折。故需完善骨代谢指标，包括骨钙素、Ⅰ型胶原、血钙、血磷、尿钙、尿磷、碱性磷酸酶。

（2）牛奶咖啡斑：McCune-Albright 综合征典型的皮肤病变为后背、腰臀部的咖啡色色素沉着，边缘常不规则，不越过中线（也有例外），仅位于一侧，且多与骨骼病变在同侧。

（3）性早熟：男女表现差异很大。女孩性早熟多见，初期往往表现为乳房增大（B2～3 期）、阴道出血、卵巢囊肿、LHRH 激发试验示外周性性早熟。卵巢囊肿通常是单侧的，超声显示两侧卵巢大小差别很大。男孩性早熟主要表现为单侧或双侧巨大睾丸常伴有睾丸小结石病，而无其他性早熟的表现。需完善性激素及 LHRH 激发试验明确性早熟类型；女孩完善妇科超声观察子宫、卵巢大小及有无卵巢囊肿，男孩完善阴囊超声明确睾丸体积。

（4）甲状腺病变：约半数患者合并明显的高甲状腺素血症。甲状腺功能亢进可导致骨龄加速、骨质疏松、多血质等其他代谢异常，故甲状腺功能亢进的诊断很重要。甲状腺超声是发现甲状腺病变最敏感的方法，另需完善甲状腺功能及抗体明确有无甲状腺功能异常。

（5）GH 分泌过多：垂体前叶 *GSP* 突变可导致 GH 分泌过多。GH 分泌过多可造成颅面部畸形及视觉丧失，需及早诊断治疗。由于患儿同时合并性早熟，故 GH 过多造成的生长加速常被性早熟掩盖，临床易漏诊。必要时可行 OGTT 试验，如 GH 不受抑制，可诊断为 GH 过度分泌。几乎所有 McCune-Albright 综合征相关的 GH 分泌过多都伴有催乳素升高，故血清催乳素水平可用来验证或排除 GH 过多。

（6）低磷血症：由于纤维结构不良骨组织中成纤维细胞生长因子 23（fibroblast growth factor 23，FGF23）过度表达所致。FGF23 水平越高，肾脏丢失的磷酸盐越多，临床出现佝偻病表现越明显。故需完善骨代谢及钙磷代谢指标。

(7) 库欣综合征(Cushing 综合征)：患者在出生前已有皮质醇增多，因而新生儿期即可出现临床症状，是早期死亡原因之一。临床症状包括胎儿生长受限、满月脸、生长缓慢、高血压、肾脏钙质沉积、多毛和高血糖等。

该患儿血尿粪常规检查无异常。肝肾功能：谷丙转氨酶 7 IU/L，谷草转氨酶 23 IU/L，γ-谷氨酰转移酶 14 IU/L。尿素氮 3.1 mmol/L，肌酐 26 μmol/L。血电解质：钠 140.2 mmol/L，钾 3.62 mmol/L，氯 102.4 mmol/L，钙 2.3 mmol/L，磷 1.29 mmol/L。碱性磷酸酶 194 IU/L。LH 峰值/FSH 峰值＝2.33/4.56。$E_2$ 996 pmol/L，孕酮 1.5 nmol/L，催乳素 352.01 mIU/L，性激素结合球蛋白 42.4 nmol/L。甲状腺功能：$FT_3$ 6.06 pmol/L，$FT_4$ 15.62 pmol/L，TSH 2.46 μIU/L。骨钙素 138 μg/L，甲状旁腺激素 1.89 pmol/L，25-羟维生素 D 38.48 nmol/L。IGF-1 为 136 μg/L，IGFBP-3 为 4.03 mg/L。皮质醇 243.23 nmol/L，促肾上腺皮质激素 3.81 pmol/L。骨龄：6 岁。骨密度：Z 值 0.6。右下肢 X 线片：右胫骨中下段骨病变(纤维性病变)伴病理性骨折石膏固定术后。头颅 MRI：蝶骨骨纤维结构不良。妇科 B 超：子宫 34 mm×32 mm×29 mm，右卵巢 20 mm×13 mm，左卵巢 19 mm×11 mm。右侧卵巢囊肿，子宫发育内膜厚。*GNAS* 基因检测：未检出异常突变。

**3. 评估后该患儿主要有哪些问题？需何种治疗？**

该患儿的首诊原因为“阴道出血”，确诊病因后予他莫昔芬治疗。他莫昔芬为雌激素受体阻断剂，能明显减少阴道流血，同时改善生长速率和延缓骨龄成熟。该患儿由于多发性骨纤维结构不良，易发生病理性骨折，予骨化三醇及葡萄糖酸钙口服，并定期予帕米磷酸二钠治疗。双膦酸盐类药物能够有效抑制破骨细胞介导的骨吸收过程，并很好地控制骨纤维异样增殖症骨病进展，有效缓解骨骼疼痛，降低骨折率。活化维生素 D 亦可促进血磷吸收，改善低磷血症。

**4. 随访过程中还应注意哪些情况？**

由于长期雌激素异常增高，易正反馈诱发中枢性性早熟。该患儿病程中再次行 LHRH 激发试验，LH 峰值 /FSH 峰值为 27.5 /25.3(>1)，诊断为"中枢性性早熟"。随访过程中，患儿予他莫昔芬间断口服。有一次阴道出血，持续 5 d 左右，量不多，色暗红，予曲普瑞林治疗 5 个月后停药。现患儿长期予他莫昔芬、葡萄糖酸钙及罗盖全口服，定期检测性激素、妇科 B 超、骨龄、骨密度及钙磷代谢指标，定期予帕米膦酸二钠治疗。

**5. 患儿的预后是什么？**

McCune-Albright 综合征患儿的预后尚可，寿命可达正常，但因严重的骨骼畸形致生活质量常低下。大部分成人可怀孕生子，但较正常人稍困难。该病是由于体细胞突变所致，没有遗传倾向，所以第二胎及子代不受影响。

## 参 考 文 献

1. Holbrook L, Brady R. McCune Albright syndrome[M]. Treasure Island (FL): StatPearls Publishing, 2020.
2. Javaid M K, Boyce A, Appelman-Dijkstra N, et al. Best practice management guidelines for fibrous dysplasia/McCune-Albright syndrome: a consensus statement from the FD /MAS international consortium[J]. Orphanet J Rare Dis, 2019, 14(1): 139.
3. Neyman A, Eugster E A. Treatment of girls and boys with McCune-Albright syndrome with precocious puberty — update 2017[J]. Pediatr Endocrinol Rev, 2017, 15(2): 136 - 141.
4. Zhang R, Wang P, Wang Y, et al. McCune-Albright syndrome confirmed by $^{99m}$Tc-MDP[J]. Eur J Nucl Med Mol Imaging, 2020, 47(5): 1326 -

1328.
5. Jibbe N, Jibbe A, Rajpara A. McCune Albright syndrome[J]. Kans J Med, 2020(13): 49-50.

（上海交通大学附属儿童医院　李妍，李嫔）

# 病例 18

# 发现乳房硬结 1 个月——特发性中枢性性早熟

## 一、病史

【现病史】患儿，女，7 岁 2 个月。因"发现乳房硬结 1 个月"入院。患儿 1 个月前无明显诱因下出现乳房硬结，伴轻微触痛，未见明显阴道分泌物，近半年身高增长 3～4 cm，平素无明显头痛、呕吐，无多饮、多尿，无视力障碍，无腹泻、腹痛，大便 1 次/d。否认有补品、激素摄入。

【体格检查】体温 36.9 ℃，脉搏 98 次/min，血压 91/70 mmHg，身高 127.2 cm(第 75 百分位数)，体重 28 kg，BMI 13.8 kg/m$^2$。患儿身材匀称，反应尚可；心音中、律齐；双肺呼吸音粗、无啰音；腹膨软，肝脾未及肿大；四肢活动可，神经系统无阳性体征。双侧乳房 B2 期，乳晕无色素沉着，PH1 期，腋毛(—)，牛奶咖啡斑(—)。

【个人史】患儿系 G1P1，足月，剖宫产，出生体重 3 000 g，无窒息抢救史。12 个月独自走路、会说话。精神、运动发育大致与同龄儿童相仿，学习成绩一般。否认外伤史，否认慢性疾病史。父亲身高 172 cm，母亲身高 157 cm；母亲发育年龄约为 13 岁。

## 二、诊疗解析

**1. 正常的青春发育期是什么时候？该患儿可以诊断为性早熟吗？**

青春发育期是从儿童到成人的过渡时期，主要表现为第二性征的出现、生殖系统的成熟以及体格发育完成。性早熟主要表现为女童8岁前、男童9岁前出现第二性征的发育。女童通常在10周岁左右开始出现乳房发育，随后是大小阴唇发育、色素沉着、阴道分泌物增多，继而出现阴毛、腋毛，而月经初潮的发生意味着进入了青春期后期，且身高的快速增长期也步入尾声。对于男童而言，青春发育期常始于睾丸增大(容积≥4 mL)，之后出现阴茎增大，阴囊皮肤变松、着色，阴毛、腋毛出现，随后出现胡须、喉结及变声。女性发育分期详见表1-3-1。

**表1-3-1 女性性发育分期**

| 青春发育期 | | 乳房 | | 阴毛 | |
|---|---|---|---|---|---|
| 分期 | 阶段 | 分期 | 形态 | 分期 | 形态分布 |
| P1 | 期前 | B1 | 幼儿型 | PH1 | 无 |
| P2 | 早期 | B2 | 芽苞状隆起，乳晕增大 | PH2 | 稀少、分布于大阴唇 |
| P3 | 中期 | B3 | 乳房、乳晕继续增大 | PH3 | 卷曲、蔓向阴阜 |
| P4 | 后期 | B4 | 乳晕突出乳房前 | PH4 | 卷曲、增多、增粗 |
| P5 | 成年 | B5 | 成人型 | PH5 | 成人倒三角形分布 |

该患儿为女性，实际年龄7岁2个月，因乳房出现硬结就诊，专科查体评估第二性征可见，双侧乳房B2期，阴毛分布PH1期。故可考虑诊断“性早熟”。

**2. 性早熟需要做哪些评估?**

目前认为，性启动年龄是诊断的必要条件，但不是唯一条件。诊断时需考虑性发育的进展速度。因此，即使是在目前评估无须治疗的患儿，由于随访过程中可能会出现青春期快速进展，或预测成年身高受损加剧等问题，需要定期复查和评估。

对于性早熟的初步评估应基于基础性激素及其所产生的效应，可在门诊进行随机的性激素筛查，通常无中枢性青春发动的患儿 LH＜0.1 IU/L，而当 LH＞3.0 IU/L 时可认为有中枢性青春发动。B 超检查可见，青春期的卵巢容积≥1 mL，且卵泡直径≥4 mm。X 线片骨龄检测可作为性早熟病程的效应指标，可以此为依据判断其终身高是否受损，如果无显著进展（实际年龄月数的 20%内），可考虑其性发育进展缓慢或病程尚短。

此外，有甲状腺功能异常相关表现的患儿应完善甲状腺功能检查。

该患儿测基础性激素：LH 0.53 IU/L，FSH 1.26 IU/L，$E_2$＜73 pmol/L，睾酮＜0.35 nmol/L，PRL 135 mIU/L，孕酮＜0.14 nmol/L，β-HCG ＜0.2 mIU/L，性激素结合球蛋白（sex hormone binding globulin，SHBG）52.5 nmol/L。B 超示子宫 10 mm×29 mm×13 mm，右侧卵巢 11 mm×28 mm×12 mm。骨龄 9.5 岁。该患儿存在基础 LH 值升高，伴骨龄提前，子宫卵巢增大，诊断性早熟证据明确。

**3. 如何确诊中枢性性早熟?**

怀疑中枢性性早熟的患儿需行促性腺激素释放激素（GnRH）激发试验以明确诊断。方法：GnRH 2.5～3.0 μg/kg（最大剂量 100 μg）皮下/静脉注射，在注射前（0 min）及注射后 30、60、90 min 分别测定血清 LH、FSH 值。如 LH＞5.0 IU/L，且 LH 峰值/FSH 峰值比值＞0.6，则可诊断中枢性性早熟。所有确诊的中枢性性早熟的患儿，必须完善垂体/鞍区 MRI（若无条件行 MRI，可选择头颅 CT），以排除中枢器质性病变。

该患儿择期行 GnRH 激发试验，结果：LH 峰值 11.7 IU/L，FSH 峰值 10.2 IU/L，LH 峰值/FSH 峰值＝1.15（＞0.6），因而诊断中枢性性早熟明确，随即完善垂体 MRI，结果未见明显异常。

**4. 引起性早熟的原因有哪些?**

青春发育期过程中 GnRH 活性上调是下丘脑—垂体—性腺

轴(HPG 轴)觉醒的始动环节,多种遗传、代谢因素参与其中,但饮食、心理、季节、理化物质等多种环境因素同样对 HPG 轴的启动起到了重要作用。

女性患儿的中枢性性早熟大部分为特发性中枢性性早熟,而约 90%的男性特发性中枢性性早熟患儿是由于中枢神经系统的潜在损害引起。

目前,已知有 30 多种基因在女性的青春期始动及月经初潮过程中发挥作用。如吻肽(kisspeptin)及其受体(*GPR*54)的激活突变可以引发 GnRH 的过早活化,从而导致中枢性性早熟;而 *MKRN*3 基因(15q11 - q13 PWS 区域)的失活突变可通过编码 Makorin 环指蛋白 3(makorin ring finger 3)参与细胞调控,导致中枢性性早熟。

而关于环境因素触发青春期启动的研究,目前大多集中在毗邻启动前的阶段。如青春期摄入不足或过量、过度肥胖的人可能分别导致青春期启动延迟或提前。

而胎儿期、新生儿期的相关事件也会对青春期启动有所影响,如胎儿生长受限与青春期启动提前有关,青春期前或青春期的心理社会压力可能会导致初潮延迟或闭经,而其他的研究提示产后早期或婴儿期经历压力的女童中观察到了青春期启动提前。

**5. 特发性中枢性性早熟需要与哪些疾病进行鉴别?**

特发性中枢性性早熟主要与外周性性早熟相鉴别,可体现在问诊和体格检查过程中。如外源性雌激素摄入可引起乳房发育伴乳晕及外生殖器色素沉着;单纯的卵巢囊肿主要表现为单侧卵巢持续性增大,血雌激素升高,GnRH 激发试验后促性腺激素呈抑制状态;而以 21 -羟化酶缺乏为典型代表的先天性肾上腺皮质增生症,重则在新生儿期即出现水钠代谢异常,单纯男性化则表现为男性同性性早熟和女性异性性早熟,在实验室检查上可见 17α -

OHP、睾酮等异常升高；McCune-Albright 综合征则可出现牛奶咖啡斑、多发性骨纤维性发育不良和性早熟的三联症表现。另外，需要注意的是包括卵巢肿瘤、睾丸肿瘤、肾上腺皮质肿瘤、分泌 HCG 的肿瘤均可表现为性激素水平升高，从而引起相应的临床表现，在进行鉴别诊断时需完善影像学检查，测定甲胎蛋白、血 HCG 等以免漏诊误诊。

**6. 如何治疗中枢性性早熟？**

研究认为，由于青春期启动，持续并完全的下丘脑—垂体—性腺轴抑制是中枢性性早熟预测患儿成年终身高的重要影响因素。促性腺激素释放激素类似物（GnRHa）是治疗中枢性性早熟的一线用药。GnRHa 是人体内十肽 GnRH 的类似合成物，通过替换其化学分子中第 6 和第 10 位氨基酸，使其酶解下降，对垂体上受体亲和力增加，长时间作用于 GnRH 受体使其脱敏，从而抑制 LH、FSH 的释放。治疗中枢性性早熟的目的是抑制过早、过快的性发育，同时改善因骨龄提前而损失的成年身高。研究认为，6 岁以下性早熟女童在 GnRHa 治疗后，身高增长的受益最大（平均 9～10 cm）。

目前，儿童常用的 GnRHa 主要有曲普瑞林（triptorelin）、亮丙瑞林（leuprorelin）等。首剂治疗 100～120 μg/kg，最大不超过 180 μg/kg或 3.75 mg。其后每 4 周注射 1 次，定期评估患儿性腺轴抑制情况，个体化调整剂量。

通常在治疗期间每 3 个月评估患儿性腺轴抑制情况，简易方法为使用 GnRHa 后 1 h 测定血 LH，当 LH<1.7 IU/L 时提示抑制良好，当 LH 为 1.7～2.0 IU/L 时需要复查，当 LH>2.0 IU/L 时需完善正规 GnRH 激发试验，此时 LH<3.3 IU/L 提示性腺轴抑制。同时，需 B 超检查评估子宫卵巢或睾丸大小，每 6 个月复查骨龄，结合身高增长，评估成年后身高改善的情况。

本例患儿确诊特发性中枢性性早熟后使用亮丙瑞林皮下注射治疗，初始剂量为3.75 mg/kg，相当于133.9 μg/kg。治疗3个月后查体，身高129.0 cm(生长速率约0.6 cm/月)，体重28.5 kg，双侧乳房B2期，PH1期，注射局部无红肿、硬结。第3次用药后1 h测性激素水平：LH 0.83 IU/L，$E_2$<73 pmol/L。复查B超示子宫10 mm×25 mm×11 mm，右侧卵巢11 mm×26 mm×10 mm，提示性腺轴抑制良好，生长速率正常。

**7. 在使用GnRHa治疗过程中需注意什么不良反应？**

GnRHa对于儿童性早熟的治疗不良反应较小，相对安全。在治疗的第1个月，可因药物引起的"点火效应"使女性患儿出现一过性的撤退性阴道出血，少量出血无需特殊处理；其他不良反应包括局部过敏反应、无菌性脓肿等。在GnRHa治疗前后，中枢性性早熟患者与同年龄、同性别人群相比，有更高的BMI值。而一些特殊病因更易导致超重和肥胖，如肥胖的发生率在下丘脑错构瘤中更为明显。少数研究表明，特发性中枢性性早熟女性患儿出现多囊卵巢综合征(polycystic ovary syndrome，PCOS)的概率增加，这些PCOS患者发生代谢综合征的风险也增加。腹型肥胖、体重增加相关的雄激素过多可能加剧患儿胰岛素抵抗的程度。骨密度在青春期显著增加，GnRHa对于最终骨密度没有不良影响。

**8. GnRHa治疗特发性中枢性性早熟的停药时机是什么时候？**

为改善成年身高进行的GnRHa疗程至少2年，低年龄发病者需用至可开始发育年龄，过早停药仍会出现早初潮。一般建议年龄11岁或骨龄12岁时停药，有望达到最大成年身高。在GnRHa治疗中生长减速明显者(骨龄≤11岁、生长速率<4 cm/年)或开始治疗时已是矮身材(<−2.0SD)可考虑联合应用生长激素(GH)治疗。GnRHa停药后1～2年发生月经初潮，停药后的月经周期大致和正常人群相同。长期随访中发现，经过

GnRHa 治疗的性早熟女性生殖功能似乎并未受损。

本例患儿经 GnRHa 治疗 3 年整，治疗期间无阴道出血、无局部无菌性脓肿发生，于 10 岁 2 个月时停药，停药时身高 146 cm，体重 38 kg，体形匀称，测骨龄约 11.5 岁，预测成年身高可改善 6～7 cm。停药后约 1 年出现月经初潮。

## 参 考 文 献


1. Latronico A C, Brito V N, Carel J C. Causes, diagnosis, and treatment of central precocious puberty[J]. Lancet Diabetes Endocrinol, 2016, 4(3): 265－274.
2. Aguirre R S, Eugster E A. Central precocious puberty: from genetics to treatment[J]. Best Pract Res Clin Endocrinol Metab, 2018, 32(4): 343－354.
3. Brito V N, Spinola-Castro A M, Kochi C, et al. Central precocious puberty: revisiting the diagnosis and therapeutic management[J]. Arch Endocrinol Metab, 2016, 60(2): 163－72.
4. Soriano-Guillén L, Argente J. Central precocious puberty, functional and tumor-related[J]. Best Pract Res Clin Endocrinol Metab, 2019, 33(3): 101262.
5. Cantas-Orsdemir S, Eugster E A. Update on central precocious puberty: from etiologies to outcomes[J]. Expert Rev Endocrinol Metab, 2019, 14(2): 123－130.


（上海交通大学附属儿童医院　袁丹丹，李嫔）

病例 19

# 生长缓慢,青春发育期延迟 2 年余
# ——原发性卵巢功能不全

## 一、病史

【现病史】患儿,女,13 岁 1 个月。因“发现身高生长缓慢 5 年余,青春发育期落后 2 年余”入院。近 5 年身高增长 4～5 cm,至今无第二性征发育,学习成绩一般,平素无头痛、呕吐,无多饮、多尿,无腹泻、腹痛,大便 1 次/d。

【体格检查】血压 111/73 mmHg,身高 138 cm(−3.05SD),体重 36.1 kg,BMI 19 kg/$cm^2$。患儿身材匀称,面部有痣,盾状胸,颈蹼(±),无明显肘外翻。双侧乳房 B1 期,PH1 期。

【个人史】G1P1,足月,顺产,出身体重 2 900 g,身长 50 cm。学习成绩可,无听力视力障碍。父亲身高 165 cm;母亲身高 155 cm;妹妹 6 岁,身高生长尚可。外婆有膀胱癌,已逝。

## 二、诊疗解析

**1. 该患儿临床特点主要是什么?**

患儿目前临床特点主要是:① 矮身材:身高生长迟缓 5 年余,身高 138 cm(−3.05SD)。② 青春发育期延迟:是指女孩满 13 岁,男孩满 14 岁,仍无任何性腺发育的症状,或者性发育进程缓慢。该患儿为女孩,13 岁 1 个月,双侧乳房 B1 期,PH1 期。至今没有性发育迹象。③ 类 Turner 综合征:该患儿身材矮小,性腺发育落后，面部有痣，盾状胸，颈蹼（±），无明显肘外翻，表现类似Turner 综合征。

**2. 首要考虑做何种检查辅助诊断?**

该儿童身材矮小的原因应优先考虑内分泌病变，实验室评估应首先检测骨龄、甲状腺激素、IGF-1，IGFBP-3，GH 激发试验，肾上腺皮质激素及染色体核型分析。性发育延迟需要检测性激素，如 FSH、LH、$E_2$、AMH、INHB、子宫卵巢 B 超、*SRY*、染色体。由于该患儿体征特殊，首先考虑排除 Turner 综合征，因此，染色体核型检查尤为重要。

(1) 实验室检查。骨龄：相当于 $10^+$ 岁，延迟大于 2SD。甲状腺功能：$FT_3$ 5.71 pmol/L，$FT_4$ 9.76 pmol/L，$T_3$ 1.90 nmol/L，$T_4$ 98.17 nmol/L，TSH 3.87 mIU/L。IGF-1 350.00 mg/L，IGFBP-3 4.67 g/L。肾上腺功能：皮质醇（8:00 am）251.56 nmol/L。ACTH(8:00 am)4.86 pmol/L。GH 激发试验：GH（可乐定）0、30、60、90、120 min 分别为 0.12、0.06、5.12、10.30、4.03 μg/L，GH（精氨酸）0、30、60、90、120 min 分别为 0.08、5.76、7.09、1.60、2.40 μg/L。性激素：$E_2$ 74.00 pmol/L，睾酮 1.01 nmol/L，LH 23.37 IU/L，FSH 87.64 IU/L，PRL 348.77 mIU/L，孕酮 0.79 nmol/L，β-HGG 1.81 IU/L，SHBG 52.20 nmol/L。血清 AMH 0.07 μg/L，INHB 22.65 ng/L。

(2) 影像学检查。泌尿系统超声+肾上腺 B 超：双肾、肾上腺、输尿管及膀胱未见明显异常。乳房超声：双侧乳头下方未见明显乳腺组织回声。妇科 B 超：子宫体小，11 mm×16 mm×6 mm，双侧卵巢显示不清。心脏超声：三尖瓣轻度反流，左心室收缩功能正常。垂体 MRI 提示考虑 Rathke 囊肿可能，垂体柄居中，未见垂体瘤征象。

(3) 染色体核型分析：46，XX；染色体拷贝数异常检测：X 染色体拷贝数与正常女性对照相比无异常；多重连接探针扩增(multiplex ligation-dependent probe amplification，MLPA)：未检测到 Y 染色体。*SRY* FISH 检测：未发现 *SRY* 基因，该信号模式提示染色体核型为 46，XX。

**3. 目前该患儿初步诊断是什么？诊断依据是什么？**

初步诊断及诊断依据：① 女性高促性腺激素性性腺功能减退症：患儿为女性，13 岁 1 个月，双侧乳房 B1 期，PH1 期。辅助检查：FSH＞40 IU/L，LH＞25 IU/L。染色体核型为 46，XX，可排除 Turner 综合征。② 矮小症：患儿为女性，13 岁 1 个月，身高 138 cm＜－2SD。辅助检查：骨龄 10 岁延迟 2SD，GH 激发试验未提示 GH 缺乏；③ 青春发育期延迟：患儿为女性，13 岁 2 个月，仍无第二性征发育，双侧乳房 B1 期，PH1 期。辅助检查：乳房 B 超未见乳腺组织，子宫卵巢 B 超多次检查提示子宫偏小，左侧卵巢显示不清。

**4. 针对该患儿的临床特点，如何进行病因鉴别诊断？**

目前该患儿首先考虑女性高促性腺激素性性腺功能减退症，其病因主要考虑：① 混合型性腺发育不全：46，XY/45X；② 性腺发育不全：45，X；③ 类固醇酶缺陷；④ 遗传缺陷；⑤ 卵巢早衰；⑥ 原发性卵巢发育不全。该患儿因为染色体核型多种方法诊断为 46，XX，可排除混合性性腺发育不全以及性腺发育不全中的 Turner 综合征。主要鉴别诊断如下。

(1) 类固醇酶缺陷。① 类脂性肾上腺皮质增生症(P450c17)：表现为性腺激素降低、性幼稚、肾上腺功能不全。② 17α-羟化酶和 17，20-裂解酶缺乏症(StAR，P450scc)：表现为原发性闭经，没有青春期，第二性征缺乏，高促性腺激素性性腺功能减退，可有低血钾、低肾素性高血压。③ 芳香化酶缺乏症(P450arom)：会出现女性男性化和生殖器模糊。该患儿血压 111/73 mmHg，无男性化体征，睾酮 1.14 nmol/L，孕酮 2.17 nmol/L；ACTH(8:00 am) 7.53 pmol/L，皮质醇(8:00 am) 401.97 pmol/L；ACTH (4:00 pm) 2.15 pmol/L，皮质醇(4:00 pm) 175.05 pmol/L；电解质正常；肾上腺功能及肾上腺 B 超未见异常，故可以排除此类疾病。

(2) 遗传缺陷。① 卵泡刺激素受体缺陷：有青春发育期延迟，原发或继发性闭经、PCOS。② 半乳糖血症：卵巢功能障碍，原发性或继发性闭经，此外还有肝大、白内障、智力障碍。③ 脆性 X 综合征：20%发生卵巢早衰，有智力障碍、特殊面容、家族史；④ 多 X 综合征：核型 47,XXX，表现为小子宫、闭经，智力障碍、手足指弯曲变形。⑤ *FOXL2* 缺陷：卵巢衰竭，睑裂、上睑下垂、内眦赘皮综合征。⑥ 家族性卵巢早衰合并感音性神经性耳聋(Perrault 综合征)，除性腺发育不全外，还存在感音神经性耳聋、共济失调、小脑变性。该患儿智力正常、视力正常，无身体畸形，神经体征正常，但需要进一步完善全外显子基因检测来鉴别此类疾病。

(3) 卵巢早衰：包括自身免疫性、医源性(如放疗、化疗和手术)、病毒性、卵巢抵抗等因素。目前初步考虑该患儿原发性卵巢发育不全可能。

**5. 原发性卵巢功能不全的定义是什么？在儿童中的发病率是多少？病因有哪些？该患儿还应完善何种检查以确诊？**

原发性卵巢功能不全(primary ovian insufficiency, POI)：目前从病因学角度看，POI 强调的是“原发性”卵巢功能低下，体现了疾病的本质和卵巢功能状态；除原发性，卵巢早衰则涵盖外源性因素导致的卵巢功能“继发性”衰竭，但仅代表卵巢功能的完全丧失，未能兼顾疾病发展的不同阶段。POI 是指 40 岁以前卵巢活性丧失、染色体核型 46,XX 的一组综合征，属少见病(发病率低于 1%，其中约2.5%为青春期患者)。临床特点是月经紊乱(闭经或月经稀发)、高促性腺激素性腺功能减退、低雌激素水平。在儿科内分泌专科,POI的诊断年龄提前(儿童青春期因年龄矮小就诊者)。据估计<20岁、<30岁、<40岁的46,XX女性POI的发病率分别为0.01%、0.10%和1%。

POI的主要病因如下。

(1) 医源性:常见为卵巢切除,以及盆腔放疗、化疗等。

(2) 遗传因素:占POI病因的20%~25%,包括染色体异常和基因变异。① X染色体异常:染色体异常中X染色体异常率可高达94%,45,X及其嵌合、X染色体长臂或短臂缺失、X染色体-常染色体易位是常见的异常染色体核型。② 常染色体异常及相关致病基因:约2%的POI患者与常染色体重排相关。目前,POI致病基因、候选基因及可能相关的基因达120多种,包括生殖内分泌相关基因(*FSHR*、*CYP*17、*ESR*1等)、卵泡发生相关基因(*NOBOX*、*FIGLA*、*GDF*9等)、减数分裂和DNA损伤修复相关基因(*MCM*8、*MCM*9、*CSB*-*PGBD*3等)。

(3) 免疫因素:9%~40%的POI患者合并其他内分泌腺体或系统的自身免疫病,如自身免疫性甲状腺炎、系统性红斑狼疮、重症肌无力、甲状旁腺功能减退、糖尿病等。甲状腺疾病是最常见的原因,12%~33%的POI患者被检测出患有甲状腺疾病。第二常见的是多腺体自身免疫病,如艾迪生病(Addison病)合并内分泌系统功能障碍。

(4) 其他因素:目前发现流行性腮腺炎、水痘、巨细胞病毒性卵巢炎、盆腔结核及化脓性盆腔炎等均可引起卵巢的损害,导致POI。

此外,患儿还应完善自身免疫功能检测及POI致病基因检测。检查结果:甲状腺功能及抗体(—),糖化血红蛋白5.30%,胰岛素 193.30 pmol/L(↑),糖尿病抗体：IAA、GAD、ICA(－),细胞免疫：CD19$^{+}$ 29.70%(14.35%～22.65%)(↑),余未见异常；体液免疫正常；自身抗体正常；补体正常。全外显子基因检测结果提示存在 *MCM8* 基因复合杂合突变,分别来源于父母。

**6. 卵泡的发育和调控机制是什么?**

卵泡发育从始基卵泡开始,经过初级卵泡、刺激卵泡、窦卵泡等一系列发育和筛选过程,最终发育为成熟卵泡,排卵。卵泡发育由多因子共同参与调节控制。FSH 作用于早卵泡期,诱导卵泡发育,促进雌激素分泌,刺激卵泡细胞增殖。LH 作用于成熟的卵胞,引起排卵并生成黄体。AMH 由窦前泡(初级和次级卵泡)的颗粒细胞和少量窦卵泡的颗粒细胞产生,是判断卵巢储备能力的有效指标。INHB 由颗粒细胞所分泌,能反馈抑制垂体合成 FSH,并抑制 GnRH 对其受体的升调节作用。当 INHB 和雌激素水平下降时,负反馈导致 FSH 升高。该患者 FSH＞70 IU/L,AMH 0.07 μg/L,INHB 22.65 ng/L,提示卵泡发育障碍,卵巢功能衰竭可能。

**7. 青春期 POI 应如何进行激素替代治疗?**

(1) 治疗方案：因大剂量雌激素可加速骨骼成熟而影响身高,应在结合患者意愿的情况下,青春期 POI 建议从 12～13 岁开始激素替代治疗。乳房 Tanner Ⅲ期前(B 超显示子宫内膜厚度达 3 mm)单用雌激素治疗。从小剂量开始补充雌激素,起始剂量可为成人剂量的 1/8～1/4,根据骨龄和身高的变化在 2～4 年内逐渐增加雌激素剂量；阴道出血者,应开始雌孕激素序贯治疗。

(2) 药物治疗：推荐使用天然雌激素(17-β雌二醇、戊酸雌二醇、结合雌激素等)口服或透皮吸收均可以,起始剂量 17-β雌二醇 0.25 mg 每日 1 次口服,每隔 6 个月增加 0.25 mg,直到成人剂量 2 mg/d；或者采用经皮给药模式,初始剂量 3.1～6.2 μg/d,每隔

6 个月增加 3.1～6.2 μg/d，直到成人剂量 100 μg/d，一般需要 2 年时间达到成人剂量。当雌激素剂量增加到接近成人水平或出现第一次突破性出血时，加用孕激素替代治疗，建立正常的月经周期。方法为每月服用雌激素 21 d，在第 12 d 或 2 周末联用孕激素，联用 8～10 d 同时停药，以产生撤退性出血。最好选用天然或接近天然的孕激素，如甲地孕酮、地屈孕酮或微粒化黄体酮。醋酸甲羟孕酮 5～10 mg/d，或者微粒化孕酮 100～200 μg/d，或者地屈孕酮 10～20 mg/d。治疗过程中注意监控雌激素治疗的相关不良反应，包括肝功能异常、血栓形成及高血压等。经皮激素治疗的优点是避免肝脏首过效应，减少胰岛素抵抗。常用雌激素贴片 0.05～0.07 μg/kg，每周 2 次，6～9 个月后加量，至成年剂量 50～200 μg/d，贴于腹部、背部、手臂等。

**8. 该患儿需如何进行随访?**

雌激素治疗期间需对患儿第二性征发育情况、性腺激素水平、子宫卵巢 B 超尤其是子宫内膜厚度，以及骨龄进行随访。此外，青春期 POI 患儿还应注意对骨骼健康的影响，注意监测骨密度。对于成年后的生育问题，可采用辅助生殖技术治疗。

患儿采用戊酸雌二醇(补佳乐)治疗近 2 年后，15 岁时身高由−3.05SD 改善至−2.02SD，双侧乳房 B3 期，PH2 期。骨龄 12 岁，骨密度−2.3SD。子宫、卵巢 B 超显示：子宫 24 mm×38 mm×19 mm，双卵巢显示不清。LH 13.7 IU/L，FSH 103 IU/L，$E_2$ 215 pmol/L。第二性征维持较佳，雌激素治疗后身高增长得到改善，月经已来潮。

## 参考文献

1. Kawamura K, Kawamura N, Hsueh A J. Activation of dormant follicles:

a new treatment for premature ovarian failure? [J]. Curr Opin Obstet Gynecol, 2016, 28(3): 217 - 222.
2. Laven J S. Primary ovarian insufficiency[J]. Semin Reprod Med, 2016, 34(4): 230 - 234.
3. Sullivan S D, Sarrel P M, Nelson L M. Hormone replacement therapy in young women with primary ovarian insufficiency and early menopause[J]. Fertil Steril, 2016, 106(7): 1588 - 1599.
4. Kalantaridou S N, Nelson L M. Premature ovarian failure is not premature menopause[J]. Ann N Y Acad Sci, 2000(900): 393 - 402.
5. Laissue P. Aetiological coding sequence variants in non-syndromic premature ovarian failure: from genetic linkage analysis to next generation sequencing[J]. Mol Cell Endocrinol, 2015(411): 243 - 257.

（上海交通大学附属儿童医院　王斐，李嫔）

# 病例 20

# 阴茎增大 1 年半，出现阴毛 3 个月——高睾酮血症

## 一、病史

【现病史】患儿，男，3 岁 10 个月，因“发现阴茎增大 1 年半，出现阴毛 3 个月”入院。患儿于入院前 1 年半家长发现其阴茎增大、增粗，伴生长加速，近 1 年半身高增长 21 cm，入院前 3 个月发现阴毛；无变声，无面部痤疮，无遗精，无胡须，无头痛、呕吐，无多饮、多尿，无视力障碍，无腹泻、腹痛。2014 年 8 月至 10 月先后在当地医院检查：LH 0.1 IU/L，FSH 0.22 IU/L，$E_2$ 5.0 ng/L，睾酮 13.06 nmol/L，孕酮 0.04 μg/L，甲胎蛋白 2.21 μg/L，HCG<0.2 IU/L，DHEAS 1.5 μg/L，17α-OHP 1.03 μg/L，雄烯二酮 0.3 μg/L，皮质醇(8:00 am) 310.50 nmol/L，ACTH(8:00 am) 22.11 ng/L。双肾上腺 CT 平扫提示未见明显异常；垂体 MRI 未见明显异常。2016 年 3 月 1 日骨龄摄片相当于 7～8 岁，病因不明。

【体格检查】身高 112 cm(大于第 75 百分位数)，体重 22.35 kg。患儿身材匀称，无特殊容貌，无牛奶咖啡斑；神清，反应可；心音有力，律齐；双肺呼吸音清，无啰音；腹平软，四肢活动可，神经系统无阳性体征。双侧乳房 B1 期，PH2 期，腋毛(—)，胡须(—)，面部痤疮(—)，喉结(—)，童声未变声。双侧阴囊不对称，右侧阴囊内可触及囊性包块，阴囊底部可触及睾丸，容积约 6 mL；左侧睾丸容积6 mL，阴茎长约 7.5 cm，直径 2.8 cm。

【个人史】G4P2，足月剖宫产，出生体重 4 000 g，无抢救史。生后母乳喂养，饮食正常。生长发育史及疫苗接种均正常。患儿平素身体健康，无特殊疾病。父亲 37 岁，健康状况良好，性发育史不详，身高 168 cm；母亲 32 岁，健康状况良好，孕期无特殊病史，性发育史不详，身高 156 cm；姐姐：9.5 岁，身高128 cm（第 3～10 百分位数）；爷爷身高 150 cm。否认家族遗传性或先天性病史。

## 二、诊疗解析

**1. 该患儿 3 岁 10 个月，性发育提前，骨龄超前，血清睾酮明显升高，考虑什么疾病？**

小结患儿病史：患儿为男性，3 岁 10 个月，发现阴茎增大 1 年半，出现阴毛 3 个月入院。近 1 年半身高增长 21 cm，骨龄明显超前，既往史及个人史无殊，否认遗传病史及家族史。查体：身高 112 cm（大于第 75 百分位数），双侧睾丸容积约 6 mL，阴茎长约 7.5 cm，直径 2.8 cm，PH2 期。实验室血液检查睾酮明显升高，余未见明显异常。影像学检查显示骨龄明显提前。

首先考虑的是性早熟。性早熟是指男童在 9 岁前、女童在 8 岁前呈现第二性征。按发病机制和临床表现分为中枢性（促性腺激素释放激素依赖性）性早熟和外周性（非促性腺激素释放激素依赖性）性早熟，以往分别称真性性早熟和假性性早熟。中枢性性早熟具有与正常青春发育类同的下丘脑—垂体—性腺轴发动、成熟的程序性过程，直至生殖系统成熟；即由下丘脑提前分泌和释放 GnRH，激活垂体分泌促性腺激素使性腺发育并分泌性激素，从而使内、外生殖器发育和第二性征呈现。外周性性早熟是源于各种原因引起的体内性类固醇激素升高至青春期水平，故只有第二性征的早现，不具有完整的性发育程序性过程。

**2. 性早熟需要做哪些实验室检查来明确病因？**

首先，进行 GnRH 激发试验：LH 峰值<5 IU/L，LH 峰值/FSH 峰值<0.6，不支持中枢性性早熟。结合患儿症状及体征以及实验室检查结果，目前诊断外周性性早熟明确。外周性性早熟的常见病因包括肾上腺病变（如肾上腺肿瘤、先天性肾上腺皮质增生症等）、睾丸的肿瘤、分泌 HCG 的肿瘤、McCune-Albright 综合征、高睾酮血症等。进一步行 ACTH、皮质醇、17α-OHP、孕酮等检查，未见明显异常，双肾上腺 B 超和 CT 平扫提示未见明显异常。排除肾上腺疾病，睾丸 B 超或者 MRI 未见瘤块，甲胎蛋白、HCG 正常，暂时不考虑睾丸及分泌 HCG 的肿瘤，可以进一步行 PET/CT 明确是否存在肿瘤。患儿无牛奶咖啡斑，四肢 X 线片示无骨质破坏，暂不考虑 McCune-Albright 综合征。至此，结合患儿睾酮水平明显升高、LH 水平正常，是否因 LH 受体病变引起？是否为家族性高睾酮血症？需进一步行基因检测。基因检测结果确定为 *LHCGR* 基因，致病基因来自母亲。至此，患儿确诊为家族性男性性早熟。

**3. 什么是家族性男性性早熟？**

家族性男性性早熟是外周性性早熟的一种罕见病，不依赖于下丘脑—垂体—性腺轴激活，出现男孩性激素水平升高（睾酮增高显著）、第二性征发育、精子的生成。临床表现为体格快速生长、性发育和骨骼成熟，在最初 0～4 岁中进展快速，常伴有攻击行为，阴茎增长明显而睾丸容积却与性发育水平不相称。主要是由于 *LHCGR* 基因突变所导致，*LHCGR* 基因位于 2 号 p21，突变位点很多，常见的位点有 c.1730C>T、c.1703c>T、c.830G>T 突变等。突变后可产生类似受体与配体结合引起受体的构象改变，从而引起编码产物结构改变，导致 LH/CG 受体持续激活，引起睾丸间质细胞成熟和增生。睾丸间质细胞自律性激活分泌性激素，睾酮水平明显升高，精原细胞能在无 FSH 刺激下生精，出现不同阶段生殖细胞。因此，睾丸也会增大。该基因遗传方式复杂，具有遗传异质性，并在男性和女性有不同的临床表现。

**4. 高睾酮血症的治疗措施有哪些？**

对于该类疾病没有特效药治疗，仅为针对性治疗以抑制过早的性发育和骨龄快速生长，改善患儿的心理和生理健康，帮助患儿减少身高损失。常用药物如下。

（1）螺内酯：可以专一性地破坏睾丸内和肾上腺皮质内的 CYP450 酶，从而减少睾酮的生成。螺内酯还可以促进芳香酶的活性，从而促进睾酮向雌激素转化。另外，在肝脏内，CYP450 酶反而可能被螺内酯激活，从而促进睾酮的代谢清除。长期来说，螺内酯是通过多种途径来拮抗雄激素的效应并减少睾酮的浓度。螺内酯可以促进睾酮向雌激素转化，短期单独应用螺内酯，可以增加雌激素水平。但考虑到螺内酯长期应用会减少睾酮的产生，随之由睾酮转化生成的雌激素也会减少。因此，有人认为，螺内酯的抗雄激素和女性化效应主要源于改变了雄激素和雌激素的比例，而不在于增加雌激素的绝对量。它还可以抑制 5α-还原酶活性。长时间单独使用螺内酯可能导致睾酮生成减少，但不会使睾丸发生不可恢复性退化。

（2）氟他胺：为非类固醇类抗雄激素药物。除抗雄激素作用外，本品无任何激素的作用。其代谢产物小羟基氟他胺是其主要活性形式，能在靶组织内与雄激素受体结合，阻断双氢睾酮（雄激素的活性形式）与雄激素受体结合，抑制靶组织摄取睾丸素，从而起到抗雄激素作用。但此作用可反馈性地引起 FSH 和 LH 释放增加，使睾酮的血浆浓度上升，因此效果欠佳。

（3）他莫昔芬：为合成的抗雌激素药物。结构类似雌激素，能与雌二醇（$E_2$）竞争雌激素受体，与雌激素受体形成稳定的复合物，利用该机制延缓骨龄的增长。

## 参 考 文 献

1. Leschek E W, Flor A C, Bryant J C, et al. Effect of antiandrogen, aromatase inhibitor, and gonadotropin-releasing hormone analog on adult height in familial male precocious puberty[J]. J Pediatr, 2017(190): 229 - 235.
2. Kor Y. Central precocious puberty in a case of late-diagnosed familial testotoxicosis and long-term treatment monitoring [J]. Hormones (Athens), 2018, 17(2): 275 - 278.
3. Daussac A, Barat P, Servant N, et al. Testotoxicosis without testicular mass: revealed by peripheral precocious puberty and confirmed by somatic LHCGR gene mutation[J]. Endocr Res, 2020, 45(1): 32 - 40.
4. Juel Mortensen L, Blomberg Jensen M, Christiansen P, et al. Germ cell neoplasia in situ and preserved fertility despite suppressed gonadotropins in a patient with testotoxicosis[J]. J Clin Endocrinol Metab, 2017, 102(12): 4411 - 4416.
5. Özcabı B, Tahmiscioğlu Bucak F, Ceylaner S, et al. Testotoxicosis: report of two cases, one with a novel mutation in *LHCGR* Gene[J]. J Clin Res Pediatr Endocrinol, 2015, 7(3): 242 - 248.

(上海交通大学附属儿童医院　张颖,李嫔)

# 病例 21

# 发现双侧睾丸增大 3 月余
# ——下丘脑错构瘤

## 一、病史

【现病史】患儿，男，2 岁 6 个月。因“发现双侧睾丸增大 3 月余”入院。患儿入院前 3 月余无明显诱因下出现双侧睾丸增大，且有生长加速，平均每月身高增加近 1.5 cm，无面部痤疮，无遗精，无胡须，无抽搐、痴笑，无头痛、呕吐，无多饮、多尿，无视力障碍，无腹泻、腹痛，大便规律，小便量可，无明显夜尿增多。

【体格检查】体温 36.2 ℃，脉搏 112 次 /min，身高 101 cm (2.0SD)，体重 17.5 kg，血压 90 /58 mmHg，BMI 17 kg /$m^2$。患儿身材匀称，无特殊容貌；神清，反应可；心音有力，律齐；双肺呼吸音粗，无啰音；腹平软，肝、脾未及肿大；四肢活动可，神经系统无阳性体征。双侧乳房 B1 期，乳晕无色素沉着，腋毛(—)，胡须(—)，面部痤疮(—)，喉结(—)，变声(—)，双侧睾丸容积12 mL，阴茎长约 5 cm，PH1 期。

【个人史】患儿系 G1P1，足月，剖宫产，出生体重 3 150 g，无窒息抢救史。无喂养困难，无癫痫发作，无新生儿黄疸延迟消退，无乳糖不耐受，无牛奶、鸡蛋等食物及药物过敏史。13 个月会独自走路，15 个月会说话。精神、运动发育与同龄儿童相仿，学习成绩可，没有精神、行为问题。父亲身高 173 cm，母亲身高 160 cm。无家族遗传性或先天性疾病史。

## 二、诊疗解析

**1. 男性性发育过程是什么？该患儿属于性早熟吗？**

性发育是一个连续的过程，且具有一定规律。睾丸容积≥4 mL(睾丸容积=长×宽×厚×0.71)或睾丸长径>2.5 cm，提示男性青春期发育。男孩性发育首先表现为睾丸容积增大，继而阴茎增长、增粗，阴毛、腋毛生长及声音低沉、胡须，出现遗精。性发育速度存在明显个体差异，男孩生长加速在变声前1年，一般性发育过程可持续3～4年。男性性早熟是指男孩在9岁前出现第二性征发育。

**2. 男性性早熟的特征主要有哪些？**

根据下丘脑—垂体—性腺轴是否启动，将男性性早熟分为中枢性性早熟和外周性性早熟。

中枢性性早熟特征包括：9岁前出现睾丸容积≥4 mL，进一步阴茎增大、阴毛出现、遗精出现标志着性发育发展到后期；同时伴有身高线性生长加速，年生长速率高于正常儿童；骨龄超前，超过实际年龄1岁或1岁以上；血清促性腺激素及性激素达青春期水平。

外周性性早熟主要特征为性发育过程不按正常青春发育进程出现，可有睾丸增大，阴茎增大、增粗，阴囊色素沉着，早期身高增长加速，骨龄提前显著。血液化验以睾酮水平升高为主，促性腺激素不高。长期未经诊断治疗者可转变为中枢性性早熟。

**3. 哪些检查是必须要考虑的？**

男性性早熟多有潜在病因，并以颅内肿瘤所致的中枢性性早熟最为多见；其次为先天性肾上腺皮质增生症所致的外周性性早熟；另外，还有家族性高睾酮血症、睾丸肿瘤、肾上腺肿瘤等。因此，对男性性早熟患儿需要综合分析临床特征，并完善促性腺激素、甲状腺激素、肾上腺皮质激素、肿瘤标志物，以及相应影像学检查，如头颅 MRI 或 CT 检查，睾丸、肾上腺 B 超，必要时做 MRI 或 CT 检查。

（1）实验室检查。血、尿常规：无异常。血生化：直接胆红素 1.40 μmol/L，总胆红素 9.18 μmol/L，谷丙转氨酶 12 IU/L，谷草转氨酶 27 IU/L，γ-谷氨酰转移酶 14 IU/L，碱性磷酸酶 397 IU/L(↑)，三酰甘油 1.73(↑)，总胆固醇 4.05 mmol/L，高密度脂蛋白胆固醇 0.68 mmol/L(↓)，低密度脂蛋白胆固醇 2.83 mmol/L，尿素氮 4.7 mmol/L，肌酐 30 μmol/L，葡萄糖 4.97 mmol/L，总蛋白 69.49 g/L，白蛋白 46.37 g/L，球蛋白 23 g/L，白球比例 2.0，钠 141 mmol/L，钾 5.0 mmol/L，氯 108 mmol/L(↑)，钙 2.56 mmol/L，磷 2.06 mmol/L；性激素：$E_2$＜73 pmol/L，睾酮 8.48 nmol/L，LH 2.94 IU/L，FSH 1.64 IU/L，PRL 261 mIU/L，孕酮 0.68 nmol/L，雄烯二酮＜0.30 μg/L(↓)，DHEAS 0.40 μmol/L；GnRH 激发试验：LH 0、30、60、90 min分别为 2.94、16.19、15.57、12.33 IU/L，FSH 0、30、60、90 min分别为 1.64、3.08、3.97、3.92 IU/L；甲状腺功能：$FT_3$ 6.64 pmol/L，$FT_4$ 12.78 pmol/L，$T_3$ 2.61 nmol/L，$T_4$ 150.99 nmol/L，TSH 2.55 mIU/L；肿瘤标志物：甲胎蛋白 3.23 μg/L，癌胚抗原0.77 μg/L，糖类抗原 125 12.30 IU/mL，糖类抗原 15-3 6.80 IU/mL，糖类抗原 19-9 16.00 U/mL，β-HCG 0.31 IU/L。肾上腺：皮质醇(8:00 am)205.47 nmol/L，促肾上腺皮质激素(8:00 am) 4.91 pmol/L；皮质醇(4:00 pm) 169.23 nmol/L，促肾上腺皮质激素(4:00 pm) 4.19 pmol/L。筛查检验报告：17α-OHP 4.28 nmol/L。

（2）影像学检查。B 超：肾上腺区未见异常，甲状腺未见异常;双侧睾丸较同龄儿增大。骨龄：超过5岁。下丘脑及垂体MRI(增强)：灰结节错构瘤,垂体未见明显异常。

检查结果提示：下丘脑错构瘤伴男性中枢性性早熟。

**4. 什么是下丘脑错构瘤？影像学特征有哪些？**

下丘脑错构瘤是一种较少的先天性疾病,并非真正的肿瘤,而是一种先天性脑发育的异常。根据WHO 2007年对中枢神经系统肿瘤的组织分类,下丘脑错构瘤归于类肿瘤病变。有学者认为它是起源于灰结节和乳头体区域的异位神经元,并伴有大量星形细胞,另外还包括神经元纤维和神经纤维束,信号类似灰质。也有文献认为它起源于乳头体或灰结节,是于妊娠35～40 d形成下丘脑终板时错位所致,归属为中线神经管闭合不全综合征。发病多在儿童早期,引起性早熟往往在出生后的3年内出现。男女比例约为2∶1。

MRI被认为是目前下丘脑错构瘤的首选和最佳影像学检查方法。典型的下丘脑神经元错构瘤在MRI上表现为灰结节和乳头体区大小不等的圆形或椭圆形肿物,病变有蒂或无蒂,位于垂体柄后方、视交叉与中脑间,边界清晰,向下可突入脚间池,甚至桥前池,向上可突入第三脑室底呈圆形或椭圆形隆起。肿瘤内部MRI信号通常均匀,$T_1$WI矢状位及冠状位薄层扫描可准确显示肿块形态、位置、信号特点以及与周围结构的关系。$T_1$WI上与脑皮质相似,为等信号,部分病例稍低于脑皮质,少数可为稍高信号;$T_2$WI上呈等长或长$T_2$信号改变,注射增强剂后无强化为特征性表现,不强化的原因是肿瘤由异位的正常灰质和白质构成,无血-脑屏障破坏,无新生血管形成。本例患儿下丘脑增强MRI显示灰结节区见团块状异常信号,向鞍上池突入,大小约13.2 mm×19.2 mm×16.8 mm,与脑实质呈等信号,增强后未见明显异常强化。

**5. 下丘脑错构瘤的主要临床表现及相关分型有哪些?**

尽管有一些错构瘤是无症状的,可偶尔在尸体解剖中发现,但大多数可伴有明显的临床表现。常见的症状为中枢性同性性早熟。在婴幼儿性早熟中,下丘脑错构瘤是最常见的病因。男性患儿表现为外生殖器增大、阴毛出现、皮肤痤疮、声音变粗、肌肉发达等;女性患儿表现为乳房发育、乳晕颜色变深、阴毛出现、月经初潮等,后期会因骨骺早闭而出现身材矮小。这些患者的错构瘤往往直径<1.5 cm。性早熟患儿的黄体生成素、促卵泡生成激素及雌雄激素水平明显提高,可达到成人水平。下丘脑错构瘤另一类临床表现为痴笑发作,表现较为独特,但发生率不高。这类综合征起自婴儿时期,为痴笑性癫痫,发作性傻笑,这些儿童会表现为渐进性的智力退化,且抽搐逐渐加重,要加以控制比较困难。伴有抽搐综合征的下丘脑错构瘤往往直径>1.5 cm。此外,还可表现为认知能力下降、精神和行为异常等。

根据下丘脑错构瘤的生长方式和部位有多种分型的方法。与临床表现相关的分型如下。

(1) 下丘脑旁型:病变主要位于下丘脑底部,附着于乳头体和(或)垂体柄的后方,其上缘未累及第三脑室底。主体可进入脚间池.下缘甚至可达桥前池。此型主要症状为青春期前性早熟,很少伴有痴笑性癫痫及其他形式癫痫的发作。

(2) 下丘脑内型:病变广泛累及第三脑室壁,沿垂体柄水平向上生长可使第三脑室底部抬高,向下侵犯突入脚间池。此型均伴有神经系统症状,包括痴笑性癫痫及其他形式癫痫、智能减退、精神和行为异常,青春期前性早熟少见。

**6. 下丘脑错构瘤并发的中枢性性早熟与特发性中枢性性早熟的主要区别有哪些?**

丘脑错构瘤并发的中枢性性早熟与特发性中枢性性早熟的主

要区别详见表 1-3-2。

**表 1-3-2　丘脑错构瘤并发的与特发性中枢性性早熟**

| 项　　目 | 下丘脑错构瘤并发的中枢性性早熟 | 特发性中枢性性早熟 |
|---|---|---|
| 性别 | 男孩多见 | 女孩为主,男孩少见 |
| 起病年龄 | 较早,部分从出生时开始 | 较晚,接近诊断切点年龄 |
| 第二性征发育 | 发展快 | 进展慢 |
| 性激素水平 | 波动大或个体之间差异大 | 在青春期正常范围内 |
| HPG 轴 | 负反馈调控可能不完整 | 正常但启动提前 |
| 生殖能力 | 男孩可能有,但女孩可能缺乏 | 一般随发育而提前拥有 |
| 伴随症状 | 痴笑、癫痫、智力低下、行为异常 | 无 |
| 中枢 MRI | 有下丘脑错构瘤的表现 | 无特殊异常 |

**7. 下丘脑错构瘤是如何引起中枢性性早熟的?**

颅内的错构瘤大部分居于下丘脑,甚少出现于其他部位。下丘脑错构瘤诱发的 GnRH 依赖性性早熟是一种继发性性早熟,其引起中枢性性早熟的机制可能有如下。

(1) 病理及免疫荧光分析得以证实,异位的 GnRH 神经元存在于下丘脑错构瘤中。有研究对青春期前性早熟临床症状的患者行手术治疗,术后病理免疫组织化学检测发现 GnRH 抗体出现不同水平的阳性反应,说明这些细胞具备分泌 GnRH 的潜在能力,成为独立而不受中枢调控的神经内分泌单元。肿瘤组织脉冲式分泌 GnRH,提前启动垂体—性腺轴。

(2) 下丘脑错构瘤内的神经元与灰结节通过轴突进行衔接,并能够释放 GnRH 进入到垂体门脉系统而刺激垂体促性腺激素的分泌,导致性早熟。

(3) 肿瘤压迫下丘脑组织,解除下丘脑对垂体—性腺轴的抑制作用,导致垂体分泌黄体生成素和促卵泡生成激素增多,而肿瘤本身并不分泌 GnRH。

(4) 有研究发现在痴笑性癫痫临床发作时,实验室检查发现生长激素(GH)、雌二醇($E_2$)和促性腺激素血清浓度瞬间增高,远远大于正常值。

**8. 下丘脑错构瘤的诊断和鉴别诊断主要有哪些?**

大多数患者除错构瘤外无其他的异常发育。Pallister Hall 综合征除下丘脑错构瘤以外,可伴有多指(趾)、会厌裂、喉裂和肛门先天闭锁等异常。该综合征是一种常染色体显性遗传性疾病,其病因是位于 7 号常染色体的 p13 位点 *Gli*3 基因发生突变。

儿童早期出现性早熟、痴笑性癫痫,或伴有其他类型癫痫或行为异常等,尤其是痴笑样癫痫的发作应及早行 MRI 检查确诊。MRI 可定位定性诊断,为术前制订手术计划、评估术中风险及判断预后提供极其有力的依据。其多方位成像可显示病变的特性、大小、边界、病变与周边组织结构关系等,尤其 MRI 冠状位和矢状位扫描能清晰展现下丘脑错构瘤的形态、其与邻近垂体柄和乳头体的位置关系及侵犯程度。下丘脑错构瘤应与视交叉视束胶质瘤、鞍区脑膜瘤、低级别下丘脑星形细胞瘤、颅咽管瘤、鞍上生殖细胞瘤相鉴别。

下丘脑错构瘤依据其特殊的部位、MRI 对平扫和增强扫描的特殊表现,同时结合特殊临床表现能做出正确判断。

**9. 下丘脑错构瘤如何治疗?**

错构瘤并非真性肿瘤,是指机体某些器官的正常组织发育过程中出现了错误的排列、组合,出现类似肿瘤样的畸形。随机体的生长发育而缓慢增长,达一定程度后可停止,极少会发生恶变。无症状下丘脑错构瘤可以观察。

(1) 药物治疗:继发于下丘脑错构瘤的单纯性早熟首选药物治疗,可以长期应用 GnRHa。治疗目的是抑制性早熟症状和防止骨骺早闭而导致身材矮小。GnRHa 可抑制 LH 及 FSH 的分泌，进而反馈抑制下丘脑—垂体—性腺轴，但需要治疗到青春期之前，费用昂贵。药物治疗可使临床症状得到改善，但是否可改变肿物本身大小目前报道结果不一，多数认为无作用。

(2) 手术治疗：对于癫痫发作频繁、已有严重认知障碍及行为异常、错构瘤体积较大的患者应首选手术治疗。痴笑性癫痫发作与脑电图的异常呈现同步变化，包括继发性癫痫症状的单纯药物治疗均难以有效控制。手术切除效果良好，可使癫痫发作的临床症状得到改善、异常脑电图亦同时逐渐减少。去除原发病灶的持续影响，能有效消除及减少继发癫痫灶演化成为独立病灶的可能。

(3) 立体定向放射外科治疗：为下丘脑错构瘤提供了新的治疗途径，伽玛刀治疗优势在于并发症少、幼儿亦可安全接受治疗、费用相对较低。对于体积较小、术后残留的患者，伽玛刀可作为首选，而其他手术禁忌或不愿手术治疗的患者也可考虑行伽玛刀治疗。

另外，植入放射性$^{125}$I 粒子进行内放射治疗、植入迷走神经刺激器等治疗目前临床亦有开展，但远期效果尚未得到证实。

本例下丘脑错构瘤合并男性中枢性性早熟的病例具有典型的临床特点，如睾丸增大、阴茎发育、生长加速(2.0SD)，骨龄超前约2.5 岁，性激素、促性腺激素以及 GnRH 兴奋试验 FSH 和 LH 反应类似成人水平等。下丘脑增强 MRI 显示灰结节区见团块状异常信号，向鞍上池突入，大小约13.2 mm×19.2 mm×16.8 mm，与脑实质呈等信号，增强后未见明显异常强化。该患儿经醋酸曲普瑞林(达菲林)治疗 1 年后中枢性性早熟得到控制，但出现痴笑样癫痫，经神经外科会诊后在全麻下行右侧翼点入路右侧前颞叶切除+下丘脑错构瘤全切术，病理显示为灰结节错构瘤。术后患者出现全垂体功能减退，一直口服优甲乐、醋酸氢化可的松、弥凝替代治疗。

## 参 考 文 献


1. Zhang H, Li Y, Liu B, et al. Hypothalamic hamartoma, gray matter heterotopia, and polymicrogyria in a boy: case report and literature review [J]. World Neurosurg, 2020(142): 396－400.
2. Harrison V S, Oatman O, Kerrigan J F. Hypothalamic hamartoma with epilepsy: review of endocrine comorbidity[J]. Epilepsia. 2017, 58 (Suppl 2): 50－59.
3. Bartolini E, Stagi S, Scalini P, et al. Central precocious puberty due to hypothalamic hamartoma in neurofibromatosis type 1 [J]. Hormones (Athens), 2016, 15(1): 144－6.
4. Ramos C O, Latronico A C, Cukier P, et al. Long-term outcomes of patients with central precocious puberty due to hypothalamic hamartoma after GnRHa treatment: anthropometric, metabolic, and reproductive aspects[J]. Neuroendocrinology, 2018, 106(3): 203－210.
5. Yoon D Y, Kim J H. An 11-month-old girl with central precocious puberty caused by hypothalamic hamartoma[J]. Ann Pediatr Endocrinol Metab, 2016, 21(4): 235－239.


（上海交通大学附属儿童医院　蒋明玉，李嫔）

# 第二章

# 甲状腺及肾上腺疾病

# 第一节　甲状腺疾病

## 病例 22

## 生长缓慢伴体重明显增加 1 年余，发现垂体瘤 1 天——甲状腺功能减退症

### 一、病史

【现病史】患儿，男，12 岁 3 月。因“生长缓慢伴体重明显增加 1 年余”入院。患儿 1 年前出现生长速度减慢，近 1.5 年身高增长约 2.0 cm，近 1 年余食欲明显增加，体重增加约 15.0 kg。头颅 MRI 检查发现垂体瘤。童声未变。平素无头痛、呕吐，无多饮、多尿，无视力障碍，无腹泻、腹痛，无意识丧失，无肢体运动障碍，二便正常。

【体格检查】体温 37.0 ℃，脉搏 90 次 /min，血压 112/65 mmHg，身高 143.8 cm（−2.0～−1.0SD），体重 53 kg，BMI 25.63 kg/m²。患儿肥胖体形，颈部黑棘皮(＋)，无黏液性水肿面容，表情正常，反应可，心肺听诊未及明显异常，腹部脂肪厚；胡须(—)，面部痤疮(—)，喉结(—)，腋毛(—)，双侧睾丸容积 5 mL，阴毛 PH2 期。四肢肌力、肌张力正常，神经系统无阳性体征。

【个人史】患儿系 G1P1，足月顺产，出生体重 3 100 g。否认生后缺氧抢救史，Apgar 评分不详。生后混合喂养，按时添加辅食。精神、运动发育同正常同龄小儿，无精神、行为问题。父亲身高

172 cm，母亲身高 169 cm。家族中无类似遗传疾病史。

## 二、诊疗解析

**1. 生长速率如何正确评价？下降至什么程度为异常？是否需要进一步明确病因？**

生长速率是指身高的年增长量，计算身高增长率的身高值测定需间隔 6～12 个月。自新生儿至成年可分为 3 个不同的生长阶段：新生儿及婴儿期为第 1 个生长速率高峰期；3 岁后至青春期前，生长速率基本稳定，略呈缓慢下降趋势；青春期生长速率迅速增加，为第 2 个生长速率高峰期。虽然不同阶段生长速率不同，但要维持个体遵循其原有的百分位数线生长，每年的生长速率不应较上一年下降 25% 以上。在临床上，若生长速率＜4.0 cm/年，应进一步检查明确病因。该患儿近 1.5 年身高增长约 2.0 cm，故需进一步明确病因。

**2. 该病例哪些化验检查是必须首要考虑的？**

回顾病史，该患儿病情有以下特点：① 生长速率明显下降，近 1.5 年身高增长约 2.0 cm。② 体重明显增加，BMI 大于同性别年龄儿第 95 百分位数，达到肥胖诊断标准。③ 有第二性征发育，精神、运动发育大致同正常同龄小儿。因此，该儿童身材偏矮，体重明显增加的原因应首要考虑内分泌疾病，实验室评估应首先检测血尿常规、甲状腺激素、IGF-1、IGFBP-3、肝肾功能、性激素、血脂、OGTT、GH 激发试验等，同时应完善骨龄、儿童肥胖超声、垂体 MRI 等检查。

（1）实验室检查。血尿常规：无异常。生化指标：总胆红素 18.7 μmol/L，谷丙转氨酶 64 IU/L，谷草转氨酶 62 IU/L，γ-谷氨酰转移酶 22 IU/L，碱性磷酸酶 78 IU/L，尿素氮 5.0 mmol/L，肌酐 89.4 μmol/L，钠 144 mmol/L，钾 4.1 mmol/L，氯

106.0 mmol/L，β-HCG<2.0 IU/L，甲胎蛋白 2.52 μg/L，$E_2$ 156 pmol/L，FSH 1.79 IU/L，LH 0.17 IU/L，PRL 268.06 mIU/L，睾酮 0.7 mmol/L，IGF-1 82.8 μg/L(↓)；甲状腺功能：$FT_3$ 1.92 pmol/L(↓)，$FT_4$ 0(↓)，TSH 332.39 mIU/L(↑)，TPOAb>500 IU/mL，TGAb>500 IU/mL(↑)。

(2) 影像学检查。骨龄：相当于 11 岁。甲状腺超声：右侧叶 16 mm×8 mm，左侧叶 15 mm×11 mm，峡部 1.5 mm，双侧甲状腺包膜完整，内部回声不均匀，血流信号均一，双侧颈部未见明显异常肿大淋巴结，双侧甲状旁腺区域未见明显肿块。垂体 MRI 检查：鞍内神经垂体和腺垂体界限清楚，垂体增高，腺垂体增大，垂体柄居中，可疑结节状增粗，提示垂体瘤可能，垂体柄可疑结节状增粗。儿童肥胖超声未见明显异常。

**3. 甲状腺功能减退是患儿生长缓慢的原因吗？如何解释患儿的甲状腺功能检查结果？**

该患儿已进入青春期，其生长与 GH、甲状腺激素、营养和胰岛素作用有关，性激素在青春期发挥重要的促生长效应。女孩的生长突增发生在青春期早期。男孩在青春期末期经历生长突增，并且速度比女孩更快。甲状腺激素本身在维持正常的细胞增殖中起非常重要的作用，具有促进骨骼、脑和生殖器官生长发育的作用。另外，甲状腺激素可以通过与 *GH* 基因启动子中的甲状腺激素反应元件结合，影响 *GH* 基因转录。本患儿 $T_3$、$T_4$ 水平治疗前显著低下，TSH 显著升高，甲状腺 B 超示内部回声不均匀，提示双侧甲状腺弥漫性病变。故考虑甲状腺激素水平低下导致患儿生长速率减慢。

**4. 该病例甲状腺功能减退，影像学检查提示腺垂体增大、垂体柄可疑结节状增粗，垂体瘤可能，结合甲状腺功能如何区分为原发性还是继发性改变？**

部分垂体腺瘤可分泌 TSH，甲状腺功能检测时 TSH 水平高，但临床常表现为甲状腺功能亢进而不是甲状腺功能减退。垂体放射性损伤或外伤均可导致继发性甲状腺功能减退症，患者甲状腺功能检测 TSH 水平正常或降低。原发性甲状腺功能减退症患者因甲状腺激素分泌不足使其对下丘脑负反馈作用减弱，从而导致下丘脑过度分泌促甲状腺素释放素（thyrotropin releasing hormone，TRH），促使垂体分泌 TSH 的细胞代偿性增生、肥大，长期甲状腺激素分泌不足可导致垂体增生。该患儿生长速率减慢，甲状腺激素明显下降，甲状腺自身抗体显著升高，甲状腺超声提示双侧甲状腺弥漫性病变。故该病例为桥本甲状腺炎导致的原发性甲状腺功能异常，继发垂体增生。

**5. 该病例采取哪些治疗措施？效果如何？**

该患者诊断明确后，口服左旋甲状腺激素治疗。起始每次 50 μg，1 次/d。1 周后调整至每次 100 μg，1 次/d。服药 2 周复查甲状腺功能，$FT_3$ 6.39 pmol/L，$FT_4$ 18.6 pmol/L，TSH 29.41 mIU/L，TSH 较前明显下降。服用优甲乐 2 个月，体重下降 9 kg，黑棘皮明显减轻，甲状腺功能恢复正常。其垂体改变可影像学随访其变化。

**6. 通过该病例，针对甲状腺功能减退合并垂体增生患儿的诊疗，有哪些心得？**

原发性甲状腺功能减退引起的垂体增生较罕见。有“垂体瘤”的患儿在考虑手术前，需注意观察是否有生长缓慢和甲状腺功能减退，避免对“垂体瘤”误诊及不必要的手术。甲状腺功能减退导致的垂体增生，在甲状腺激素替代治疗后其垂体增生可消退。

## 参考文献

1. Ansari M S, Almalki M H. Primary hypothyroidism with markedly high

prolactin[J]. Front Endocrinol (Lausanne), 2016, 26(7): 35.

2. Passeri E, Tufano A, Locatelli M, et al. Large pituitary hyperplasia in severe primary hypothyroidism [J]. J Clin Endocrinol Metab, 2011, 96 (1): 22 - 3.
3. Khawaja N M, Taher B M, Barham M E, et al. Pituitary enlargement in patients with primary hypothyroidism[J]. Endocr Pract, 2006, 121(1): 29 - 34.
4. Joshi A S, Woolf P D. Pituitary hyperplasia secondary to primary hypothyroidism: a case report and review of the literature[J]. Pituitary, 2005, 82(2): 99 - 103.
5. Hoogenberg K, van Tol K M. Pituitary hyperplasia during primary hypothyroidism[J]. Thyroid, 2003(13): 831 - 832.

(上海交通大学医学院附属新华医院　杨奕,张惠文)

# 病例 23

# 颈部增粗 2 月余——自身免疫性格雷夫斯病(Graves 病)

## 一、病史

【现病史】患儿，女，14 岁 4 个月。因“颈部增粗 2 月余”就诊。2 个月前无明显诱因出现颈粗，不伴疼痛，伴有食欲增加，注意力不集中，情绪不稳，时有烦躁紧张、亢奋表现，语言表达较前明显增多，无胸闷、心悸、怕热、多汗等表现，体重无明显下降，学习成绩稍下降。平素无头痛、呕吐，无睡眠障碍，无视力障碍，无腹泻、腹痛，无意识丧失，无肢体运动障碍，大便次数较前稍多。

【体格检查】体温 36.8 ℃，脉搏 115 次/min，呼吸 20 次/min，血压 108/62 mmHg。患儿神清，精神反应可，体形匀称，表情正常，双眼无突出，双侧乳房 B3 期，阴毛 PH2 期；甲状腺Ⅱ度肿大，质软；未闻及明显血管杂音。颈部浅表淋巴结未及肿大；心率 115 次/min，律齐，心前区无震颤，肺及腹部未及明显异常。四肢肌力肌张力正常，神经系统无阳性体征。

【个人史】患儿系 G2P2，足月剖宫产，出生体重 3 200 g。否认生后缺氧抢救史，Apgar 评分具体不详。生后混合喂养，按时添辅食。精神、运动发育同正常同龄小儿。家族中无类似遗传疾病史。

## 二、诊疗解析

**1. 根据患儿的病史及临床表现,初步考虑诊断是什么疾病?进一步需完善哪些检查?**

患儿,女,14 岁 4 个月。2 个月前无明显诱因出现颈粗,不伴疼痛,食欲增加,情绪不稳,注意力不集中,时有烦躁紧张、亢奋表现,语言表达较前明显增多,无心悸、怕热、多汗等表现,体重无明显下降,学习成绩稍下降。查体: 体温 36.8 ℃,脉搏 115 次/min,血压 108/62 mmHg,神清,精神反应可,体形匀称,表情正常。双侧乳房 B3 期,阴毛 PH2 期;甲状腺Ⅱ度肿大,颈部浅表淋巴结未及肿大;心率 115 次/min,心前区无震颤,肺及腹部未及明显异常;神经系统无阳性体征。初步考虑甲状腺功能亢进症可能,进一步需完善三大常规、生化全套、甲状腺功能、甲状腺自身抗体、基础代谢率(basal metabolic rate,BMR)测定及心电图、甲状腺超声检查等。

**2. 该患儿检查结果有哪些异常,需采取何种治疗方案?**

甲状腺功能及甲状腺自身抗体: $FT_3$ 38.37 pmol/L(↑),$FT_4$ 84.91 pmol/L(↑),TSH 0.01 mIU/L(↓),促甲状腺激素受体抗体(thyroid stimulating hormone receptor antibody,TRAb) 26.08 IU/L(↑),甲状腺过氧化物酶自身抗体(thyroid peroxidase autoantibody,TPOAb)>1 300 IU/mL(↑),甲状腺球蛋白抗体(thyoglobulin antibody,TGAb) 329.10 IU/mL(↑)。甲状腺超声提示: 右侧叶 21 mm×18 mm,左侧叶 19 mm×16 mm,峡部 2.2 mm。双侧甲状腺包膜完整,内部回声不均匀,双侧甲状腺血流信号稍丰富。辅检结果显示 $FT_3$、$FT_4$ 明显升高,TSH 下降,TRAb、TPOAb、TGAb 水平同时增加,且 TRAb 明显升高,故首先考虑自身免疫性 Graves 病。予甲巯咪唑片(赛治 10 mg/片)

1/2片口服，每日 3 次；因心动过速，同时使用普萘洛尔降低心率。告知患者注意使用无碘盐，避免食用含碘量高的食物，避免情绪波动及剧烈运动，注意休息。饮食应富含蛋白质、糖类及维生素。

**3. 自身免疫性 Graves 病发病率、好发人群及临床特点有哪些?**

甲状腺功能亢进最常见的类型即为 Graves 病和毒性多结节性甲状腺肿。Graves 病是碘充足地区甲状腺功能亢进的最常见原因，每 10 万人每年会出现 20～30 名 Graves 病患者，女性患者更容易发生 Graves 病，人群患病率为 1%～1.5%。Graves 病是儿童甲状腺功能亢进的主要病因，占儿童所有甲状腺疾病的10%～15%。Graves 病可见于任何年龄，但 5 岁以下少见，10～15 岁为发病高峰，女童发病是男童的 4～5 倍。Graves 病也可常见于伴有其他自身免疫病和有自身免疫病家族史的儿童。起病可以是隐匿的，神经兴奋性渐进性增高。甲状腺多轻、中度肿大，质地柔软，表面光滑，随吞咽动作而上下移动，可闻及血管杂音及扪及震颤。结节性肿大者可触及大小不一、质硬、单个或多个结节。基础代谢率增高，表现如下。

(1) 消化系统：食欲亢进，易饥饿，大便次数增多但质地正常，为不成形便。

(2) 循环系统：心悸、心率快、心尖部可闻及收缩期杂音，脉压差增大，可有高血压、心脏扩大及心律失常等，心力衰竭、房颤在儿童中少见。

(3) 精神神经系统：患儿情绪不稳定，易激动、好动、兴奋、多语、脾气暴躁等；手和舌可出现细微且快速震颤。

(4) 生殖系统：性发育缓慢，可有月经紊乱、闭经及月经过少。

(5) 其他：身高一般正常或比同龄儿高，有消瘦、多汗、怕热、低热、乏力等。儿童突眼表现较成人少见。

**4. 在进行 Graves 病诊断时，甲状腺抗体水平测定有哪些临床意义呢？**

在进行 Graves 病诊断时，需根据患儿病史、临床表现，结合血清甲状腺激素、TSH、BMR 测定、甲状腺抗体测定水平及甲状腺超声检查等判定。Graves 病确诊需要结合甲状腺功能及抗体。甲状腺功能表现为 $FT_3$、$FT_4$、$T_3$、$T_4$ 水平明显增加，TSH 水平降低。甲状腺功能亢进伴 TRAb 阳性者可确诊为 Graves 病。该患儿表现为甲状腺功能亢进，TRAb 明显升高，故诊断。值得注意的是，少数 Graves 病可以和桥本甲状腺炎并存，有典型甲状腺功能亢进的临床表现和实验室检查结果，TPOAb 及 TGAb 水平升高。甲状腺穿刺活检可见两种病变同时存在，TRAb 占优势时表现为 Graves 病，TPOAb 占优势时表现为桥本甲状腺炎或（和）甲状腺功能减退。

近年来，检测 TRAb 尤其是促甲状腺激素受体刺激性抗体（thyroid stimulating hormone receptor-stimulating antibody，TSAb）的水平明显升高，对 Graves 病诊断更有意义。TRAb 按功能主要分为 TSAb 和促甲状腺激素刺激阻断性抗体（thyroid stimulating hormone-stimulation blocking antibody，TSBAb）。TSAb、TSBAb 水平反映体内自身免疫状态及致病状态。研究表明，TSAb 能激活促甲状腺激素受体，并模拟 TSH 作用，导致甲状腺功能亢进。血清 TSAb 水平高，TSBAb 降低提示甲状腺功能亢进；TSAb 水平降低，TSBAb 水平升高提示甲状腺功能减退。相对于只检测 TRAb 而言，分别检测 TSAb、TSBAb 水平的变化更有助于对自身免疫性甲状腺疾病患儿在治疗过程中甲状腺功能的变化趋势进行预测，对治疗效果、预后进行评估。但遗憾的是由于目前检测技术的限制，临床实验室仍多仅检测 TRAb，不能区分 TSAb 及 TSBAb。

**5. 在临床上诊断甲状腺功能亢进时，需要注意与哪些疾病进行鉴别呢？**

（1）单纯性甲状腺肿：多发生在青春期，较少有临床症状，甲状腺弥散性肿大，但甲状腺功能正常。

（2）慢性淋巴细胞性甲状腺炎（桥本甲状腺炎）：少数患者可表现为甲状腺功能亢进，但程度较轻，随病情进展多数演变为甲状腺功能减退或恢复正常。甲状腺弥散性肿大且质地柔韧，血浆甲状腺自身抗体阳性，TGAb、TPOAb滴度明显增高。

（3）甲状腺肿性克汀病：为家族性甲状腺激素合成相关酶缺乏所致的甲状腺功能减低症，有甲状腺肿大，但临床上表现为甲状腺功能减退，血浆 $T_4$ 降低、TSH升高，家族遗传史等可资鉴别。

（4）甲状腺囊肿或肿瘤：较少见，前者甲状腺可扪及囊状物，质软；后者可触及单个或多个结节，质地较硬。甲状腺B超、甲状腺静态显影和甲状腺细针穿刺可协助明确肿块性质。

（5）心脏本身的疾病：如心肌炎、心脏病等，临床可能表现为心悸、心慌，有心脏病变的体征，甲状腺功能正常，心电图、心脏B超或心肌酶谱等异常。

**6. 自身免疫性Graves病的治疗方法及常用药物有哪些？**

确诊后应避免情绪波动，注意休息，病情较重者需卧床休息。饮食应富含蛋白质、糖类及维生素。Graves病的治疗旨在减少甲状腺激素合成，可使用抗甲状腺类药物或者通过放射性碘治疗或者行全甲状腺切除术进行治疗。主要的抗甲状腺类药物包括硫氧嘧啶类：丙硫氧嘧啶、甲硫氧嘧啶；咪唑类：甲巯咪唑（他巴唑）和卡比马唑（甲亢平）。儿童患者在抗甲状腺药物治疗、放射碘治疗、手术切除3种方案中首选药物治疗，治疗总疗程一般2～3年，有的需更长时间，达5～6年。儿童和青少年患者建议首选他巴唑，推荐起始剂量为0.5～1.0 mg/(kg·d)，分2～3次给药，最大剂量为 30 mg/d。初始治疗维持 1～3 个月，甲状腺功能正常后逐渐减量，根据甲状腺功能每 4 周左右递减，逐步过渡到维持阶段。起始剂量、减量速度、维持剂量和总疗程均有个体差异，需要根据临床表现和甲状腺功能检测结果实际掌握。

**7. 甲状腺亢进危象常有哪些诱因？有哪些临床表现？应如何处理？**

甲状腺亢进危象在儿科较少见，多在应激情况下发生，如感染、手术、过度疲劳、精神创伤等。甲状腺次全切除术前可予无机碘制剂，能迅速抑制已合成的甲状腺激素释放。甲状腺亢进危象主要是大量甲状腺素进入血循环的结果，临床表现为高热、烦躁不安、心动过速、多汗、腹泻甚至休克。治疗方案：① 首先给予抗甲状腺药物，阻止甲状腺素进一步合成。② 同时服用卢戈液（复方碘溶液）10～20 滴，每 6 h 口服 1 次；不能口服者，予碘化钠 0.25 g 加入葡萄糖盐水中静滴。③ 普萘洛尔 1 mg/kg 静脉滴注可迅速控制症状。④ 对症治疗：纠正脱水、补充热量、控制感染、吸氧、镇静，必要时积极控制心力衰竭。

## 参考文献

1. Lu L, Gao C, Zhang N. Age moderates the associations between TRAbs, free $T_3$ and outcomes of Graves' disease patients with radioactive iodine treatment. Clin Endocrinol (Oxf), 2021, 94(2): 303-309.
2. Higgins V, Patel K, Kulasingam V, et al. Analytical performance evaluation of thyroid stimulating hormone receptor antibody (TRAb) immunoassays[J]. Clin Biochem, 2020(86): 56-60.
3. Choi Y M, Kwak M K, Hong S M, et al. changes in thyroid peroxidase and thyroglobulin antibodies might be associated with Graves' disease relapse after antithyroid drug therapy[J]. Endocrinol Metab (Seoul), 2019, 34(3): 268-274.

4. Okosieme O E, Taylor P N, Evans C, et al. Primary therapy of Graves' disease and cardiovascular morbidity and mortality: a linked-record cohort study[J]. Lancet Diabetes Endocrinol, 2019, 7(4): 278-287.
5. Hesarghatta S A, Abraham P. Measuring TSH receptor antibody to influence treatment choices in Graves' disease[J]. Clin Endocrinol(Oxf), 2017, 86(5): 652-657.

(上海交通大学医学院附属新华医院　杨奕,张惠文)

# 病例 24

# 颈部疼痛伴肿大 1 月余——双侧甲状腺乳头状癌伴颈部淋巴结转移

## 一、病史

【现病史】患儿，女，6 岁。因“颈部疼痛伴肿大 1 月余”入院。患儿 1 个月前无明显诱因出现颈部疼痛并自觉肿大，有轻触痛，无进行性加重，无发热，无心慌、乏力，无吞咽困难，无声嘶，无恶心、呕吐等，于当地医院就诊。行彩超检查提示：甲状腺结节（TI-RADS 5 类），甲状腺功能及抗体检查未见明显异常，未行特殊治疗。随后就诊于我院，复查彩超提示：右侧甲状腺实质性肿块伴钙化，TI-RADS 4B 类；左侧甲状腺实质性结节伴钙化，TI-RADS 4B 类；甲状腺峡部实质性结节，TI-RADS 3 类。平素无声嘶，无呼吸及吞咽困难，无头痛、呕吐，无视力障碍，无腹泻腹痛，无意识丧失，无肢体运动障碍，二便正常。

【体格检查】神清，精神反应可；瞳孔无缩小，眼睑无下垂。颈部偏右侧可扪及肿块，质地稍硬，有粘连，不随吞咽活动，表皮无红肿；右侧颈部浅表淋巴结肿大，大小约 1.0 cm×0.5 cm，质地尚可，有粘连，无红肿破溃。无声嘶，无呼吸、吞咽困难；心、肺、腹未及明显异常。四肢肌力、肌张力正常，神经系统无阳性体征。

【个人史】患儿系 G1P1，足月顺产，出生体重 2 800 g。出生后无青紫、窒息抢救史，Apgar 评分 10—10—10。生后混合喂养，按时添辅食。生长发育同正常同龄小儿。其祖母既往有甲亢病史，家族中无遗传疾病史。

## 二、诊疗解析

**1. 根据该患儿病史及临床表现，考虑什么诊断？需进一步完善哪些检查？**

患儿，女，6岁。1个月前出现颈部疼痛并自觉肿大，有轻触痛。查体：颈部偏右侧可扪及肿块，质地稍硬，有粘连，不随吞咽活动，表皮无红肿，右侧颈部浅表淋巴结肿大，质地尚可，有粘连，无红肿破溃。结合辅助检查提示：甲状腺功能及抗体未见明显异常。超声检查：右侧甲状腺实质性肿块伴钙化，TI-RADS 4B类；左侧甲状腺实质性结节伴钙化，TI-RADS 4B类；甲状腺峡部实质性结节，TI-RADS 3类，需考虑甲状腺肿瘤可能。进一步完善甲状腺静态显像、甲状腺CT、胸部X线片、心电图及血常规、肝肾功能、电解质、凝血常规、输血前测试、甲状腺功能及抗体、血型抗筛鉴定及肿瘤指标等，积极做术前准备。

**2. 该患儿检查结果有哪些异常？需采取何种治疗方案？**

（1）实验室检查。血尿常规：无异常。血生化：总胆红素10.5 μmol/L，谷丙转氨酶10 IU/L，谷草转氨酶34 IU/L，γ-谷氨酰转移酶10 IU/L，碱性磷酸酶204 IU/L，尿素氮3.0 mmol/L，肌酐38.9 mmol/L，钠142 mmol/L，钾3.9 mmol/L，氯109.0 mmol/L。肿瘤标志物：β-HCG<2.0 IU/L，血清癌胚抗原2.4 μg/L，糖类抗原25 33.0 IU/mL，糖类抗原19-9 30.7 IU/mL，神经元特异性烯醇化酶29.5 μg/L。甲状腺功能：$FT_3$ 5.98 pmol/L，$FT_4$ 20.52 pmol/L，TSH 2.23 mIU/L，$T_3$ 1.85 nmol/L，$T_4$ 110.4 nmol/L。

（2）影像学检查。胸部X线片及心电图：未见明显异常。甲状腺超声：右侧叶22 mm×18 mm，左侧叶12 mm×11 mm，峡部

4.8 mm，右侧甲状腺见低回声区，大小约 29 mm×18 mm，边界清晰，内可见数个点状增强回声，大的直径约 0.8 mm；彩色多普勒血流成像（color Doppler flow imaging，CDFI）示：内部血流信号丰富。甲状腺峡部见低回声区，大小约 5.3 mm×2.7 mm，边界晰；CDFI 示：内部未见血流信号。左侧甲状腺见低回声区，大小约 5.8 mm×3.8 mm，边界清晰，内可见数个点状增强回声；CDFI 示：内部未见血流信号。右侧颈部未见明显异常肿大淋巴结回声。左侧颈部（Ⅱ区）可见低回声区，大小约 15 mm×8 mm，内可见点状增强回声，皮髓质结构尚清晰。结论为：右侧甲状腺实质性肿块伴钙化，TI－RADS 4B 类；左侧甲状腺实质性结节伴钙化，TI－RADS 4B 类；甲状腺峡部实质性结节，TI－RADS 3 类。右侧颈部未见明显异常肿大淋巴结。双侧甲状旁腺区域未见明显肿块。甲状腺 CT：甲状腺增大、形态异常，甲状腺右侧叶低密度结节，边界不清，范围约 1.5 cm×1.6 cm，增强后呈不均匀明显、渐进性强化，右侧颈部增大淋巴结。甲状腺左侧叶另见低密度结节，直径约 0.8 cm，边界不清，增强后轻度强化。气道通畅，颈血管鞘形态正常，椎前软组织不厚。甲状腺静态$^{131}$I 显像：静脉注射放射性药物，约 30 min 后行甲状腺静态采集，结果显示甲状腺双叶显像清晰，位置正常。双侧甲状腺形态尚规则，双叶显像剂摄取可，未见明显局灶性显像剂分布异常。结合超声考虑右叶甲状腺“温”结节。

完善术前检查后，行右侧甲状腺癌根治术、左侧甲状腺全切术。术中见右侧甲状腺区近峡部有一直径约 3 cm 肿块（质硬），甲状腺与周围肌肉粘连，左侧甲状腺未及明显结节；右甲状腺外侧及下部可及多个肿大淋巴结。切除右侧甲状腺大部，保留背侧拇指甲大小甲状腺组织及被膜；切除右侧甲状腺旁明显肿大淋巴结 1 枚；切除左侧甲状腺大部，保留甲状腺背侧包膜组织。术中冰冻病理示：右甲状腺乳头状癌，淋巴结转移；术后病理示：右侧甲状腺乳头状癌，散在多灶，右侧颈淋巴结见癌转移(7/7)；左侧甲状腺及峡部甲状腺乳头状癌，散在多灶，甲状腺旁淋巴结见癌转移(11/11)；脉管内见癌栓。免疫组织化学结果：CK19(＋)，半乳凝素3(＋)，TPO(部分＋)，HBME1(＋)，CD56(－)，BRAF(－)，TTF1(＋)，ki67(5%＋)。鼠类肉瘤滤过性毒菌致癌同源体(*BRAF*)基因未检测到突变。术后诊断：双侧甲状腺乳头状癌伴颈部淋巴结转移($T_2N_{1b}M_0$)。术后予低碘饮食、左旋甲状腺激素对症支持及口服 30 mCi $^{131}$I 治疗，定期随访甲状腺功能及甲状腺超声。

**3. 儿童及青少年甲状腺癌发病率及临床特点有哪些?**

儿童甲状腺癌发病率比成人低，仅占全部甲状腺癌患者的1.8%～5%。甲状腺癌占儿童及青少年甲状腺结节的22%～27%，男女比例为1∶4.4。儿童和青少年甲状腺癌生长缓慢、病程长、症状不明显，易被忽视，耽误就诊，确诊时肿瘤已进入局部进展期，影响治疗及患儿的预后。儿童及青少年与成人甲状腺癌的区别在于初次发现时恶性程度较高，但生存期较长。因此，早期诊断儿童甲状腺癌是提高患儿预后的关键。大部分患有甲状腺癌的儿童及青少年患者，首发临床表现为颈部包块、声音嘶哑及饮水呛咳等。与成年人比较，19 岁以下的儿童及青少年甲状腺结节恶性比例高，颈部淋巴结转移率高，其中儿童及青少年淋巴结转移多见于Ⅱ、Ⅲ、Ⅳ、Ⅴ区，其远处转移率也远远高于成人。

**4. 临床上诊疗甲状腺结节或肿物时应注意哪些特征? 什么情况下考虑甲状腺肿瘤可能呢?**

临床上诊断方法主要为体格检查、颈部超声、超声引导下细针吸取(fine needle aspiration，FNA)细胞学检查、分子标志物检查、甲状腺功能检测及特殊甲状腺检查。首先，应仔细询问患儿症状持续时间，有无明显诱因，有无进行性加重，查体时需注意结节或肿物的位置、形态、大小、质地、活动程度、表面是否光滑，有无压痛，单发还是多发，同时需注意颈部淋巴结有无肿大、有无声嘶等情况。如果结节或肿物短期内突然增大，产生压迫症状（如声嘶、呼吸或吞咽困难）、质地坚硬、表面粗糙不平、活动受限、不随吞咽上下移动以及颈部淋巴结肿大等情况时需考虑癌变可能。

**5. 儿童及青少年甲状腺乳头状癌伴淋巴结转移如何早期发现？应采取何种治疗方案？**

甲状腺乳头状癌（papillary carcinoma of thyroid，PTC）是最常见的甲状腺恶性肿瘤，患者预后较好，10 年生存率超过 90%，但仍有 30%～50%的患者发生颈部淋巴结转移。超声检查是甲状腺病变影像检查的首选方法，而其对 PTC 患者术前颈部淋巴结转移的诊断特异度较高但敏感度很低，可能与 PTC 淋巴结转移灶较小、不易发现有关。手术是治疗儿童及青少年甲状腺癌的首选方式，对于绝大部分患者建议行甲状腺全切除术，但对于诊断明确的"超低危"PTC 患者，手术方式仍有争议。由于儿童及青少年甲状腺癌颈部淋巴结转移率高且复发风险大，建议对儿童及青少年甲状腺癌患者行预防性中央区淋巴结清扫。需根据患者病情及肿瘤特征选择合适的治疗方案。激素替代和抑制治疗是公认的有效治疗方式。适当合理地联合核素治疗及靶向药物，可以显著提高患者的无进展生存期。

**6. 儿童甲状腺乳头状癌 *BRAF* 基因突变率水平如何？具有哪些临床意义？**

儿童甲状腺乳头状癌最常见的基因变异方式包括基因突变和融合基因，其中 *BRAF*、*RAS* 突变和 *RET*/*PTC* 和 *NTRK* 融合基因最为常见。

*BRAF* 基因突变在甲状腺乳头状癌均为点突变，15 外显子第 1 799 位点上胸腺嘧啶错义突变为腺嘌呤，密码子 600 位的缬氨

酸变为谷氨酸(V600E)。*BRAF* 基因突变与多种恶性肿瘤相关，与甲状腺癌的相关性研究也在增加，大多集中在成人甲状腺癌研究。成人甲状腺癌 *BRAF* 基因突变率高于 50%。儿童甲状腺乳头状癌 *BRAF* 基因突变率低于成人。成人 *BRAF* 突变是预测疾病进展与复发的独立危险因素，而儿童的 *BRAF* 突变并没有表现出类似的特点。据相关研究表明，儿童甲状腺乳头状癌 *BRAF* 基因突变与否，在性别、肿瘤发生灶、N 分期、M 分期、肿瘤大小、腺囊是否受侵犯以及是否复发等方面无统计学差异；在年龄、腺外是否受侵犯、T 分期、AMES 系统分级方面存在统计学差异。低 T 分期及低 AMES 系统分级患儿的 *BRAF* 基因突变率高于高 T 分期及高 AMES 分级患儿。

## 参 考 文 献


1. Titov S E, Kozorezova E S, Demenkov P S, et al. Preoperative typing of thyroid and parathyroid tumors with a combined molecular classifier[J]. Cancers (Basel), 2021, 13(2): 237.
2. Nies M, Vassilopoulou S R, Bassett R L, et al. Distant metastases from childhood differentiated thyroid carcinoma: clinical course and mutational landscape[J]. J Clin Endocrinol Metab, 2020, dgaa935.
3. Tabriz N, Grone J, Uslar V, et al. BRAF V600E mutation correlates with aggressive clinico-pathological features but does not influence tumor recurrence in papillary thyroid carcinoma-10-year single-center results[J]. Gland Surg, 2020, 9(6): 1902 - 1913.
4. Suster D, Michal M, Nishino M, et al. Papillary thyroid carcinoma with prominent myofibroblastic stromal component: clinicopathologic, immunohistochemical and next-generation sequencing study of seven cases [J]. Mod Pathol, 2020, 33(9): 1702 - 1711.
5. Fulciniti F, Cipolletta C A, Malzone M G, et al. Impact of ultrasonographic features, cytomorphology and mutational testing on

malignant and indeterminate thyroid nodules on diagnostic accuracy of fine needle cytology samples: A prospective analysis of 141 patients[J]. Clin Endocrinol (Oxf), 2019, 91(6): 851 - 859.

(上海交通大学医学院附属新华医院　杨奕，张惠文)

# 第二节　肾上腺疾病

## 病例 25

## 出生后皮肤色黑伴阴蒂肥大——21-羟化酶缺乏症

### 一、病史

【现病史】患儿，女，出生 8 d。因“皮肤色黑伴阴蒂肥大 8 d，纳差 1 d”入院。生后即发现患儿皮肤色黑，外生殖器和乳晕色素沉着，阴蒂肥大似阴茎，大阴唇肥厚。生后 3 d 足底血筛查 17α-OHP 增高(>30 μg/L)，混合喂养，纳奶量可，无呕吐、腹泻，精神反应可，于当地医院召回后复查 17α-OHP，未予特殊治疗。1 d 前患儿纳奶量明显减少，伴吐奶 5 次/d，精神反应差，尿量减少，无腹泻。本院门诊血气分析提示：pH 值 7.404，钾 6.2 mmol/L，钠 127 mmol/L，BE −5.5 mmol/L，SB 19 mmol/L，拟诊“先天性肾上腺皮质增生症”，为进一步诊治收治入院。

【体格检查】体温 37.2 ℃，呼吸 50 次/min，脉搏 136 次/min，血压 72/46 mmHg，身长 50 cm，体重 2.9 kg。神志清，精神欠佳；全身皮肤黑、干燥、弹性较差。颅面部无畸形，前囟稍凹陷，眼窝凹陷，颈软，胸廓无畸形；乳房无发育，Tanner Ⅰ期，双侧乳晕色深。呼吸稍促，双肺呼吸音粗、未及啰音；心律齐，心音有力，心前区未及杂音；腹部膨软，肝脏肋下 3 cm，质软，未及包块。肢端稍凉，心脏同步化治疗（cardiac resynchronization therapy，CRT）3 s，外生殖器色素沉着，阴蒂肥大似阴茎，长约 2 cm，大阴唇肥厚，未及睾丸。

【个人史】患儿系 G2P2，胎龄 39＋1 周，剖宫产（瘢痕子宫），出生体重 3 250 g，生后 Apgar 评分 10—10—10，否认复苏抢救史。父母否认近亲婚配，家族史中无夭折或遗传性代谢病史。

## 二、诊疗解析

### 1. 先天性肾上腺皮质增生症的定义是什么？

先天性肾上腺皮质增生症是由于肾上腺皮质类固醇激素合成通路中各类催化酶的缺陷，引起以皮质类固醇合成障碍为主的一组常染色体隐性遗传病。由于皮质醇水平降低，负反馈抑制垂体释放促肾上腺皮质激素的作用减弱，导致促肾上腺皮质激素分泌过多，肾上腺皮质增生及该缺陷酶作用位点前合成的激素和前体物质分泌过多。临床表现取决于酶缺陷的种类和严重程度，可表现为糖、盐皮质激素和性激素水平的改变和相应的症状。按照已知缺陷酶的种类，将先天性肾上腺皮质增生症大致分为 6 型：① 21-羟化酶缺乏症最常见，占 90～95%，全球发病率为 1/10 000～1/20 000，我国发病率为 1/16 466～1/12 200；② 11β-羟化酶缺乏症，占 5%～8%，国外活产婴儿发病率为 1/100 000；③ 3β-羟类固醇脱氢酶缺乏症，罕见，约占 5%；④ 17α-羟化酶缺乏症，伴或不伴有 17,20-碳链裂解酶缺乏，约占 1%；⑤ 细胞色素 P450 氧化还原酶缺陷症（cytochrome P450 oxidoreductase deficiency，PORD），罕见；⑥ 类脂性先天性肾上腺皮质增生症，在日本和韩国常见，发病率为1/250 000～1/300 000。

**2. 不同类型的先天性肾上腺皮质增生症的临床表现和实验室检查有什么不同?**

根据患者临床表现、相关实验室检查及致病基因测序结果，可鉴别不同类型的先天性肾上腺皮质增生症(表2-2-1)。

**表2-2-1　不同类型CAH临床特征鉴别要点**

| 缺陷蛋白 | 21-羟化酶 | 11β-羟化酶 | 17α-羟化酶 | 3β-羟类固醇脱氢酶 | P450氧化还原酶 | 类固醇生成急性调节蛋白 |
|---|---|---|---|---|---|---|
| 编码基因 | *CYP21A2* | *CYP11B1* | *CYP17A1* | *HSD3B2* | *POR* | *StAR* |
| 临床表现 | | | | | | |
| DSD* | 46,XX：有 | 46,XX：有 | 46,XY：有 | 46,XY：有；46,XX：罕见 | 46,XX，46,XY：均有 | 46,XY：有 |
| 失盐症状* | 是 | 无 | 无 | 是 | 无 | 是 |
| 高血压* | 否 | 是 | 是 | 无 | 是/无 | 无 |
| 性激素缺乏* | 无 | 无 | 是 | 是 | 是 | 是 |
| 性征* | 女性男性化<br>男性性早熟 | 女性男性化<br>男性性早熟 | 女性性幼稚<br>男性女性化 | 女性男性化<br>男性女性化 | 女性男性化<br>男性性腺发育不良 | 女性性幼稚<br>男性女性化 |
| 实验室检查 | | | | | | |
| 皮质醇 | ↓↓ | ↓ | ↓↓ | ↓ | N/↓ | ↓↓↓ |
| 促肾上腺皮质激素 | ↑ | ↑ | ↑ | ↑ | N/↑ | ↑ |
| 醛固酮 | ↓ | ↓↓↓ | ↓↓↓ | ↓↓ | N/↓ | ↓↓↓ |

（续表）

| 缺陷蛋白 | 21-羟化酶 | 11β-羟化酶 | 17α-羟化酶 | 3β-羟类固醇脱氢酶 | P450 氧化还原酶 | 类固醇生成急性调节蛋白 |
|---|---|---|---|---|---|---|
| 脱氢表雄酮 | ↑ | ↑ | ↓↓↓ | ↑↑↑ | N/↓ | ↓↓↓ |
| 雄烯二酮 | ↑↑ | ↑↑↑ | ↓↓↓ | ↓ | ↓ | ↓↓↓ |
| 睾酮 | ↑ | ↑ | ↓↓↓ | ↓ | ↓ | ↓↓↓ |
| 17α-OHP | ↑↑↑ | ↑ | ↓↓↓ | N/↑ | ↑ | ↓↓ |
| 脱氧皮质酮 | ↓ | ↑↑ | ↑↑ | ↓ | ↑ | ↓↓ |
| 11-脱氧皮质醇 | ↓ | ↑↑ | ↓ | ↓ | ↓ | ↓↓ |
| 皮质酮 | ↓ | ↓ | ↑ | ↓ | ↑ | ↓↓ |
| 肾素活性 | ↑↑ | ↓↓ | ↓↓↓ | ↑ | N/↓ | ↑↑↑ |
| 钠 | ↓（失盐型） | ↑ | ↑ | ↓ | N | ↓ |
| 钾 | ↑（失盐型） | ↓ | ↓ | ↑ | N | ↑ |

注：* 指经典型的临床表现；↑表示指标水平升高，↓表示指标水平降低，N 表示检测指标值在正常范围。

**3. 该患儿还需完善哪些实验室检查？**

（1）回顾患儿病史：生后皮肤色黑、阴蒂肥大似阴茎，大阴唇肥厚，新生儿筛查发现 17α-OHP 增高。入院前 1 d 出现纳差呕吐，尿量减少。体格检查示反应欠佳，前囟凹陷、皮肤干燥等脱水表现。实验室检查示高血钾、低血钠，高度提示失盐型先天性肾上腺皮质增生症。故需完善促肾上腺皮质激素、皮质醇、睾酮、雄烯二酮、脱氢表雄酮、醛固酮、肾素活性、电解质，染色体核型分析，*CYP21A2* 基因检测。

（2）实验室检测结果：促肾上腺皮质激素（8:00 am）1 189 ng/L；

促肾上腺皮质激素(4:00 pm)>1 250 ng/L;皮质醇(8:00 am)150 nmol/L,皮质醇(4:00 pm)101 nmol/L;睾酮>160 ng/L,雄烯二酮 14.5 μg/L;脱氢表雄酮 12.4 μg/L;电解质:钠124 mmol/L,钾 6.5 mmol/L,氯 92 mmol/L。

(3) 盆腔及肾上腺 B 超:子宫卵巢无异常,双侧肾上腺增生。

(4) 染色体核型分析:46,XX。

(5) *CYP21A2* 基因:c.293-13A>G 杂合突变,为剪切突变,来自母亲;外显子 1~7 杂合缺失,来自父亲。

**4. 21-羟化酶缺乏症的治疗原则是什么?具体如何治疗?**

(1) 治疗原则:遵循一经诊断立即治疗、各种类型的女性先天性肾上腺皮质增生症和失盐型患者需终身治疗、药物剂量个体化的治疗原则。药物首选氢化可的松,失盐型和电解质紊乱者需同时补充盐皮质激素。对于存在肾上腺危象患儿,首先应积极纠正肾上腺危象,纠正后予以糖皮质激素、盐皮质激素生理需要量的替代治疗,防止发生肾上腺危象,同时抑制高雄激素血症,维持正常的线性生长和青春发育,减少成年后终身高受损。

(2) 治疗方案:该患儿诊断 21-羟化酶缺乏症(失盐型),伴中度脱水、低钠高钾血症。① 纠正脱水和电解质紊乱。根据脱水程度确定补液总量:生理需要量为 60~80 mL/(kg·d);累积丢失量:轻度脱水为 30~50 mL/(kg·d),中度脱水为 50~100 mL/(kg·d),重度脱水为 100~150 mL/(kg·d);酌情补充继续丢失量。首先予以 5%糖盐水 60 mL(20 mL/kg)扩容,之后的 8~10 h 内按 8~10 mL/(kg·h)补充累积损失量,12~24 h 按 5 mL/(kg·h)缓慢补充继续损失量和生理需要量;纠正低血钠:补钠的速度不宜过快,纠正速度在每小时血钠提升 1~2 mmol/L 为宜。补钠量(mmol/L)=(135-测得值)×体重×0.5(女),起始 8~12 h给一半,余半量维持液中补给;忌用含钾溶液。治疗过程中监测血气、电解质、生命体征、尿量。② 激素替代治疗：静脉输注氢化可的松 50～100 mg/(m² · d)，分 2～3 次；9α-氟氢化可的松 0.05～0.2 mg/d，分 2 次口服。③ 每日予以 10 mL 10%氯化钠，分于各顿奶中。④ 患儿生化指标明显改善后治疗方案：一般电解质恢复正常后改为口服治疗，婴儿期维持剂量 8～12 mg/(m² · d)，甚至更低 6～8 mg/(m² · d)，一般每日剂量平均分为 3 次口服，或根据疗效及化验结果适当调整早晨或睡前剂量。该患儿入院第 2 d 电解质恢复正常，第 3 d 改为氢化可的松片剂 5 mg/d，分 3 次口服。本病例电解质及每日用药情况见表 2-2-2。

**表 2-2-2　电解质及每日用药情况**

| 时　间 | 电解质(nmol/L) | | | 用　药 | | |
|---|---|---|---|---|---|---|
| | 钠 | 钾 | 氯 | 氢化可的松(mg) | 9α-氟氢化可的松(mg) | 10%氯化钠(mL) |
| 第 1 天 3:00 pm | 124 | 6.5 | 92 | 10 | 0.1 | 10 |
| 第 1 天 11:00 pm | 131 | 5.5 | 99 | 10 | 0.1 | 10 |
| 第 2 天 | 135 | 5.2 | 102 | 10 | 0.1 | 10 |
| 第 3 天 | 137 | 5.3 | 105 | 5 | 0.1 | 10 |

(3) 出院医嘱：9α-氟氢化可的松 0.1 mg/d，分 2 次口服；氢化可的松 5 mg/d，分 3 次口服；10%氯化钠 10 mL/d，分于每天 8 顿奶中。建议出院 1 个月后门诊随访，不适随诊。

**5. 21-羟化酶缺乏症患儿治疗随访中需监测哪些生化指标？哪些指标可作为调整药物剂量的重要指标？**

治疗随访中需关注患儿的喂养情况和生长发育情况(身高、体重、性发育)，监测血压，复查血电解质、促肾上腺皮质激素、皮质醇、17α-OHP、睾酮、雄烯二酮、肾素活性、血糖等。

17α-OHP、睾酮、雄烯二酮可作为调整氢化可的松剂量的重要指标。单一 17α－OHP 难以判断疾病的控制状态，需结合其他指标分析。通常 17α－OHP 控制在 12～36 nmol/L，雄烯二酮<2 μg/L，睾酮应控制在正常参考值的中位范围为宜。但需注意男性患儿在新生儿期、婴儿早期及青春期睾酮生理性分泌增加，不能作为调节药物剂量的参考指标。此外，皮质醇和促肾上腺皮质激素可作为参考，不作为调节药物剂量的主要依据，因其浓度易受其他因素（情绪波动、抽血后标本没有及时送检等）的影响而波动。

盐皮质激素剂量的调整根据血压、电解质、肾素活性综合判断。如剂量不足，则出现低钠血症、直立性低血压、肾素活性增高；若剂量过量，则出现水肿、高血压、肾素活性被抑制。

**6. 21－羟化酶缺乏症患儿若阴蒂肥大，应何时进行手术矫正？**

阴蒂肥大明显的女性患者，在代谢紊乱控制后，应尽早在生后 3～12 个月时手术；阴蒂轻度肥大，随着年龄增长外阴发育正常而外观未显异常者，可无须手术。

## 参 考 文 献

1. Speiser P W, Arlt W, Auchus R J, et al. Congenital adrenal hyperplasia due to steroid 21-hydroxylase deficiency: an endocrine society clinical practice guideline[J]. J Clin Endocrinol Metab, 2018, 103(11): 4043－4088.
2. 中华医学会儿科学分会内分泌遗传代谢病学组.先天性肾上腺皮质增生症 21-羟化酶缺陷诊治共识[J]. 中华儿科杂志, 2016,54(8): 569－576.
3. Mass Screening Committee, Japanese Society for Pediatric Endocrinology, Japanese Society for Mass Screening, et al. Guidelines for diagnosis and treatment of 21-hydroxylase deficiency (2014 revision)[J]. Clin Pediatr Endocrinol, 201, 5 24(3): 77－105.
4. El-Maouche D, Arlt W, Merke D P. Congenital adrenal hyperplasia[J].

Lancet, 2017, 390(10108): 2194 - 2210.
5. Podgórski R, Aebisher D, Stompor M, et al. Congenital adrenal hyperplasia: clinical symptoms and diagnostic methods [J]. Acta Biochim Pol, 2018, 65(1): 25 - 33.

(上海交通大学医学院附属新华医院　陆德云，余永国)

# 病例 26

# 皮肤黑,伴有呕吐及纳差 39 天——先天性类脂性肾上腺皮质增生症

## 一、病史

【现病史】患儿,女,出生 39 d。因“皮肤黑,伴有呕吐及纳差 39 d”就诊。生后出现全身皮肤黑,以手指关节处、肘膝关节、嘴唇变黑明显;呕吐频繁,每天非喷射性呕吐 4～6 次,多为奶液,量多,否认有咖啡色及血样物。喂养困难,母乳喂养,纳乳欠佳,出生后 1 个月体重无明显增加,近几日精神萎靡。否认发热、抽搐、惊厥等表现,对声音及亮光有反应,偶有蹬腿及握拳行为。

【体格检查】精神萎靡,反应一般,营养不良,无满月脸等异常面容;皮肤弹性差,全身皮肤、口唇黏膜色素较深,乳晕色素深;双肺呼吸音清,未及异常呼吸音;心率 110 次 /min,心律齐,心音有力,未及明显杂音。四肢肌力正常;女性外生殖器,无阴蒂肥大。

【个人史】患儿系 G1P1,足月顺产,出生体重 3 300 g,无窒息抢救史。否认家族中有遗传疾病史。

## 二、诊疗解析

### 1. 该患儿初步诊断是什么?

该患儿生后 39 d 就诊,临床表现有全身皮肤发黑、呕吐、纳差、精神萎靡、体重未见明显增加。查体:全身皮肤、口唇黏膜、乳晕色素及手指关节处肤色较深,皮肤弹性差。患儿新生儿期起病,

全身皮肤黑，考虑为先天性肾上腺皮质功能不足可能，且需警惕可能出现肾上腺危象。肾上腺危象临床表现为脱水、低血压、低钠血症、高血钾、低血糖或精神症状，若治疗不及时可导致猝死。患儿病情较重，收入院进一步诊治。

实验室检查：血钠 130 mmol/L，钾 6.6 mmol/L，氯 92 mmol/L，尿 17-酮类固醇 4.9 mg/24 h（正常值＞5.2 mg/24 h），尿 17-羟类固醇 4.9 mg/24 h（正常值 5.5～11.0 mg/24 h），ACTH 133.3 pmol/L，皮质醇 50 nmol/L，$E_2$＜36.6 pmol/L，DHEA 及 17α-OHP 均低于可检测下限。血氨、乳酸、血常规、肝肾功及血糖未见明显异常。血气分析：pH 值 7.25，$HCO_3^-$ 18 mmol/L，BE −5 mmol/L。性激素：FSH 62 IU/L，LH 50 IU/L，$E_2$＜36.6 pmol/L，睾酮＜0.69 nmol/L。ACTH 激发试验前后 DHEA 均低于正常可检测水平，且二者前后无明显差别。肾上腺 B 超及心电图未见明显异常。

**2. 依据患儿临床表现及实验室检查，该患儿需考虑哪些疾病？**

该患儿的临床表现有呕吐、纳差、体重无明显增加、皮肤色素沉着，结合实验室检测结果，可除外 21-羟化酶缺乏症、11β-羟化酶缺乏症和 17α-羟化酶缺乏症。需要考虑以下疾病：

（1）先天性类脂性肾上腺皮质增生症（congenital lipoid adrenal hyperplasia，CLAH）：是由于类固醇生成急性调节蛋白（StAR）缺陷，导致肾上腺皮质激素和类固醇激素合成严重受阻的一种常染色体隐性遗传病，是先天性肾上腺皮质增生症中最严重和较罕见的一种类型。目前，已确定 CLAH 的致病基因为 *StAR* 基因。*StAR* 基因的功能是调控胆固醇从胞质转运至线粒体内膜，然后在碳链裂解酶（P450scc）等一系列酶作用下，进行肾上腺皮质激素及性激素的合成。*StAR* 基因突变会导致 StAR 蛋白活性下降，影响肾上腺皮质激素和性激素的合成，表现为不同程度的肾上腺皮质功能不全和男性 DSD。CLAH 患者的典型表现有皮肤色素沉着、呕吐、腹泻、脱水、低血钠、高血钾等，若不及时治疗可危及生命。由于雄激素无法合成，该病患者无论遗传性别是男性还是女性，外生殖器均为女性表型。本例患儿临床表现及实验室检查完全符合，故需考虑该病。患儿 *StAR* 基因检测发现 6 号外显子存在 c.719del(p.T240Sfs＊81)突变，来源于父；7 号外显子存在 c.772C>T(p.Q258＊)突变，来源于母，故确诊为该病。

(2) 3β-羟类固醇脱氢酶缺乏症：典型患者肾上腺糖皮质激素、盐皮质激素及性激素均缺乏，临床表现有失盐和肾上腺皮质功能低下的表现。3β-羟类固醇脱氢酶缺乏症女性患者外生殖器呈轻度男性化，男性患者有假两性畸形或者小阴茎等男性化不全表现。实验室检查 DHEA 增高，ACTH 激发试验后 DHEA 和 17α-OHP 明显升高。本例患儿虽然有糖皮质、盐皮质激素及性激素均降低，但 DHEA 水平降低，ACTH 激发试验阴性，体格检查见外阴为完全女性化，故不考虑该病。

(3) *DAX*-1 基因突变鉴别：*DAX*-1 基因对于人类胚胎早期肾上腺、性腺、下丘脑垂体等组织的正常发育至关重要，早期发病者症状较重，出现典型肾上腺皮质功能不全和低促性腺激素性性腺功能低下。*DAX*-1 基因位于 X 染色体短臂，故该病临床多见于男性，本例患儿虽临床有肾上腺功能不全表现，但实验室检查提示为高促性腺激素性性腺功能低下，故不符合。

(4) P450scc 缺乏症：P450scc 酶的主要功能是将进入线粒体的胆固醇催化成孕烯醇酮，P450scc 酶功能障碍时，孕烯醇酮减少，将严重影响孕酮产生。而孕酮是维持妊娠所必须，因此 *P450scc* 基因突变导致胎儿难存活。存活的 P450scc 缺乏症患者临床表现可有肾上腺皮质功能不足及性激素缺乏。该患儿孕期和出生史无异常，临床表现不符合。

**3. CLAH 的病因和致病机制?**

*StAR* 基因突变可导致 CLAH。CLAH 是一种常染色体隐性遗传病,患儿肾上腺皮质激素及类固醇合成均严重受损。*StAR* 基因定位于第 8 号染色体短臂,含 7 个外显子,编码 285 个氨基酸残基组成的转运蛋白,主要作用是介导胆固醇从胞质转运至线粒体内膜,为类固醇激素生成过程的限速步骤。

CLAH 的致病原因主要是两次打击学说,首次打击源于 *StAR* 基因的缺陷,导致大部分类固醇生成障碍。肾上腺皮质激素和性激素合成减少反馈刺激 ACTH 和 LH 分泌增加,从而引起细胞内第二信使——环磷酸腺苷增多,最终导致细胞对低密度脂蛋白胆固醇的摄取以及胆固醇的合成增加,大量聚积的胆固醇和胆固醇酯通过对细胞器挤压造成结构性破坏以及自身氧化产物的毒性作用,最终导致细胞合成类固醇能力完全丧失。

**4. CLAH 的临床表现**

(1) 经典型:大部分 CLAH 患者的临床表现为经典型。患儿出生后 2 周内出现肾上腺皮质功能不全症状,如呕吐、腹泻、脱水、生长发育迟缓,皮肤色素沉着,甚至拒食、低血容量性休克等。部分患者在 6 个月甚至 1 岁时才有失盐症状。CLAH 患者其他表现还包括免疫功能低下,也有婴儿猝死的报道。由于性激素合成障碍,不论男女,出生时外生殖器均为女性外观。染色体核型为 46,XY 的患儿可有隐睾,睾丸可位于腹腔内或腹股沟内,由于 Sertoli 细胞功能正常分泌抗米勒管因子,故不存在宫颈、输卵管和子宫等米勒管结构。染色体核型为 46,XX 的患儿有正常女性内外生殖器,成人时期可有乳房发育及不规律,无排卵的月经周期,月经来潮后可出现卵巢早衰现象。由于过度的 LH 刺激,部分女性可发生卵巢囊肿,甚至卵巢扭转,严重时威胁生命。

(2) 非经典型:目前,一般认为 StAR 酶活性残留 10%以上时，大都表现为非经典型。这类患儿发病年龄通常较经典型患儿发病晚，也有成人期发病的报道。临床表现多样，以耐力差、皮肤色素沉着等糖皮质激素功能不足为主要表现，通常无脱水、失盐的症状。有些患者在应激后才诱发失盐和肾上腺危象。性发育障碍早期通常不典型，男性患者可存在隐睾、小睾丸、小阴茎等不同程度男性化不全表现。

**5. 该患儿需要做染色体核型分析吗？**

无论染色体为46，XX还是46，XY，该病患者均为女性外生殖器表型。染色体为46，XX的患者青春期可有自发性的第二性征发育，月经不规则来潮，但成年后可有卵巢衰竭表现。故诊断此类疾病患者均建议行染色体检查。该患儿行染色体检查，核型为46，XY，血清FSH 86 IU/L，LH 104 IU/L，$E_2$ 0.036 6 pmol/L，睾酮<0.69 nmol/L。患儿临床表现完全为女性，社会性别为女性，因睾丸可能有癌变可能，故需进一步检查排除睾丸组织存在，建议完善HCG激发试验评估。腹部B超未见子宫、卵巢，大小阴唇及腹股沟区未探及睾丸回声，双侧肾上腺未见异常回声。妇科检查示：大小阴唇发育不良，阴道为盲端，无阴毛。患儿抚养性别为女性，生殖器外阴表型及患者心理性别均为女性，家属同意后患儿15岁开始以炔雌醇12.5 mg/d替代治疗。

**6. CLAH的治疗方法有哪些？**

应立刻给予确诊CLAH的患者氢化可的松及氟氢可的松替代治疗，推荐剂量为每日10～12 mg/m²，分2～3次给药，早晨给予日总量的1/2～2/3，氟氢可的松0.05～0.2 mg/d，根据血压、血钠、血钾、肾素的浓度调整氟氢可的松的剂量。在随诊过程中，需注意该类患者生长发育情况的评估。

本例患儿在生后55 d开始口服氢化可的松4 mg/d，9α-氟氢可的松0.1 mg/d，每日在婴奶中加入钠盐2 g，上述治疗2周后，临床失盐症状明显改善，脱水纠正，皮肤颜色变浅，出院。出院后氢化可的松量减至 2 mg/d，9α-氟氢可的松用量 0.05 mg/d。

对肾上腺皮质功能不足的患者需警惕肾上腺危象的发生。肾上腺危象是指在各种应激状态下肾上腺皮质发生急性功能衰竭时所产生的危急综合征。肾上腺危象为儿科常见危重症，病情凶险，进展迅速，如不及时救治可致患儿死亡。临床上常以高热、恶心、呕吐、脱水、严重低血压、休克甚至惊厥、昏迷等为特征。实验室检查可有低血糖、低血钠、高血钾、代谢性酸中毒等多系统损害。肾上腺皮质功能不足的治疗原则包括：① 补充肾上腺皮质激素，第一个 24 h 氢化可的松总量 10 mg/kg 静脉滴入，根据病情可 6～8 h 重复 1 次；第 2 个 24 h 总量 5 mg/kg 静脉滴入，病情缓解后改为口服，逐渐减至维持量。在补充糖皮质激素的同时患儿仍有低钠血症或失盐型患儿，可给予氟氢可的松 0.05～0.2 mg/d 口服。② 纠正脱水及电解质紊乱。输液的成分及数量应根据年龄、脱水程度、低钠血症及心功能情况而定。对于 pH 值$<7.1$，$HCO_3^- < 12$ mmol/L，应补充碳酸氢钠，并动态监测。③ 存在感染时积极抗感染治疗及其他对症治疗。

**7. CLAH 的预防措施有哪些？**

(1) 对已经明确诊断 CLAH 的患者，需警惕肾上腺危象的发生，当有发热、呕吐、腹泻等危象的诱因时，应及时增加糖皮质激素的用量。当应激情况解除后，尽快恢复原剂量，以免过量。

(2) 本病为常染色体隐性遗传病，无法根治，已生育 CLAH 患儿的母亲再次怀孕时应行产前诊断。

## 参考文献

1. Rushworth R L, Torpy D J, Falhammar H. Adrenal Crisis[J]. N Engl J

Med, 2019, 381(9): 852 - 861.
2. Huang Z, Ye J, Han L, et al. Identification of five novel STAR variants in ten Chinese patients with congenital lipoid adrenal hyperplasia [J]. Steroids, 2016(108): 85 - 91.
3. Flück C E, Pandey A V, Dick B, et al. Characterization of novel StAR (steroidogenic acute regulatory protein) mutations causing non-classic lipoid adrenal hyperplasia[J]. PLoS One, 2011, 6(5): e20178.
4. Miller W L. Disorders in the initial steps of steroid hormone synthesis[J]. J Steroid Biochem Mol Biol, 2017, 165(Pt A): 18 - 37.
5. Sahakitrungruang T, Soccio R E, Lang-Muritano M, et al. Clinical, genetic, and functional characterization of four patients carrying partial loss-of-function mutations in the steroidogenic acute regulatory protein (StAR)[J]. J Clin Endocrinol Metab, 2010, 95(7): 3352 - 3359.

(上海交通大学医学院附属新华医院 张开创,韩连书)

## 病例 27

# 皮肤发黑,呕吐 20 天——*DAX* - 1 基因突变

## 一、病史

【现病史】患儿,男,出生 25 d。因“皮肤发黑,呕吐 20 d”入院。患儿生后不久即表现为全身皮肤发黑,偶有呕吐、纳乳欠佳及嗜睡,于当地诊所行针刺放血及中药治疗,家长诉皮肤颜色及每日奶量较前稍好转,但仍有明显呕吐,故至我院就诊。否认病程中有发热、抽搐等表现。

【体格检查】体温 36.8 ℃,心率 135 次 /min,呼吸 38 次 /min,血压 70 /36 mmHg,头围 33 cm,身长 51 cm,胸围 32 cm,体重 3 300 g。患儿神清,反应可,无特殊面容,全身皮肤发黑;呼吸平稳,肺部未及明显干湿性啰音。心音有力、律齐、未及明显杂音。四肢肌张力正常,四肢暖。男婴外生殖器外观,无尿道下裂,睾丸位于阴囊内。

【个人史】患儿系 G3P1,为足月剖宫产,出生体重 3 100 g,Apgar 评分 10—10—10。父母体健,母亲前 2 次怀孕因社会因素行人工流产。患儿生后母乳喂养。

## 二、诊疗解析

**1. 该患儿初步诊断是什么?需完善哪些实验室检查以明确诊断?**

患儿为新生儿期发病,临床表现有全身皮肤色素沉着、呕吐、

精神萎靡表现,需考虑为先天性肾上腺皮质功能不全。需完善血常规、血生化、肾上腺激素、性激素、17α－OHP、电解质、血气分析、病原菌及炎症指标等检查。考虑肾上腺疾病需警惕肾上腺危象的发生。

实验室检查：血糖 4.8 mmol/L，钠 120.4 mmol/L，钾 6.09 mmol/L，睾酮＜0.69 nmol/L。血气分析：pH 值 7.45，$PCO_2$ 21 mmHg，$HCO_3^-$ 14.4 mmol/L，BE －8.9 mmol/L。甲状腺功能：TSH 8.54 mIU/L，$FT_4$ 22.06 pmol/L。肾上腺功能：ACTH 1 942 ng/L，皮质醇 62.69 nmol/L，17α－OHP 正常。患儿 C 反应蛋白(C reactive protein，CRP)、血常规及白介素系列均正常，TORCH 检测正常。LHRH 激发试验：LH (0 min) 0.27 IU/L，FSH(0 min) 4.9 IU/L，LH(60 min) 2.1 IU/L，FSH (60 min) 8.0 IU/L

**2. 依据患儿临床表现及实验室检查，该患儿需考虑哪些疾病?**

患儿临床有全身皮肤色素沉着、呕吐、纳差等表现，均支持先天性肾上腺皮质功能不全诊断。新生儿筛查及 17α－OHP 复查均正常，故不支持先天性肾上腺皮质增生症常见的 21－羟化酶缺乏症及 11β－羟化酶缺乏症。新生儿期发病的肾上腺性疾病主要为感染和遗传因素。该患儿病原菌及炎症指标均正常，故不考虑感染因素，应重点考虑为遗传因素，需与以下疾病相鉴别。

(1) *DAX*－1 基因缺陷。*DAX*－1 基因属于核受体亚家族，位于 X 染色体，编码细胞核受体超家族的一种孤儿蛋白——DAX－1蛋白。*DAX*－1 基因在肾上腺皮质、垂体、下丘脑以及睾丸间质细胞、支持细胞、卵泡膜和颗粒层细胞的发育过程中起关键作用。典型的表现有性腺发育不良、盐皮质激素以及糖皮质激素缺乏的症状，如纳差、呕吐以及喂养困难、营养状况差表现。尽管大多数患者有原发性肾上腺皮质功能减退表现，少数患者性腺发育可正常，甚至有患儿可出现性早熟表现。本例患儿有盐皮质及糖皮质激素低下，性激素为低促性性腺功能减退症，行 *DAX* - 1 基因检测发现患者 1 号外显子 C. 676delG 半合突变，导致氨基酸 p. Ala2261Leufs * 38 突变，家系分析患儿母亲 *DAX* - 1 基因在该位点杂合突变。结合患儿临床表现，故确诊该病。

（2）*SF* - 1 基因缺陷。*SF* - 1 基因是一种非典型孤核受体，对人体生长发育具有重要生理意义。*SF* - 1 基因缺陷是指由于其编码基因 *NR*5*A*1 突变导致下丘脑垂体性腺轴和肾上腺组织发育及功能障碍，造成先天性性腺发育异常或（和）肾上腺皮质功能障碍。*SF* - 1 基因缺陷在临床上以性腺发育异常表现更为突出，远较肾上腺功能不足显著。① 对下丘脑垂体的影响：患儿可表现为低促性腺激素性性腺发育不良，FSH 及 LH 功能低下。② 对肾上腺的影响：肾上腺皮质功能不全的表现有皮肤色素沉着、呕吐、腹泻等，甚至肾上腺危象，但并不是所有患者有肾上腺受累表现。③ 对性腺的影响：46，XY 患者临床表现可有小阴茎和不同程度的尿道下裂，甚至可见完全女性表型，也可有成年期精子生成障碍而不育；46，XX 患者相对隐匿，早期大多无异常，青春期患儿可见性发育迟缓、卵巢发育不全、卵泡成熟障碍和原发性闭经。

**3. *DAX* - 1 基因缺陷的发病机制是什么？**

*DAX* - 1 基因属于孤核受体超家族成员，位于 Xp21，全长 5.02 kb，包括 2 个外显子和 1 个内含子，编码含 470 个氨基酸的蛋白质。*DAX* - 1 基因广泛表达于下丘脑垂体、肾上腺、性腺，在肾上腺皮质和下丘脑—垂体—性腺轴的发生和分化过程中发挥重要作用。*DAX* - 1 基因突变可导致肾上腺皮质发育不良以及性激素合成缺陷。在小鼠模型中，*DAX* - 1 基因过度表达可削弱 *SRY* 基因的功能，引起 XY 雄性小鼠性反转，而 *DAX* - 1 基因敲除的

雄性小鼠性腺机能减退、精子发生异常、生精上皮细胞退化，说明 *DAX*－1 基因突变的表型及其类型之间存在一定的相关性。*DAX*－1 基因突变可导致下丘脑 GnRH 细胞和垂体产生黄体生成素及卵泡刺激素细胞的发育障碍，进一步导致睾丸发育不良。由于 DAX－1 蛋白对睾丸间质细胞有直接的作用，患者的性腺功能异常不仅包括低促性腺激素性性腺功能减退，还包括不依赖于垂体功能的原发睾丸功能缺陷。

**4. *DAX*－1 基因缺陷的临床表现有哪些？**

*DAX*－1 基因缺陷是一种 X 连锁性隐性遗传病，故临床多见男性发病，女性多为携带者。一般早发病者临床症状多较重，常见于新生儿或婴儿期即出现典型的肾上腺皮质功能不足，具体的临床表现有：

（1）典型的 X－连锁的先天性肾上腺功能减退。40％的男性患儿在生后 2 个月即表现出肾上腺功能不全，有的在童年期逐渐表现。男性患儿由于盐皮质激素以及糖皮质激素的缺乏，表现为全身皮肤色素沉着、失盐危象，如纳差、呕吐、腹痛以及低体重、喂养困难、营养状况差，有的表现为乏力、虚弱、脱水。影像学可见肾上腺体积较小或正常，部分患儿肾上腺发育欠佳。

（2）下丘脑垂体及性腺发育障碍。*DAX*－1 基因突变患者可能存在下丘脑和垂体层面的功能缺陷，损伤程度存在个体差异，通常有低促性腺激素性性腺功能减退，LH、FSH 和性激素水平均偏低。由于 *DAX*－1 为 X 连锁的遗传性疾病，故多见于男性患者，极少数男性 *DAX*－1 基因突变患者的下丘脑和垂体功能接近正常，促性腺激素和性激素可正常，而仅表现为生精障碍。

**5. *DAX*－1 基因缺陷的治疗包括哪些？**

先天性肾上腺皮质功能不足的患者如果治疗不及时，或存在感染等可使病情加重的诱因时，可发生肾上腺危象，应做好患儿的宣教工作。*DAX*－1 缺陷的治疗主要是糖皮质激素和盐皮质激素的替代治疗。首选氢化可的松和氟氢可的松，推荐氢化可的松剂量为每日 10～12 mg/$m^2$，分 2～3 次给药，氟氢可的松为 0.05～0.2 mg。一旦确诊该病，应立刻给予终身治疗，并加入钠盐的摄入，以纠正水盐代谢紊乱，药物剂量应做到个体化。对于性腺或第二性征发育不全的患者可依据病情给予性激素治疗，部分低促性腺激素性性腺功能减退患者可试用促性腺激素治疗。

**6. *DAX*－1 基因缺陷的预防**

*DAX*－1 基因缺陷为遗传性疾病，该病无法根治。先天性肾上腺不足的患者治疗不及时或有感染、外伤等诱因时及，极易发生肾上腺危象，如抢救不及时，可发展至休克、昏迷、死亡。应对患者和家属给予相应的宣教工作。

对患者强调孕期保健，对诊断 *DAX*－1 缺陷明确的患者应进行遗传咨询。患者的姐妹和姨母可能是杂合子，建议进行基因检测。

## 参 考 文 献


1. Suthiworachai C, Tammachote R, Srichomthong C, et al. Identification and functional analysis of six *DAX*1 mutations in patients with X-linked adrenal hypoplasia congenita[J]. J Endocr Soc, 2018, 3(1): 171－180.
2. Suntharalingham J P, Buonocore F, Duncan A J, et al. DAX－1 (NR0B1) and steroidogenic factor－1 (SF－1, NR5A1) in human disease[J]. Best Pract Res Clin Endocrinol Metab, 2015, 29(4): 607－619.
3. Landau Z, Hanukoglu A, Sack J, et al. Clinical and genetic heterogeneity of congenital adrenal hypoplasia due to NR0B1 gene mutations[J]. Clin Endocrinol (Oxf), 2010, 72(4): 448－454.
4. Lin L, Gu W X, Ozisik G, et al. Analysis of DAX1 (NR0B1) and steroidogenic factor－1 (NR5A1) in children and adults with primary

adrenal failure: ten years' experience[J]. J Clin Endocrinol Metab, 2006, 91(8): 3048 - 3054.

5. El-Khairi R, Martinez-Aguayo A, Ferraz-de-Souza B, et al. Role of DAX - 1 (NR0B1) and steroidogenic factor - 1 (NR5A1) in human adrenal function[J]. Endocr Dev, 2011(20): 38 - 46.

（上海交通大学医学院附属新华医院　张开创，韩连书）

# 病例 28

# 出生后发现阴蒂肥大——P450 氧化还原酶缺陷症(PORD)

## 一、病史

【现病史】患儿,女,4 岁 3 个月。因发现“阴蒂肥大 4 年余”就诊。患儿生后即发现阴蒂肥大,形似阴茎,伴有外阴色素沉着,无阴毛发育,无呕吐、腹泻,身高、体重增长良好,家长未重视,3 个月前才于当地医院就诊。查 17α - OHP 12.59 μg/L(儿童正常值<2.32 μg/L),促肾上腺皮质激素 63 ng/L,睾酮 0.14 μg/L,雄烯二酮<0.3 μg/L,皮质醇、电解质均正常,染色体核型 46,XX。外生殖器 B 超示:双侧外阴及腹股沟未探及睾丸回声,盆腔内可见子宫和右侧卵巢回声,双侧腹股沟疝。拟诊“两性畸形”转至我院。

【体格检查】精神反应佳,体形匀称,身高 106 cm,体重 17 kg,特殊面容(额头突出、耳位低、塌鼻梁),胸廓无畸形,双侧乳房 B1 期,乳晕色稍深,心肺听诊无异常,腹部平软,肝脾肋下未及,阴蒂肥大似阴茎,长约 2.0 cm,大阴唇色素沉着,无阴毛发育。脊柱生理性弯曲存在,四肢活动正常,无畸形,肌张力和肌力正常。

【个人史】G1P1,足月剖宫产,否认抢救窒息史,出生体重 3 000 g,身长 50 cm。运动发育正常:3 个月会抬头,5 个月会坐,11 个月会扶站,13 个月会独走。语言发育落后:2.5 岁开始会叫爸妈,4 岁 3 个月只会说叠词。视力正常,出生时听力筛查通过。父母为四代直系近亲,家族中否认类似疾病患者,否认遗传代谢病史。父亲身高 174 cm,母亲身高 155 cm。

## 二、诊疗解析

**1. 该病例的诊断和鉴别诊断思路是什么？**

患儿社会性别为女性，染色体核型为46，XX，性腺为卵巢和子宫，无睾丸组织，外生殖器呈现男性化，故考虑为假两性畸形，可因胎儿期雄激素增多、母体或外源性雄激素增多所致。胎儿雄激素分泌过多最常见于先天性肾上腺皮质增生症，其中具有女性男性化表现的有21-羟化酶缺乏症、11β-羟化酶缺乏症、3β-羟类固醇脱氢酶缺乏症及PORD。母体雄激素过多疾病通常由于肾上腺或卵巢肿瘤所致，外源性雄激素或孕激素摄入为另一罕见原因。患儿17α-OHP和促肾上腺皮质激素升高，故首先考虑先天性肾上腺皮质增生症，需做如下鉴别。

（1）21-羟化酶缺乏症：单纯男性化型女孩出生时可有性别模糊，外阴呈不同程度的男性化，男孩因婴儿期雄激素受体不敏感，新生儿和婴儿期可无阴茎增大，通常在3～7岁时因阴茎增大和阴毛发育就诊。实验室检查示17α-OHP、促肾上腺皮质激素、睾酮、雄烯二酮水平升高，皮质醇水平降低，电解质正常。该患儿雄激素水平无增高，皮质醇水平在正常范围，故单纯21-羟化酶缺乏症暂不考虑。

（2）11β-羟化酶缺乏症：11β-羟化酶缺陷导致脱氧皮质酮和11-脱氧皮质醇明显增高，因脱氧皮质酮具有比醛固酮强数倍的盐皮质激素效应（保钠、排钾、升血压作用），经典型患者常表现为高血容量性高血压、盐潴留和低钾血症，血浆肾素活性受抑制，同时伴有高雄激素血症导致男性性早熟、女性男性化和多囊卵巢。该患儿无电解质紊乱及高血压，雄激素水平无增高，故不考虑。

(3) 3β-羟类固醇脱氢酶缺乏症：分为Ⅰ型(3βHSD1缺陷)和Ⅱ型(3βHSD2缺陷)。3βHSD1存在于胎盘、乳腺、肝脏、脑等组织，孕早期活性低，孕12周后增加，由于胎盘不能合成孕激素，胎儿不能存活，目前尚无该型的报道。3βHSD2在肾上腺、性腺表达，活性是3βHSD1的1/5，孕早期持续表达，该酶缺陷导致患者不能将△5-类固醇(孕烯醇酮、17-羟孕烯醇酮、脱氢表雄酮)转变为△4-类固醇(孕酮、17α-OHP、△4-雄烯二酮)，导致醛固酮、皮质醇、性激素合成减少，而过多的酶底物中一小部分可经周围组织的3βHSD1产生雄激素、17α-OHP、雄烯二酮，致使经典型女性患者阴蒂肥大和轻度男性化。实验室检查示：17-羟孕烯醇酮、脱氢表雄酮水平显著增高，促肾上腺皮质激素、肾素水平增高，醛固酮、皮质醇、雄烯二酮、睾酮水平减低，17α-OHP水平升高或正常，△5-类固醇/△4-类固醇激素比值增高。该患儿男性化程度重，无失盐表现，皮质醇在正常范围，不作为首要考虑，需完善脱氢表雄酮、17-孕烯醇酮、醛固酮、肾素水平检测进一步排除。

(4) PORD：临床表现轻重不一，重者婴儿期可见外生殖器模棱两可、皮质醇缺乏和安特-比克斯勒综合征(Antley-Bixler综合征，颅缝早闭、短头畸形、尺桡骨或桡肱骨融合、股骨弯曲、蜘蛛指/趾、面中线发育不良、眼球突出和后鼻孔狭窄)，轻者女性可表现为多囊卵巢综合征，男性可表现为性腺功能不全。通常电解质和醛固酮水平在正常范围，皮质醇接近正常且对促肾上腺皮质激素刺激反应差，17α-OHP升高但对促肾上腺皮质激素刺激反应不一。脱氢表雄酮、睾酮、雄烯二酮水平通常降低。该患儿存在前额突出，面中部发育不良(塌鼻梁、耳位低)，女性外生殖器男性化表现而雄激素无升高，皮质醇电解质在正常范围，需考虑PORD的可能，完善基因检测以进一步明确。

**2. 为进一步明确诊断，该患儿还需完善哪些实验室检查？**

患儿首先考虑先天性肾上腺皮质增生症，需复查或完善 17α-OHP、促肾上腺皮质激素、皮质醇、睾酮、雄烯二酮、硫酸脱氢表雄酮、醛固酮、肾素、电解质的检测，同时检测先天性肾上腺皮质增生症相关基因。该患儿存在特殊面容（前额突出、耳位低、塌鼻梁）、语言发育落后，身高、体重及运动发育正常，父母为直系四代的近亲结婚，需排除其他遗传病的可能，完善头颅 MRI、评估有无构音障碍、发音障碍或听力障碍等进一步鉴别语言落后的病因。

（1）实验室检查：17α-OHP 20.85 μg/L；促肾上腺皮质激素（8:00 am）75 ng/L；皮质醇（8:00 am）1.88 μg/L；醛固酮 68.37 ng/L；肾素活性 1.01 μg/(L·h)；雄烯二酮<0.3 μg/L；硫酸脱氢表雄酮 1.77 μg/L；性激素：睾酮 0.15 μg/L；$E_2$ 18.52 ng/L，LH <0.07 IU/L，FSH 6.02 IU/L；电解质：钠 138.4 mmol/L，钾 4.81 mmol/L，氯 107 mmol/L；其他：β-HCG<1.0 IU/L，催乳素 11.04 μg/L。全外显子测序：*POR* 基因：c.1370G>A（p.R457H）纯合突变，为已知致病性突变，来自父母。

（2）影像学检查：头颅 MRI 未见异常。

（3）听力检测：双耳听力下降，听性脑干反应（auditory brainstem response，ABR）阈值：左侧 90 dB nHL，右侧 85 dB nHL，ABR 潜伏期双侧刺激声强度为 80 dB nHL。

**3. 该患儿的诊断是什么？该疾病的发病机制和临床表现是什么？**

该患儿系 4 岁 3 个月女孩，以外生殖器男性化为主要表现，伴有特殊面容（前额突出、耳位低、塌鼻梁），无失盐症状，无四肢畸形或关节活动受限，实验室检查示：17α-OHP、促肾上腺皮质激素水平轻度增高，脱氢表雄酮、雄烯二酮、睾酮降低，皮质醇、醛固酮、肾素、电解质水平正常，结合 *POR* 基因检测到纯合致病性突变，确诊 PORD。

PORD 的发病机制：PORD（OMIM ＃ 613571 和 OMIM ＃ 201750）是一种罕见的常染色体隐性遗传病。1985 年 Peterson 等首次报道该疾病，目前发病率不详，已报道的病例中大都来自日本和欧洲。因 *POR* 基因突变导致 POR 蛋白功能异常。该蛋白是一种膜结合黄素蛋白，将电子从还原型烟酰胺腺嘌呤二核苷酸磷酸（NADPH）传递给细胞色素 P450 酶，用于药物和毒素代谢以及类固醇激素合成。*POR* 基因缺陷可不同程度地影响各种 P450 酶（见图 2－2－1），导致临床表现和激素水平差异巨大。17α－羟化酶（*CYP*17*A*1）、21－羟化酶（*CYP*21*A*2）和芳香化酶（*CYP*19*A*1）均需从 NADPH 通过 *POR* 获得电子参与皮质醇合成，因此，*POR* 基因缺陷可导致兼有 *CYP*17*A*1 和 *CYP*21*A*2 基因缺陷特征的

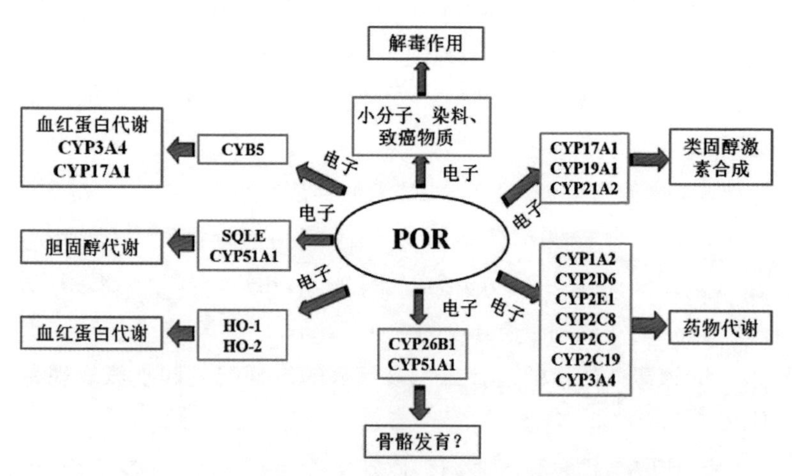


**图 2－2－1　P450 氧化还原酶（POR）参与多种生物代谢**

注　SQLE：鲨烯环氧化酶；CYP51A1：羊毛甾醇 14α－去甲基酶；CYP17A1：17α－羟化酶，17、20－裂解酶；CYP21A2：21－羟化酶；CYP19A1：芳香化酶；HO－1：血红素氧合酶－1；HO－2：血红素氧合酶－2；CYB5：细胞色素 B5；CYP3A4：细胞色素 P4503A4，其他以此类推。

先天性肾上腺皮质增生症。国际上已报道 *POR* 基因突变 90 余种，p. A287P 为欧洲人群的热点突变，p. R457H 是亚洲人群的热点突变；前者常无 CYP19A1 活性降低，而后者常导致明显的 CYP19A1 活性降低。

PORD 的临床表现轻重不一，表型多样。

(1) 两性畸形：70%～75%的患者有外生殖器模糊，主要由于睾酮、双氢睾酮合成减少及从睾酮形成雌激素障碍有关。女性患儿因胎儿期暴露于过高的雄激素水平，导致出生时表现为阴蒂肥大、阴唇融合等，其雄激素可能来源于芳香化酶失活或通过性激素旁路途径(后门途径)产生双氢睾酮(见图 2-2-2)，此过程无需胆固醇中间产物如雄烯二酮和睾酮。男性患儿表现为不同程度男性化不全，比如小阴茎、会阴、阴囊型尿道下裂、青春不发育等。

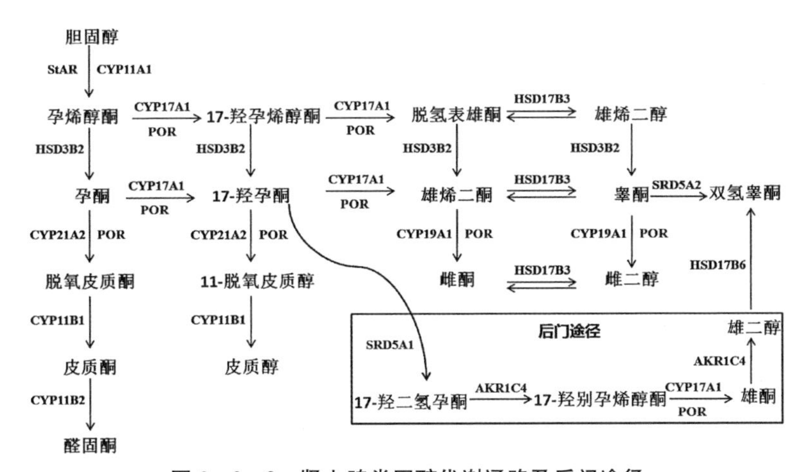


**图 2-2-2 肾上腺类固醇代谢通路及后门途径**

注 StAR：急性调节蛋白；CYP11A1：P450Scc，20、22 碳链裂解酶；CYP17A1：17α-羟化酶；POR：细胞色素 P450 氧化还原酶；HSD17B3：17β-羟类固醇脱氢酶 3；HSD3B2：3β-羟类固醇脱氢酶；SRD5A2：5α-还原酶 2 型；SRD5A1：5α-还原酶 1 型；CYP21A2：21-羟化酶；CYP11B1：11β-羟化酶 1；CYP11B2：11β-羟化酶 2；CYP19A1：芳香化酶；AKR1C4：3α-羟基类固醇脱氢酶 1；HSD17B6：17β-羟基类固醇脱氢酶 6。

(2) 肾上腺皮质功能紊乱：通常患者盐皮质激素和电解质正常，基础皮质醇在正常范围，但对促肾上腺皮质激素刺激反应差，17α-OHP、孕酮、17-羟孕烯醇酮蓄积，但程度不及*CYP21A2*基因缺陷，且17α-OHP对促肾上腺皮质激素反应不一，性激素水平降低，脱氢表雄酮、雄烯二酮降低。2018年，一篇综述了49例PORD患者的ACTH激发试验结果显示，78%(38/49)的患者存在肾上腺皮质功能不足。

(3) 骨骼畸形：文献报道80%～90%患者有不同程度的类似Antley-Bixler综合征的骨骼畸形，如颅面(颅缝早闭、短头畸形、面中线发育不良、眼球突出)、手足(细长指、畸形足、骨掌跖骨融合)、大关节(桡尺骨或桡肱骨融合)及其他(脊柱侧弯、鸡胸)。较严重患儿可有股骨弯曲、新生儿骨折、鼻后孔闭锁。骨骼畸形的发生机制尚不清楚，可能与软骨细胞内胆固醇合成的CYP51A1和鲨烯环氧化酶(squalene epoxidase, SQLE)活性降低有关。

(4) 多囊卵巢：部分女性患者可因闭经和多囊卵巢就诊，主要由于雌激素缺乏导致促性腺激素增高，不断刺激卵巢引起多囊样改变或卵巢囊肿。还可能由于CYP51A1功能缺陷导致促减数分裂甾醇合成减少，进一步导致减数分裂和卵母细胞成熟障碍。虽然PORD患儿可出现卵巢多囊样改变，但与多囊卵巢综合征患者体内高雄激素水平不同，PORD患者体内雄激素水平正常或降低。

(5) 母孕期男性化表现：文献报道20%～40%患儿(尤其是携带*R457H*基因突变者)母亲妊娠期存在雄性化表现，如声音低沉、面部痤疮、多毛等，分娩后明显缓解。该病可能的发病机制是胎盘*CYP19A1*基因缺陷导致雌激素合成减少；另一种机制是PORD胎儿肾上腺大量17α-OHP通过后门途径，导致产生过多的双氢睾酮。

**4. 该患儿存在语言发育落后，是否因为 PORD 所致？**

该患儿语言发育明显落后于同年龄儿童，构音和发音正常，头颅 MRI 排除颅内病变。因部分 PORD 患者伴有耳畸形和传导性耳聋，对该患儿进行听力检测提示感音神经性耳聋，考虑耳聋导致了语言发育落后，可在纠正听力障碍后再评估语言能力。

**5. 该患儿基础皮质醇正常，促肾上腺皮质激素稍高，是否需要进一步评估皮质醇缺乏的程度？如何评估？**

该疾病大多数患儿基础皮质醇正常，但促肾上腺皮质激素激发后皮质醇反应不佳，在并发感染、手术、外伤等应激情况下易出现肾上腺功能不全的症状。故尽管该患儿基础皮质醇正常，仍需采用促肾上腺皮质激素刺激试验评估皮质醇缺乏的程度。

促肾上腺皮质激素刺激试验对诊断所有类型先天性肾上腺皮质增生症至关重要，根据下丘脑—垂体—肾上腺轴反馈抑制的原理，通过观察肾上腺皮质对促肾上腺皮质激素反应的强弱来判断肾上腺皮质的贮备功能。促肾上腺皮质激素刺激肾上腺会导致类固醇生产增多，并会导致缺陷酶上游类固醇激素蓄积。临床上常采用 60 min 试验法，患儿需空腹，通过静脉给予单剂量促肾上腺皮质激素（＜6 个月为62.5 μg，6 个月～2 岁为 125 μg，＞2 岁为 250 μg），并在 0 和60 min分别测定皮质醇值和其他类固醇激素。正常人给予促肾上腺皮质激素后皮质醇升高达基础值的 2～5 倍，皮质醇峰值＞550 nmol/L（2 μg/L），或较基础值增加＞200 nmol/L（726 ng/L），17α－OHP、脱氢表雄酮水平正常或略有升高。若促肾上腺皮质激素后皮质醇峰值＜550 nmol/L，提示肾上腺皮质功能贮备不足。

**6. 该病例可采取哪些治疗方法？效果如何？**

（1）治疗原则：采用糖皮质激素和性激素替代治疗，骨骼畸形及外生殖器畸形进行外科矫形。

(2) 治疗方案：① 根据皮质醇缺乏的程度予以氢化可的松替代治疗，基础皮质醇水平低的患者需要永久的皮质醇替代，儿童一般剂量为8～9 mg/($m^2$ · d)，分2～3次口服，在应激情况下增加至平日剂量的2～3倍。② 外生殖器存在两性畸形的患儿(女性阴蒂肥大、阴唇融合，男性尿道下裂、隐睾等)需行外科矫形手术；男性小阴茎患儿可予双氢睾酮凝胶外用。③ 性激素替代治疗：一般青春期予以生理替代量的性激素治疗。该疾病女性卵巢囊肿相对难控制，需妇科评估手术指征，必要时采取外科手术切除囊肿联合性激素替代治疗，预防复发。④ 骨骼畸形需骨科行功能评估和矫形，伴发鼻后孔狭窄的严重病例容易反复呼吸道感染，可行气管造口术。

(3) 具体治疗：① 氢化可的松5 mg/d，分2次口服，在应激情况下增加至平日剂量的2～3倍；② 外科予阴蒂整形重建；③ 五官科予佩戴助听器，儿保科予语言康复训练；④ 完善左手腕关节、双侧肘关节、膝关节X线片检测，评估有无大关节融合畸形；⑤ 患儿现处于青春期前，暂无须性激素替代治疗。

(4) 随访结果：① 氢化可的松治疗后各项代谢指标结果如表2-2-3所示。② 子宫卵巢B超：子宫大小16 mm×8 mm×6 mm；左侧卵巢大小为11 mm×6 mm×6 mm，可见多个小卵泡，最大直径＜4 mm；右侧卵巢大小12 mm×7 mm×7 mm，可见多个小卵泡，最大直径＜4 mm。③ 影像学检查：左手腕关节骨龄为3岁6个月，无骨质融合；双侧肘关节和膝关节X线片示无异常，无骨质融合。④ 患儿佩戴助听器后，经过语言康复训练，语言能力提高明显，最后一次随访时(5岁)会说短句，口齿清晰。

**表 2-2-3　氢化可的松治疗后各项代谢指标结果**

| 治疗后 | 17α-OHP (μg/L) | 促肾上腺皮质激素 (ng/L) | 皮质醇 (μg/L) | 雄烯二酮 (μg/L) | 睾酮 (μg/L) | 钠 (mmol/L) | 钾 (mmol/L) |
|---|---|---|---|---|---|---|---|
| 2个月 | 0.90 | 5.39 | 373 | <0.3 | 0.14 | 135 | 4.3 |
| 3个月 | 1.40 | <5.00 | 2 277 | <0.3 | <0.07 | 138 | 4.0 |
| 4个月 | 18.21 | 89.70 | 871 | <0.3 | <0.07 | 136 | 3.8 |
| 5个月 | 10.08 | 120.01 | 258 | <0.3 | <0.07 | 136 | 4.1 |
| 7个月 | 210 | 50.07 | 2.10 | <0.3 | 0 | 139 | 4.2 |

## 参 考 文 献

1. Krone N, Dhir V, Ivison H E, et al. Congenital adrenal hyperplasia and P450 oxidoreductase deficiency[J]. Clin Endocrinol (Oxf), 2007, 66(2): 162-172.
2. Flück C E, Pandey A V. Clinical and biochemical consequences of p450 oxidoreductase deficiency[J]. Endocr Dev, 2011(20): 63-79.
3. Bai Y, Li J, Wang X. Cytochrome P450 oxidoreductase deficiency caused by R457H mutation in POR gene in Chinese: case report and literature review[J]. J Ovarian Res, 2017, 10(1): 16.
4. Fan L, Ren X, Song Y, Su C, et al. Novel phenotypes and genotypes in Antley-Bixler syndrome caused by cytochrome P450 oxidoreductase deficiency: based on the first cohort of Chinese children[J]. Orphanet J Rare Dis, 2019(14): 299.
5. Dean B, Chrisp G L, Quartararo M, et al, P450 oxidoreductase deficiency: a systematic review and Meta-analysis of genotypes, phenotypes, and their relationships[J]. J Clin Endocrinol Metab, 2020, 105(3): dgz255.

（上海交通大学医学院附属新华医院　陆德云，余永国）

# 病例 29

# 体重增加明显，生长缓慢——库欣综合征

## 一、病史

【现病史】患儿，男，2 岁 9 个月。因“体重明显增加、毛发增多半年”入院。近半年发现患儿体重明显增加，半年增重 6 kg，身高增缓慢，半年长高 2 cm，躯干部毛发渐增多，脾气变差，容易激惹和发怒，遂就诊。患儿此次病程中，无头晕、恶心、呕吐，胃口好，食量大，睡眠欠佳，二便无殊。

【体格检查】体温 37 ℃，呼吸 20 次/min，脉搏 110 次/min，身高 90 cm（P10），体重 17 kg（第 95 百分位数），血压 131/85 mmHg，BMI 21 kg/m$^2$（>第 95 百分位数）。患儿神清，反应可，向心性肥胖，满月脸，躯干部皮下脂肪较多，额、颈部及背部毛发浓密，下肢多毛。皮肤无痤疮及色素沉着，大腿皮肤可见紫纹。心律齐，心音有力，未及杂音；双肺呼吸音粗，未及啰音；腹膨软，未见浅表静脉怒张，未及胃型及肠蠕动波，腹部未及肿块，肝脏和脾脏肋下未及，腹部无压痛，无反跳痛，无肌卫，未及包块。叩诊呈鼓音，双肾区叩击痛（—），移动性浊音（—）。肠鸣音 4 次/min。四肢活动可，神经系统无阳性体征。双侧乳房 B1 期，隐匿阴茎，阴茎长 4 cm，双侧睾丸位于阴囊内，容积约 3 mL，质地可，未见阴毛。

【个人史】患儿系 G1P1，足月顺产，出生体重 3 550 g。出生后无青紫，无窒息抢救史。母乳喂养，生长发育同正常同龄小儿。否认家族性、遗传性病史。父亲身高 170 cm，母亲身高 160 cm。

## 二、诊疗解析

**1. 从患儿病史和体格检查,考虑的初步诊断是什么? 可能的病因有哪些?**

总结该患儿病史及初步体检：患儿体重增加明显,生长缓慢,BMI 21 kg/m$^2$,血压 131/85 mmHg,满月脸,皮肤紫纹。儿童肥胖定义为：BMI≥同年龄、同性别儿童 BMI 的第 95 百分位数,2 岁 9 个月中国男童 BMI 的 P95 为 18.2 kg/m$^2$。儿童高血压定义为：血压的收缩压和(或)舒张压≥同年龄、同性别、同身高儿童的 P95 或血压大于 130/80 mmHg。根据诊断标准,该患儿可诊断为"肥胖症、高血压"。

根据病因不同,肥胖症可分为单纯性肥胖和继发性肥胖。单纯性肥胖是由于长期能量摄入过多,使体内脂肪过度积聚、体重超重的一种营养障碍性疾病。而继发性肥胖是指肥胖继发于其他疾病出现,只是原发疾病的一个症状或并发症。其临床表现与单纯性肥胖不尽相同,往往具有体重增加迅速、脂肪分布异常、伴有其他肥胖不能解释的原发病的症状,可导致继发性肥胖的疾病包括肾上腺皮质功能亢进症、甲状腺功能减退症、肥胖生殖无能症、多囊卵巢综合征、Prader-Willi 综合征、阿尔斯特伦综合征(Alstrom 综合征)、劳-蒙-毕氏综合征(Laurence-Moon-Biedl 综合征)、巴尔得-别德尔综合征(Bardet-Biedl 综合征)等。

根据病因不同,高血压可分为原发性高血压和继发性高血压。原发性高血压多见于中老年,起病隐匿,进展缓慢,病程长,初期症状很少,占高血压的大多数。儿童高血压多为其他疾病引起的继发性高血压,原发病因包括肾脏实质病变、肾动脉狭窄、肾上腺皮质功能亢进症、原发性醛固酮增多症、嗜铬细胞瘤、甲状腺功能亢进症、阻塞型睡眠呼吸暂停低通气综合征等。

**2. 什么是肾上腺皮质功能亢进症？典型的表现是什么？**

肾上腺皮质功能亢进症是由于肾上腺糖皮质激素（主要是皮质醇）分泌过多而引起的一类临床症候群，部分患儿还伴有雄激素、盐皮质激素过多的表现。主要临床表现为向心性肥胖、皮肤紫纹、痤疮、高血压、糖耐量降低、生长缓慢、易激惹、同性或异性性早熟等。

结合该患儿短期内体重明显增加、身高增长缓慢、容易激惹的临床表现，以及体检见高血压、向心性肥胖、皮肤紫纹、躯干部多毛的特点，发现其病史和体貌特征符合肾上腺皮质功能亢进症或库欣综合征的表现，进一步的病因诊断尚需检测肾上腺及垂体相关激素水平。

**3. 根据病因不同，肾上腺皮质功能亢进症如何分类？如何治疗？**

按照皮质醇的分泌是自主性或 ACTH 分泌所致的，可将肾上腺皮质功能亢进症分成两大类：ACTH 依赖性和非 ACTH 依赖性。其中 70%为 ACTH 依赖性，即库欣病，包括垂体 ACTH 瘤和异位分泌 ACTH 或促肾上腺皮质激素释放激素（corticotropin releasing hormone，CRH）肿瘤；20%～30%为非 ACTH 依赖性，即库欣综合征，包括肾上腺腺瘤、肾上腺癌、原发性肾上腺结节样增生和异位分泌糖皮质激素瘤。对于肿瘤导致的肾上腺皮质功能亢进症，治疗方案为手术治疗、药物化疗或病灶放射治疗。垂体腺瘤导致的库欣病一般首选放疗，亦可手术摘除腺瘤和部分或全部切除增大的肾上腺。肾上腺腺瘤以手术切除病侧肿瘤及病侧肾上腺为主，由于肿瘤自主分泌激素，ACTH 受抑制导致无病变侧的肾上腺组织萎缩，故手术日及术后需用糖皮质激素替代治疗，待萎缩的肾上腺皮质功能恢复、有正常的激素分泌后方可停药。对于肾上腺皮质癌，应早期彻底切除癌肿，对已发生转移者或只能切除部分肿瘤者可加用化疗，同时加用米托坦使肾上腺皮质萎缩、坏死，治疗期间需补充皮质激素。

**4. 为明确该患儿的病因诊断，还需要做什么检查？**

首先，为明确患儿肾上腺皮质激素和垂体激素水平需检测以下项目：血ACTH、血皮质醇节律、睾酮、电解质、17α-OHP、硫酸脱氢表雄酮和雄烯二酮、24 h尿游离皮质醇、尿17-羟皮质类固醇（17-OHCS，皮质醇和可的松的代谢产物）、17-酮类固醇（17-KS，雄激素的代谢产物）；监测电解质和血压；评估糖皮质激素和盐皮质激素的效应。其次，功能实验方面，可通过过夜和（或）大剂量地塞米松抑制试验，初步判别皮质醇增多为ACTH依赖性或非ACTH依赖性。最后，为明确原发病灶，需完善影像学检查，包括下丘脑、垂体、肾上腺的MRI或CT检查。

此患儿检查结果如下。

（1）实验室检查：钠145 mmol/L，钾3.41 mmol/L，血糖4.2 mmol/L，胰岛素8.8 mIU/L，FSH 0.6 IU/L，LH 0.2 IU/L，肾素活性：0.72 μg/(L·h)，血管紧张素Ⅱ 73.97 ng/L，醛固酮170 ng/L，睾酮2.56 nmol/L，24 h尿皮质醇661.8 μg，24 h尿17-OHCS 10.05 mg，24 h尿17-KS 15.31 mg。ACTH、皮质醇节律及大剂量地塞米松抑制试验：ACTH（用药前8:00 am、用药前4:00 pm、用药48 h后8:00 am）0.2、0.2、0.3 ng/L，皮质醇（用药前8:00 am、用药前4:00 pm、用药48 h后8:00 am）2.72、2.70、2.83 μg/L。

检查过程中考虑到该患儿基础皮质醇增高、ACTH降低，故直接行大剂量地塞米松抑制试验。结果提示：ACTH、皮质醇节律消失，皮质醇的分泌不能被大剂量地塞米松所抑制。

（2）影像学检查：肾上腺超声示右侧肾上腺区见低回声结节，

大小约 28 mm×21 mm，边界清晰，呈类圆形，内部回声不均，见多个无回声区，大小约 4 mm×4 mm，未见明显血流信号；提示右侧肾上腺区实性肿块、肾上腺皮质腺瘤可能。腹部增强 CT 检查提示：右侧肾上腺占位，考虑神经母细胞瘤或腺瘤可能。

综上，根据患者血皮质醇、血醛固酮、血睾酮水平增高，血钾水平偏低，血 ACTH 反馈性降低且 ACTH、皮质醇的昼夜节律丧失，皮质醇的分泌不能被大剂量地塞米松所抑制；24 h 尿皮质醇、尿 17－OHCS 和尿 17－KS 水平增高；影像学检查提示右侧肾上腺占位，诊断考虑具有自主分泌糖皮质激素、盐皮质激素和雄激素的肾上腺肿瘤，术后病理检查提示肿瘤为肾上腺腺瘤。

**5. 对于该患儿如何鉴别库欣综合征和单纯性肥胖？**

单纯性肥胖患者可出现疑似皮质醇增多的表现，如合并高血压、糖耐量减低、痤疮和（或）多毛、紫纹、血浆皮质醇和尿 17－OHCS 水平可高于正常。与库欣综合征不同的是，单纯性肥胖患儿的脂肪呈均匀性分布；血压正常或轻度升高，紫纹大多呈较细的白色或淡红色；血浆皮质醇仅轻度升高，增高的血浆皮质醇和尿 17－OHCS 多能被小剂量地塞米松所抑制。

**6. 该患儿如何治疗和随访？**

肾上腺肿瘤治疗以手术切除病侧肾上腺为主，手术中冰冻切片病理提示肾上腺腺瘤。由于肾上腺腺瘤自主性分泌肾上腺激素，ACTH 被反馈性抑制导致无病变侧的肾上腺萎缩，可能发生暂时性或永久性肾上腺皮质功能不全，故术前、术中及术后数日需糖皮质激素[20～30 mg/($m^2$·d)]静脉滴注，逐渐改口服并减至维持量，待萎缩的肾上腺皮质功能恢复、可正常分泌肾上腺激素后，方可停药，一般需 6 个月至 1 年，亦有患儿因肾上腺皮质永久性萎缩而需终生替代治疗。

该患儿的治疗方案如下：先行“右肾上腺肿瘤切除术”，术中见肿瘤约 3 cm×2 cm，质韧，累及右肾上腺，右侧肾上腺仅余片状纤维条索状，肿瘤有包膜。血供丰富，沿肿瘤包膜将肿瘤完整切除，标本病理诊断“肾上腺腺瘤”。手术当日及术后 2 d 予氢化可的松 20 mg/d 静脉滴注，术后第 3 d 予醋酸氢化可的松 10 mg/d 口服，带药出院；出院后小儿内分泌专科随访，逐渐减少药量。术后 5 个月复查 ACTH 13.33 ng/L，皮质醇 82.24 nmol/L，术后半年停药。患儿近期随访，现术后 14 个月，患儿 3 岁 11 个月，身高 101 cm（第 40 百分位数），体重 18 kg（第 65 百分位数），BMI 17.64 kg/m$^2$（第 92 百分位数），身材匀称，一般情况好，无多毛和痤疮和紫纹，复查血 ACTH 24.06 ng/L，皮质醇 1.04 μg/L，睾酮青春前期水平，血钠钾水平正常，超声双侧肾上腺区、腹主动脉旁未见明显肿块。

## 参考文献

1. Kumar S, Kaufman T. Childhood obesity[J]. Panminerva Med, 2018, 60(4): 200 - 212.
2. Flynn J T, Kaelber D C, Baker-Smith C M, et al. Clinical practice guideline for screening and management of high blood pressure in children and adolescents[J]. Pediatrics, 2017, 140(3): e20171904.
3. Lodish M B, Keil M F, Stratakis C A. Cushing's syndrome in pediatrics: an update[J]. Endocrinol Metab Clin North Am, 2018, 47(2): 451 - 462.
4. Hodgson A, Pakbaz S, Mete O. A diagnostic approach to adrenocortical tumors[J]. Surg Pathol Clin, 2019, 12(4): 967 - 995.
5. LeRoith D. Adrenal cortical neoplasia[J]. Endocrinol Metab Clin North Am, 2015, 44(2).

（上海交通大学医学院附属新华医院　梁黎黎，邱文娟）

# 病例30

# 乏力、纳差、呕吐、精神萎靡——嗜铬细胞瘤

## 一、病史

【现病史】患儿，女，12岁。因“乏力、纳差1周，间断性头晕、呕吐3 d”入院。患儿1周前出现乏力、纳差，呈进行性加重，两天前出现间断性头晕、呕吐，呕吐物为胃内容物，量少，伴有心慌、出汗，每天发作十余次。遂前往当地医院就诊，当时测血压168/126 mmHg，心率85次/min，无发热、寒战，无面色潮红，无胸闷、心悸。心电图示：窦性心动过速伴ST-T改变，QT间期延长，予补钾、厄贝沙坦和氢氯噻嗪对症治疗，症状未见明显好转。为进一步诊治，转诊本院，测血压仍明显升高，收缩压波动于160～190 mmHg，舒张压波动于90～115 mmHg，门诊拟“高血压原因待查”收入院。患儿自发病以来，纳差，精神萎靡、乏力，睡眠可，两便正常，1周内体重减轻5 kg。

【体格检查】体温36.2℃，脉搏90次/min，呼吸19次/min，血压分别为170/100 mmHg(左上肢)、175/100 mmHg(右上肢)、175/100 mmHg(左下肢)、173/104 mmHg(右下肢)，身高150 cm(第45百分位数)，体重32 kg(第10百分位数)。患儿神清，消瘦貌，反应可，呼吸平稳，全身皮肤未见明显皮疹及出血点，可见少许腋毛。口唇红润，咽稍充血，颈部无抵抗，气管居中，甲状腺无肿大。双乳节3 cm×3 cm。心率90次/min，心音有力，心律齐；双肺呼吸音粗，无啰音；腹平软，肝脾肋下未及，未及包块，无压痛，无反跳痛，无肌卫；叩诊呈鼓音，双肾区叩击痛(—)，移动性浊

音(—)。肠鸣音 4 次/min，脐周未及血管杂音。正常女童青春期外阴，见阴毛，Tanner 3 期。四肢活动可，双上肢脉搏对称有力，双足背动脉脉搏对称有力。神经系统无阳性体征。

【个人史】患儿系 G1P1，足月顺产，出生体重 3 250 g。出生后无窒息抢救史。生后母乳喂养，生长发育同正常同龄小儿。否认家族成员高血压史，否认其他家族遗传病史。

## 二、诊疗解析

**1. 从患儿初步的病史和体格检查，考虑的初步诊断是什么？**

总结该患儿病史，临床表现为乏力、纳差、呕吐、精神萎靡，体检可见明显高血压，初步诊断为高血压。高血压可分为原发性高血压和继发性高血压。原发性高血压多见于中、老年人，起病隐匿，进展缓慢，病程长，初期很少症状，占高血压的大多数。儿童高血压多为其他疾病引起的继发性高血压，原发病因包括肾脏实质病变、肾动脉狭窄、库欣综合征、原发性醛固酮增多症、嗜铬细胞瘤、甲状腺功能亢进症、阻塞性睡眠呼吸暂停综合征等。该患儿的具体病因需进一步检查。

**2. 为明确该患儿的病因诊断，还需完善哪些相关检查？**

首先，为了排查是否有肾脏病变，需要检查肾功能、肾血管超声或影像学检查。为排查阻塞性睡眠呼吸暂停综合征可做睡眠呼吸监测，该患儿起病较急，体貌特征暂不支持该诊断。为排查垂体、甲状腺及肾上腺相关疾病，需要检测血甲状腺激素，血浆 ACTH，血浆皮质醇，血醛固酮，血钠、钾、氯，血浆儿茶酚胺，24 h 尿游离皮质醇，24 h 尿 17 -羟皮质类固醇，24 h 尿 17 -酮类固醇，可通过地塞米松抑制试验筛查库欣综合征。为排查原发性醛固酮增多症，可检测醛固酮和电解质。为排查嗜铬细胞瘤，需检测血肾上腺素、血去甲肾上腺素、24 h 尿儿茶酚胺及其代谢产物，包括24 h尿肾上腺素、24 h 尿去甲肾上腺素、24 h 尿三甲氧基肾上腺素、24 h 尿多巴胺、24 h 尿 3-甲基-4-羟苦杏仁酸等。可通过冷加压试验初步判断是否儿茶酚胺类激素过高。为明确病灶，需要完善影像学检查，包括肾脏、肾血管、下丘脑、垂体、肾上腺部位的MRI 或 CT 检查。

(1) 实验室检查：$FT_3$ 6.60 pmol/L，$FT_4$ 18.66 pmol/L，TSH 2.11 mIU/L，ACTH（8:00 am）24.94 ng/L，ACTH（4:00 pm）15.26 ng/L；皮质醇（8:00 am）940.49 nmol/L，皮质醇（4:00 pm） 364.33 nmol/L；醛固酮 126.74 ng/L，钠134.0 mmol/L，钾 3.50 mmol/L。血去甲肾上腺素：3 816.5 ng/L；血肾上腺素：75 ng/L。尿 17-OHCS 9.42 mg/24 h，尿 17-KS 10.5 mg/24 h。

(2) 心电图示窦性心动过速。

(3) 影像学检查。腹部 B 超：提示右侧肾上腺区实质性肿块。肾动脉 B 超：右侧肾动脉内径及回声未见明显异常。心脏及甲状腺 B 超：未见明显异常。腹部 CT 平扫示：右侧肾上腺区见类圆形稍低软组织密度影，大小约 3.5 cm×3.3 cm，与右肾分界欠清。提示“右肾上腺区占位，肾上腺皮质癌可能，嗜铬细胞瘤待排”。盆腔 MRI 示：盆腔右缘似见类圆形稍低密度影，考虑嗜铬细胞瘤可能性较大。

综上，患者血 ACTH、皮质醇、醛固酮、电解质正常，甲状腺功能正常，排除库欣综合征和甲状腺功能亢进症；患儿血肾上腺素、去甲肾上腺素明显增高，影像学检查提示“右侧肾上腺占位，嗜铬细胞瘤可能性大”。至此，嗜铬细胞瘤可以解释目前存在的重度高血压及呕吐、头晕等高血压脑病的临床表现，诊断考虑具有自主分泌儿茶酚胺功能的嗜铬细胞瘤。

**3. 什么是嗜铬细胞瘤？典型的临床表现是什么？**

嗜铬细胞瘤是一种产生儿茶酚胺的肿瘤，发生于肾上腺髓质、交感神经节或其他部位的嗜铬组织。肿瘤组织可持续性或阵发性地分泌大量去甲肾上腺素和肾上腺素，临床上常表现为持续性或阵发性高血压，常发生头痛、多汗、心悸及代谢紊乱症候群。90%的嗜铬细胞瘤为良性，仅 10%为恶性。在成人，50%的患者有持续高血压，且常用的降压药无明显效应。在儿童患者中，约 75%表现为头痛，约 60%患者伴有多汗，约 50%患者有恶心、呕吐，80%～90%在诊断时有持续性高血压。典型的临床表现包括高血压症候群、代谢紊乱（基础代谢率增加、体温高、体重减轻）和腹部肿块、消化道症状、高血糖或低血糖等。该患儿具备乏力、头晕、呕吐、体重减轻、高血压等典型表现。

**4. 该患儿如何治疗？**

对于嗜铬细胞瘤手术治疗是首选，术前需要使用降压药物将血压控制在稳定水平。高血压的药物治疗包括 α1 受体阻滞剂、钙通道拮抗剂、血管紧张素转化酶抑制剂等。对嗜铬细胞瘤患者进行麻醉和手术均有潜在的风险，由于过高的急性和慢性的儿茶酚胺效应，术中可能出现高血压危象、心功能不全、心律失常、低血压和休克，需要进行急救。外科手术切除肿瘤是本病的根治措施。

该患者入院血压约 170/100 mmHg，予多沙唑嗪、螺内酯对症治疗，控制血压在 120/75 mmHg 左右时，行后腹腔镜下右肾上腺嗜铬细胞瘤切除术。术中见右肾上腺肿物，大小约 3.5 cm×3.5 cm，色黄、包膜完整，病理提示嗜铬细胞瘤。术后患儿血压稳定于 107/68 mmHg 左右，心律约 80 次/min。术后半年随访，患儿无不适，体重恢复满意，血压 100/67 mmHg，腹部 CT 复查未见肾上腺占位。

## 参 考 文 献

1. Flynn J T, Kaelber D C, Baker-Smith C M, et al. Clinical practice guideline for screening and management of high blood pressure in children and adolescents[J]. Pediatrics, 2017, 140(3): e20171904.
2. Rescorla F J. Malignant adrenal tumors[J]. Semin Pediatr Surg, 2006, 15(1): 48-56.
3. Farrugia F A, Charalampopoulos A. Pheochromocytoma[J]. Endocr Regul, 2019, 53(3): 191-212.
4. Naranjo J, Dodd S, Martin Y N. Perioperative management of pheochromocytoma[J]. J Cardiothorac Vasc Anesth, 2017,31(4): 1427-1439.
5. Lenders J W, Duh Q Y, Eisenhofer G, et al. Endocrine society. Pheochromocytoma and paraganglioma: an endocrine society clinical practice guideline[J]. J Clin Endocrinol Metab, 2014, 99(6): 1915-1942.

（上海交通大学医学院附属新华医院　梁黎黎，邱文娟）

# 第三章

# 糖代谢异常

# 第一节　低血糖

## 病例 31

## 生后反复出现低血糖——高胰岛素血症性低血糖症(胰腺尾部局灶型)

### 一、病史

【现病史】患儿,男,2 个月 24 d。因“生后发现反复低血糖”入院。患儿生后至今反复出现低血糖,出生时血糖 2.2 mmol/L,予母乳喂养后血糖上升,但数小时后出现反应差,测血糖 1.8 mmol/L,予静脉葡萄糖补液,糖速 12 mg/(kg · min)才能维持血糖正常,后期予二氮嗪和奥曲肽联合治疗控制低血糖。

【体格检查】体温 36.7 ℃,脉搏 130 次/min,身长 66.7 cm(>3SD),体重 8 kg(>3SD),头围 41 cm,胸围 51 cm,血压 87/53 mmHg。患儿神清,气平,反应佳;心音有力,律齐;双肺呼吸音粗,无啰音;腹膨软,肝脾未及肿大,无脐疝;四肢活动可;无皮肤黏膜色素沉着,无皮疹;外生殖器无畸形,神经系统无阳性体征。

【个人史】患儿系 G4P1,足月,剖宫产,出生体重 4 480 g,无窒息抢救史。生后母乳喂养至今,无喂养困难。目前可抬头。否认食物及药物过敏史。父 34 岁,体健,否认既往低血糖和糖尿病。母 30 岁,妊娠期糖尿病,妊娠史 1-0-3-1,G1、G2 和 G3 均为人工流产。否认近亲婚配,否认家族中类似遗传疾病史。

## 二、诊疗解析

**1. 低血糖的概念是什么?该患儿是低血糖吗?**

低血糖是常见的代谢紊乱性疾病,由于某些病理和生理原因使血糖浓度低于同年龄儿童血糖正常低限,严重低血糖可引起癫痫、昏迷、永久性脑损伤及死亡。低血糖的确切阈值一直存在争议,近年来依据低血糖对脑损伤相关的研究,倾向于采用<2.6 mmol/L作为低血糖诊断标准。患儿生后反复血糖低于2.6 mmol/L,所以属于低血糖。对持续低血糖疾病进行检查,以明确病因诊断。

**2. 哪些实验室检查必须首要考虑的?**

回顾病史患儿有以下集中问题:① 生后反复出现低血糖至今;② 巨大儿,体格生长远远超过同龄儿童;③ 母妊娠糖尿病;④ 二氮嗪和奥曲肽联合治疗控制低血糖。因此,该儿童低血糖的原因应优先考虑高胰岛素血症可能,但需除外其他引起低血糖的疾病。实验室评估应首先监测低血糖(<2.6 mmol/L)时血尿常规、肝肾功能、电解质、肌酶、血氨、血酮体、血脂、游离脂肪酸、血气、乳酸、血串联质谱、尿气相色谱、ACTH、皮质醇、胰岛素、C 肽、GH、IGF-1 等。

实验室检查结果如下。血、尿常规和 CRP:无异常。血生化:总胆红素 15.9 μmol/L,谷丙转氨酶 21.4 IU/L,谷草转氨酶 34.3 IU/L,γ-谷氨酰转移酶 49 IU/L,碱性磷酸酶 168 IU/L,三酰甘油 0.74 mmol/L,总胆固醇 3.44 mmol/L,高密度脂蛋白 1.75 mmol/L(↑),低密度脂蛋白 1.66 mmol/L(↓),尿素氮 0.8 mmol/L(↓),肌酐 20 mmol/L(↓),血糖 1.1 mmol/L,总蛋白 65.6 g/L,白蛋白 47.5 g/L,球蛋白 24 g/L,钠 137 mmol/L,

钾 4.75 mmol/L，氯 100.9 mmol/L，钙 2.39 mmol/L，磷 1.77 mmol/L；磷酸肌酸激酶 42 IU/L，肌酸激酶同工酶23 IU/L，血氨 25 μmol/L，β-羟丁酸 0.01 mmol/L(↓)，游离脂肪酸 128 μmol/L(↓)，乳酸 1.9 mmol/L，pH 值 7.33，BE −3.3 mmol/L；甲状腺功能：$FT_3$ 6.3 pmol/L，$FT_4$ 14.08 pmol/L，$T_3$ 2.7 nmol/L，$T_4$ 98.97 nmol/L，TSH 3.69 mIU/L；ACTH 186.38 ng/L，皮质醇 445.68 nmol/L，GH>104.1 mIU/L(↑)，IGF-1 66.5 μg/L，胰岛素 460.7 pmol/L(↑)，C 肽 7.71 μg/L(↑)；血串联质谱无异常；尿气相色谱无异常。

**3. 高胰岛素血症性低血糖症诊断标准有哪些？该患儿目前如何诊断？**

高胰岛素血症性低血糖是儿童和婴幼儿期反复严重低血糖主要病因之一，正常生理条件下人体血糖降至 4.7 mmol/L 以下时内源性的胰岛素分泌将被抑制。但高胰岛素血症性低血糖患儿低血糖时，其胰腺β细胞仍保持持续胰岛素高分泌状态，未合理干预的患儿将出现重度低血糖甚至危及生命。

高胰岛素血症性低血糖的诊断标准基于低血糖(血糖<2.8 mmol/L)时，满足以下至少 2 项标准，或满足其中 1 项标准+获得性高胰岛素血症性低血糖病因的任何 1 项，或者识别已知致病基因中的突变，诊断标准如下：① 血胰岛素>1 mIU/L；② 0.5～1 mg胰高血糖素(肌内注射或静脉注射)的血糖上升>1.6 mmol/L(15～45 min)；③ 维持正常血糖的糖速：6 月龄前糖速>7 mg/(kg·min)，6 月龄后糖速 3～7 mg/(kg·min)，成年后糖速>3 mg/(kg·min)。

该患儿血糖 1.1 mmol/L 时，胰岛素 460.7 pmol/L (66.1 mIU/L)、糖速 12 mg/(kg·min)才能维持血糖正常，同时其基因检测结果为 *ABCC*8 复合杂合突变 R998X/H36Y，因此，该

患儿诊断为高胰岛素血症性低血糖症。

**4. 高胰岛素血症性低血糖症有哪些治疗方案？治疗目标是什么？**

钾通道开放剂二氮嗪是高胰岛素血症性低血糖症的首选治疗药物，剂量通常为5～25 mg/(kg・d)，分3次间隔8 h口服控制低血糖发作。二氮嗪治疗无效者，可进一步选用抑制β细胞膜钙离子的内流和β细胞脱颗粒药物奥曲肽治疗，有效率约为50%，起始剂量为5 μg/(kg・d)，可逐渐增加至40 μg/(kg・d)。

治疗的主要目标是将血糖维持在一个安全的范围内(>3.5 mmol/L)，因为在血糖<3.5 mmol/L时大脑没有可替代的能量物质。

**5. 患儿在接受二氮嗪-奥曲肽联合治疗后血糖控制良好，是否需要进一步检查？**

对二氮嗪无效的患者，应进行 $K_{ATP}$ 通道基因（*ABCC8*、*KCNJ11*）突变分析和$^{18}$F-DOPA PET扫描。

**6. $^{18}$F-DOPA PET扫描对高胰岛素血症性低血糖症诊治有何优势？**

根据胰岛β细胞具有选择性摄取$^{18}$F-DOPA的功能，且单位体积内胰岛β细胞越多、组织摄取$^{18}$F-DOPA浓度越高的原理，$^{18}$F-DOPA-PET/CT扫描技术能从组织学层面区分高胰岛素血症低血糖局灶型病变和弥漫型病变，是一种安全、无创且首选的术前区分高胰岛素血症局灶型和弥漫型病灶的检查手段，能精确定位局灶型病灶从而实现精确手术摘除病灶，可避免术后发生医源性糖尿病和胰腺功能不全的风险。

**7. 该患儿$^{18}$F-DOPA-PET/CT扫描结果如何？进一步需要如何治疗？**

该患儿$^{18}$F-DOPA-PET/CT扫描结果为胰腺尾部局灶性

$^{18}$F-DOPA代谢异常增高，提示患儿病灶为胰腺尾部局灶型。

国外的研究表明，通过$^{18}$F-DOPA PET/CT扫描辅助诊断，局灶型HH患儿可通过手术切除病灶而实现治愈的目的。该患儿择期行经腹腔镜下胰腺局部病灶切除术，术后无须药物干预血糖可维持在正常范围。

## 参考文献


1. Güemes M, Rahman S A, Kapoor R R, et al. Hyperinsulinemic hypoglycemia in children and adolescents: Recent advances in understanding of pathophysiology and management[J]. Rev Endocr Metab Disord, 2020, 21(4): 577-597.
2. Kostopoulou E, Shah P. Hyperinsulinaemic hypoglycaemia-an overview of a complex clinical condition[J]. Eur J Pediatr. 2019, 178(8): 1151-1160.
3. Galcheva S, Al-Khawaga S, Hussain K. Diagnosis and management of hyperinsulinaemic hypoglycaemia[J]. Best Pract Res Clin Endocrinol Metab, 2018, 32(4): 551-573.
4. Thornton P S, Stanley C A, De Leon D D, et al. Pediatric endocrine society. Recommendations from the pediatric endocrine society for evaluation and management of persistent hypoglycemia in neonates, infants, and children[J]. J Pediatr, 2015, 167(2): 238-245.
5. Yorifuji T, Horikawa R, Hasegawa T, et al. Clinical practice guidelines for congenital hyperinsulinism[J]. Clin Pediatr Endocrino, 2017, 26(3): 127-152.


（复旦大学附属儿科医院　章淼滢，罗飞宏）

# 病例 32

# 午后低血糖 1 月余——高氨高胰岛素血症

## 一、病史

【现病史】患儿，女，2 岁 1 个月。因“发现午后低血糖 1 月余，病程抽搐 1 次”入院。1 个月前下午患儿无明显诱因下出现抽搐 1 次，至当地医院就诊未测血糖。半个月前下午 2 点左右患儿出现精神不佳且四肢无力，至当地医院就诊，查血糖为 1.1 mmol/L，予补液后好转。

【体格检查】身高 85 cm(第 25 百分位数)，体重 11.9 kg(第 50 百分位数)，体型匀称；无特殊面容，无皮疹，无皮肤黏膜色素沉着，双侧甲状腺未及肿大，心肺无明显异常；腹软，肝剑突下 1 指且质软，脾肋下未及；四肢肌力、肌张力无异常。

【个人史】患儿为 G1P1，足月顺产，出生体重 3.7 kg，出生身长 50 cm，否认窒息抢救史。无喂养困难史。生长发育史与同龄儿童相仿。按时按序预防接种。否认父母近亲结婚，其父母体健否认血糖异常病史。

## 二、诊疗解析

### 1. 低血糖的定义是什么？该患儿是属于低血糖吗？

低血糖是常见的代谢紊乱性疾病，由于某些病理和生理原因使血糖浓度低于同年龄儿童血糖正常低限，严重低血糖可引起癫痫、昏迷、永久性脑损伤及死亡。低血糖的确切阈值一直存在争议，近年来依据低血糖对脑损伤相关的研究，倾向于采用血糖＜2.6 mmol/L 作为低血糖诊断标准。患儿反复出现血糖＜2.6 mmol/L，所以属于低血糖。对低血糖疾病进行检查，以明确病因诊断。

**2. 哪些实验室检查是必须要首要考虑的？**

回顾病史，患儿有以下集中问题：发现低血糖1月余，低血糖发生于下午为主，无低血糖家族史。为明确该儿童低血糖的原因，需实验室评估，首先监测低血糖（＜2.6 mmol/L）时血尿常规、肝肾功能、电解质、肌酶、血氨、血酮体、血脂、游离脂肪酸、血气、乳酸、血串联质谱、尿气相色谱、ACTH、皮质醇、胰岛素、C肽、GH、IGF－1等。如无法获得低血糖，可以行空腹诊断试验有助于诱导低血糖状态并获得临界低血糖。

患儿空腹8 h后仍无低血糖发生。基础状态下实验室检查如下。血、尿常规和CRP：无异常。血生化：总胆红素12.6 μmol/L，谷丙转氨酶24 IU/L，谷草转氨酶29.3 IU/L，γ－谷氨酰转移酶9.4 IU/L，碱性磷酸酶120 IU/L，三酰甘油0.51 mmol/L，总胆固醇2.83 mmol/L，高密度脂蛋白1.05 mmol/L，低密度脂蛋白1.75 mmol/L（↓），尿素2.3 mmol/L，肌酐30 mmol/L，总蛋白59.3 g/L，白蛋白40.5 g/L，球蛋白21 g/L，钠135 mmol/L，钾4.53 mmol/L，氯103.9 mmol/L，钙2.24 mmol/L，磷1.73 mmol/L；磷酸肌酸激酶110 IU/L，肌酸激酶同工酶27 IU/L，血氨124 μmol/L（↑）；甲状腺功能：$FT_3$ 4.57 pmol/L，$FT_4$ 9.35 pmol/L，$T_3$ 1.8 nmol/L，$T_4$ 99.23 nmol/L，TSH 1.47 mIU/L；ACTH 81.93 ng/L，皮质醇257.67 nmol/L。

**3. 患儿空腹能耐受8 h，为什么会在下午2点左右发生低血糖？有什么诱因吗？**

追问病史，患儿无晨起时低血糖发作，低血糖都发生多集中于午餐、午睡后，平素患儿不喜荤菜。结合其基础血氨明显增高，需要考虑高氨高胰岛素血症可能。

**4. 高氨高胰岛素血症的发病机制？如何诊断？**

高氨高胰岛素血症是一种罕见的先天性低血糖的原因，临床表现为进食含亮氨酸蛋白质食物后的高胰岛素、低血糖以及持续性高氨血症等。*GLUD*1 基因突变使其编码的谷氨酸脱氢酶（glutamate dehydrogenase，GDH）发生缺陷，对变构抑制剂 GTP 的敏感性降低而对变构激活剂亮氨酸的敏感性增强。胰岛 β 细胞中 GDH 催化产生的 α-酮戊二酸可提高胰岛 β 细胞中 ATP/ADP 比值，关闭 $K_{ATP}$ 通道，使细胞膜去极化而开放钙通道，并最终使得胰岛素从储存颗粒中释放；高氨高胰岛素血症患儿 GDH 活性增高，对亮氨酸变构激活作用的敏感性也增高，在进食含亮氨酸的大量蛋白质食物后会因胰岛素过度分泌而出现低血糖。蛋白负荷试验可以协助诊断，基因检测可以明确诊断。

**5. 如何进行蛋白负荷试验？该患儿蛋白负荷试验结果如何？**

蛋白负荷试验：根据患儿体重准备瘦肉和鸡蛋等食物组成的蛋白餐（含 1 g/kg 蛋白质但不含糖类）。空腹取血查胰岛素、C 肽、血氨、血酮及血糖，然后进食蛋白餐，每 30 min 取血，直至出现低血糖症状或快速指尖毛细血管血糖低于 2.6 mmol/L。

该患儿进食蛋白餐后 30 min 即出现低血糖症状，测血糖 2.2 mmol/L，同时测胰岛素 26.4 mIU/L(↑)，血酮 0.3 mmol/L，C 肽 5.42 μg/L(↑)，血氨 153 μmol/L(↑)，故其蛋白负荷试验阳性，临床诊断为高氨高胰岛素血症，为明确病因，进一步行基因检测。其基因检测结果为 *GLUD*1 基因杂合突变（R322H）。

**6. 高氨高胰岛素血症有哪些治疗方案？治疗目标是什么？**

钾通道开放剂二氮嗪是高氨高胰岛素血症的首选治疗药物，

剂量通常为 5～25 mg/(kg·d)，分 3 次间隔 8 h 口服控制低血糖发作。低蛋白饮食或蛋白质和碳水化合物的混合配餐即可避免高氨高胰岛素血症患儿低血糖发作。

治疗的主要目标是将血糖维持在一个安全的范围内(>3.5 mmol/L)，因为在血糖<3.5 mmol/L 时大脑没有可替代的能量物质。

**7. 二氮嗪有何不良反应，需如何随访？**

二氮嗪的主要不良反应是多毛和长期使用后的水潴留。其他不良反应包括中性粒细胞减少、肺动脉高压或反常低血糖。最严重的不良反应是心动过速、心力衰竭，或由积水引起的动脉导管重新打开。

使用二氮嗪时，患者应监测血糖以了解有无低血糖发作。此外，应定期门诊随访血常规、生化电解质和体格检查，以发现常见的不良事件，如多毛症、心动过速或水肿。

## 参考文献

1. Güemes M, Rahman S A, Kapoor R R, et al. Hyperinsulinemic hypoglycemia in children and adolescents: Recent advances in understanding of pathophysiology and management[J]. Rev Endocr Metab Disord, 2020, 21(4): 577-597.
2. Kostopoulou E, Shah P. Hyperinsulinaemic hypoglycaemia-an overview of a complex clinical condition[J]. Eur J Pediatr, 2019, 178(8): 1151-1160.
3. Galcheva S, Al-Khawaga S, Hussain K. Diagnosis and management of hyperinsulinaemic hypoglycaemia[J]. Best Pract Res Clin Endocrinol Metab, 2018, 32(4): 551-573.
4. Thornton P S, Stanley C A, De Leon D D, et al. pediatric endocrine society. Recommendations from the pediatric endocrine society for

evaluation and management of persistent hypoglycemia in neonates, infants, and children[J]. J Pediatr, 2015, 167(2): 238-245.
5. Palladino A A, Stanley C A. The hyperinsulinism /hyperammonemia syndrome[J]. Rev Endocr Metab Disord, 2010, 11(3): 171-178.

（复旦大学附属儿科医院　章淼滢，罗飞宏）

# 第二节　1 型糖尿病

## 病例 33

## 多饮、多尿、体重减轻——1 型糖尿病

### 一、病史

【现病史】患儿，女性，9 岁 3 个月。因“多饮、多尿、体重减轻 2 月余”入院。患儿 2 个月前无明显诱因下出现多饮多尿，每日饮水量不详，尿量不详，夜尿 3～4 次/夜，伴体重减轻 4 kg。门诊查末梢血糖 14.6 mmol/L。病程中无明显多食，无视物模糊，无发热、呕吐、腹痛，大便正常，精神可。

【体格检查】体温 36.4 ℃，脉搏 96 次/min，身高 134.8 cm，体重 25.3 kg，血压 89/53 mmHg，BMI 13.9 kg/$m^2$（第 15 百分位数）。患儿神清，气平，未见深长呼吸，未闻及烂苹果气味；皮肤弹性可，黑棘皮征阴性；未见突眼，眼眶无凹陷；口唇不干，甲状腺未及肿大及包块；双肺呼吸音清、未及啰音；心音有力、律齐、未及杂音；腹软，肝脾未及肿大，腹部未及压痛及包块，肠鸣音正常；四肢活动可，神经系统无阳性体征；双侧乳房 B1 期；无腋毛，PH1 期。

【个人史】患儿系 G1P1，足月，顺产，出生体重 3 250 g，无窒息抢救史。既往体健，无慢性疾病史，无特殊药物如激素等服用史，无食物及药物过敏史。12 个月会独自走路，13 个月会说话，精神、

运动发育与同龄儿童相仿，学习成绩可。否认糖尿病家族史。

## 二、诊疗解析

**1. 糖尿病有哪些症状？**

糖尿病的典型症状为多饮、多尿、多食和体重下降（即“三多一少”）。但婴儿多饮、多尿不易被发觉，很快即可发生脱水和酮症酸中毒，儿童因为夜尿增多可发生遗尿。年长儿还可出现消瘦、精神不振、倦怠乏力等体质显著下降的症状。

体格检查时除见体重减轻、消瘦外，一般无阳性体征。酮症酸中毒时可出现呼吸深长、带有酮味，有脱水貌和神志的改变。

**2. 糖尿病的诊断标准是什么？患儿是否符合糖尿病诊断？**

糖尿病的诊断标准是基于血糖测量和是否有症状，符合表 3-2-1中任意一项。

**表 3-2-1　糖尿病诊断标准**

1. 糖尿病或高血糖危象的典型症状，血糖浓度≥11.1 mmol/L(200 mg/dL)
2. 空腹血糖≥7.0 mmol/L(≥126 mg/dL)*；禁食定义为至少 8 h 内没有热量摄入
3. 在 OGTT 2 h 血葡萄糖≥11.1 mmol/L(≥200 mg/dL)*
   应使用 75 g 无水葡萄糖或 1.75 g/kg(最大 75 g)的葡萄糖负荷溶于水进行试验
4. 糖化血红蛋白＞6.5%**

注：* 在没有明确的高血糖症状情况下，根据这些标准诊断糖尿病应通过重复测试予以确认；** 糖化血红蛋白＜6.5%不排除糖尿病，需使用葡萄糖检测进行诊断；单纯糖化血红蛋白在儿童 1 型糖尿病诊断中的作用尚不清楚，不能排除糖尿病，需使用葡萄糖检测进行诊断。

该患儿有多饮、多尿及体重减轻症状，随机血糖＞11.1 mmol/L，符合糖尿病诊断。需待糖化血红蛋白进一步明确诊断。

**3. 该患儿需要做哪些进一步检查方可明确诊断？**

实验室检查：肝肾功能、淀粉酶、电解质正常；血常规正常；糖化血红蛋白10.1%；血气分析：pH值7.354，BE −2.4 mmol/L，$HCO_3^-$ 24.3 mmol/L，钠136 mmol/L，钾4.0 mmol/L；尿常规：尿糖(+++)，尿酮体(+)，尿蛋白(−)，红细胞(−)，白细胞(−)；血酮体0.8 mmol/L；甲状腺功能正常；C肽0.3 mmol/L；糖尿病相关抗体：谷氨酸脱羧酶抗体(glutamic acid decarboxylase antibody，GADA)阳性。胰腺B超正常。

**4. 糖尿病分哪些类型？**

根据2018年美国糖尿病协会公布的分类，糖尿病可分为①1型糖尿病：又称胰岛素依赖型糖尿病(insulin-dependent diabetes mellitus，IDDM)；②2型糖尿病：亦称非胰岛素依赖型糖尿病(noninsulin-dependent diabetes mellitus，NIDDM)；③其他特殊类型糖尿病：包括单基因糖尿病、胰岛素作用的遗传缺陷、胰腺外分泌疾病、内分泌病、药物或化学诱导、感染、免疫介导的罕见糖尿病、有时与糖尿病相关的其他遗传综合征；④妊娠糖尿病。

**5. 该患儿符合哪种类型糖尿病？**

对于确诊糖尿病的患儿，还需根据发病年龄、临床表现、家族史等特征进行糖尿病的分型诊断(表3-2-2)。

**表3-2-2　儿童青少年1型、2型和单基因糖尿病的临床特征**

| 特　征 | 1型糖尿病 | 2型糖尿病 | 单基因糖尿病 |
| --- | --- | --- | --- |
| 基因 | 多基因 | 多基因 | 单基因 |
| 发病年龄 | >6～12个月 | 通常青春期或更晚 | 除GCK-MODY2和新生儿糖尿病(发病年龄<12个月)外，通常在青春期后发生 |

（续表）

| 特　征 | 1型糖尿病 | 2型糖尿病 | 单基因糖尿病 |
|---|---|---|---|
| 临床表现 | 大多起病急 | 多变；可能缓慢、温和或严重 | 多变（在GCK-MODY2中经常发生） |
| 自身免疫病 | 是 | 否 | 否 |
| 酮症酸中毒 | 常见 | 少见 | 新生儿糖尿病多见，其他少见 |
| 肥胖 | | 常见 | |
| 黑棘皮病 | 无 | 有 | 无 |
| 儿童青少年中的比例 | >90%（通常） | <10%（大多数国家） | 1%～6% |
| 父母糖尿病史 | 2%～4% | 80% | >90% |

该患儿9岁起病，病程短，起病急，体形消瘦，未见黑棘皮征，无糖尿病家族史，C肽降低，GADA阳性，故考虑为1型糖尿病。

**6. 1型糖尿病的发病机制及病因是什么？**

1型糖尿病的特点是慢性免疫介导的胰腺β细胞破坏，导致部分或大多数情况下的绝对胰岛素缺乏。大多数病例是由自身免疫介导的胰腺β细胞破坏引起的，其发生率可变，当大约90%的胰腺β细胞被破坏时，会出现临床症状。

1型糖尿病的病因是多因素的，目前认为在遗传易感性基因的基础以外，还与外界环境因素、自身免疫因素有关。

**7. 该患儿目前处于1型糖尿病的哪个病程？**

1型儿童糖尿病有特殊的自然病程。

（1）急性代谢紊乱期：从出现症状到临床确诊，时间多在1个月以内。约20%的患儿表现为糖尿病酮症酸中毒；20%～40%为糖尿病酮症，无酸中毒；其余仅为高血糖、糖尿和酮尿。

（2）暂时缓解期：即“蜜月期”，约75%的患儿经胰岛素治疗后,临床症状消失、血糖下降、尿糖减少或转阴,即进入缓解期。此时胰岛 β 细胞恢复分泌少量胰岛素,对外源性胰岛素需要量减至 0.5 U/kg 以下,少数患儿甚至可以完全不用胰岛素。这种暂时缓解期一般持续数周,最长可达半年以上。此期应定期监测血糖、尿糖水平。

(3) 强化期:经过缓解期后,患儿出现血糖增高和尿糖不易控制的现象,胰岛素用量逐渐或突然增多,称为强化期。在青春发育期,由于性激素增多等变化,增强了对胰岛素的拮抗,因此该期病情不稳定,胰岛素用量较大。

(4) 永久糖尿病期:青春期后,病情逐渐稳定,胰岛素用量比较恒定,称为永久糖尿病期。

该患儿目前处于急性代谢紊乱期,无糖尿病酮症酸中毒。住院后期患儿进入暂时缓解期。

**8. 1 型糖尿病需要鉴别的疾病有哪些?**

(1) 非糖尿病性葡萄糖尿:如 Fanconi 综合征、肾小管酸中毒、胱氨酸尿症或重金属中毒等患儿都可发生糖尿,主要依靠空腹血糖或葡萄糖耐量试验鉴别。该患儿尿常规除尿糖及酮体阳性外,未见其他异常;肾功能正常;无代谢性酸中毒;无肾脏疾病史;血糖升高明显,且伴糖化血红蛋白升高,故可除外该病。

(2) 甲状腺功能亢进症:也可表现为多食、多饮、体重减轻,常伴多汗、兴奋、夜眠不佳、心悸等表现。查体可见突眼、甲状腺肿大,甲状腺功能检查可明确诊断。该患儿除多饮、多尿、体重减轻外,无其他表现,查体未见突眼及甲状腺肿大,甲状腺功能正常,可除外。

(3) 应激性高血糖症:常见于高热、严重感染、重大手术、呼吸窘迫、创伤的患者。为应激所诱发的一过性高血糖,糖化血红蛋白正常。该患儿无相关应激病史及表现,糖化血红蛋白升高明显,故可除外。

**9. 1型糖尿病的治疗原则是什么?**

1型糖尿病治疗是综合性的,包括胰岛素治疗、饮食管理、运动、血糖监测、健康宣教及精神心理治疗。糖尿病治疗目的是:消除高血糖引起的临床症状;积极预防并及时纠正酮症酸中毒;纠正代谢紊乱;使患儿获得正常生长发育,保证其正常的生活活动;预防并早期诊断并发症。

**10. 该患儿应该如何接受胰岛素治疗?**

患有1型糖尿病的儿童或青少年,应在诊断后尽快开始胰岛素治疗,以避免代谢失代偿及糖尿病酮症酸中毒。

胰岛素通常采用一次性胰岛素注射器、胰岛素笔进行胰岛素每日多次注射(multiple daily injections,MDI)或胰岛素泵持续胰岛素皮下注射(continuous subcutaneous insulin infusion,CSII)。目前,将基础胰岛素和餐时胰岛素相结合的强化胰岛素疗法,已成为儿童青少年1型糖尿病中所有年龄组的金标准。CSII是目前模拟胰岛素生理分泌的最佳方法。

该患儿为新发病例,故采用CSII作为强化治疗,胰岛素选择了速效的门冬胰岛素,7 d后血糖稳定,根据患儿及家属意愿改用MDI治疗,胰岛素选用速效(门冬)加长效(甘精)胰岛素。

**11. 1型糖尿病患儿的胰岛素起始剂量应该是多少?**

新诊断的糖尿病患儿,轻症者胰岛素一般用量为0.5～1.0 IU/(kg·d),出现明显临床症状以及酮症酸中毒恢复期开始治疗时,胰岛素需要量往往大于1 IU/(kg·d);在暂时缓解期,胰岛素总剂量通常小于0.5 IU/(kg·d);青春期前儿童(部分缓解期外)通常需要0.7～1.0 IU/(kg·d);在青春期,需求量可能会超过1 IU/(kg·d),甚至达到2 IU/(kg·d)。胰岛素治疗方案必须个体化,剂量应根据血糖的变化规律进行调整。

根据该患儿的情况，起始剂量选择了 0.7 IU/(kg·d)，其中基础量占 40%，餐前大剂量占 60%。此后根据血糖情况调整胰岛素用量，出院前患儿每日胰岛素总量已减至 13 IU，早餐前速效胰岛素3 IU，中餐前速效胰岛素 2 IU，晚餐前速效胰岛素 2 IU，睡前长效胰岛素 6 IU。

**12. 胰岛素治疗过程中要注意哪些不良反应？**

胰岛素的不良反应主要包括① 注射的局部超敏反应：并不常见，可出现注射部位疼痛、出血、感染。儿童中常见脂肪肥大伴随着皮下脂肪团块的积聚，注射部位的交替选择可避免该情况发生。② 低血糖：是胰岛素治疗的常见反应，也是糖尿病治疗中需要经常注意和考虑的问题，通常是胰岛素治疗与运动和饮食不相匹配的结果。

## 参 考 文 献

1. American Diabetes Association. 2. Classification and diagnosis of diabetes: standards of medical care in diabetes—2018[J]. Diabetes Care, 2018, 41(1): S13 - S27.
2. Mayer-Davis E J, Kahkoska A R, Jefferies C, et al. ISPAD Clinical Practice Consensus Guidelines 2018: definition, epidemiology, and classification of diabetes in children and adolescents[J]. Pediatr Diabetes, 2018, 19(27): 7 - 19.
3. American Diabetes Association. Standards of medical care in diabetes—2014[J]. Diabetes Care, 2014, 37(1): S14 - S80.
4. Pankowska E, Blazik M, Dziechciarz P, et al. Continuous subcutaneous insulin infusion *vs*. multiple daily injections in children with type 1 diabetes: a systematic review and meta-analysis of randomized control trials[J]. Pediatr Diabetes, 2009, 10(1): 52 - 58.

（复旦大学附属儿科医院　程若倩，罗飞宏）

# 病例 34

# 确诊 1 型糖尿病，血糖波动——1 型糖尿病合并血糖控制不佳

## 一、病史

【现病史】患儿，女性，13 岁 9 个月。因“确诊 1 型糖尿病 3 年，发现血糖波动 2 周”入院。患儿 3 年前诊断为 1 型糖尿病，平素速效胰岛素＋长效胰岛素分次皮下注射治疗，早餐前速效胰岛素 13 IU，中餐前速效胰岛素 10 IU，晚餐前速效胰岛素 10 IU，睡前长效胰岛素 34 IU，平素饮食控制不佳，时有加餐，不喜运动，血糖监测不规律，具体血糖情况不详，近半年未复查糖化血红蛋白等指标。近日因自觉头晕，无视物旋转，自行监测血糖波动于 3～14.6 mmol/L，晨起血糖 10～12 mmol/L，夜间血糖情况不详。病程中无视物模糊，无意识障碍，无发热、咳嗽，无呕吐、腹泻、腹痛，无四肢感觉异常，两便及胃纳正常。

【体格检查】体温 36.6 ℃，脉搏 85 次/min，血压 90/52 mmHg，身高 154 cm，体重 47 kg，BMI 21 kg/m$^2$（第 85 百分位数）。患儿神清，气平，无深长呼吸，未闻及烂苹果味；皮肤弹性可，未见溃疡及瘢痕，黑棘皮征阴性；未见突眼，眼眶无凹陷；口唇不干，咽不红，双侧扁桃体未及肿大、未见渗出，甲状腺未及肿大和包块；双肺呼吸音清，未及啰音；心音有力，律齐，未及杂音；腹软，肝脾未及肿大，未及压痛及包块，肠鸣音正常；四肢活动可，神经系统无阳性体征；皮肤温觉、深浅触觉、痛觉未见异常；阴毛 PH4 期，双侧乳房 B4 期。

【个人史】患儿系 G1P1，足月顺产，出生体重 2 980 g，无窒息

抢救史。3年余前诊断为1型糖尿病，无其他慢些疾病病史，否认其他特殊药物如激素等服用史，无食物及药物过敏史。生长发育与同龄儿童相仿，学习成绩可。否认糖尿病家族史。

## 二、诊疗解析

**1. 需要做哪些进一步检查？**

实验室检查如下。血气分析：pH值7.415，BE −2.1 mmol/L，$HCO_3^-$ 25.1 mmol/L，钠137 mmol/L，钾4.5 mmol/L；尿常规：尿糖(+++)，尿酮体(+)；血酮体0.6 mmol/L，尿红细胞及白细胞未见；血常规、肝肾功能、淀粉酶、电解质正常；糖化血红蛋白12.3%；C肽 <0.1 mmol/L；甲状腺功能、抗甲状腺过氧化物酶抗体正常；尿微量蛋白正常；心电图正常；眼底正常。

患儿无糖尿病酮症酸中毒表现，糖化血红蛋白升高明显，提示近4～12周血糖控制不佳。暂无慢性并发症依据。

**2. 患儿晨起血糖升高需要考虑哪些情况？**

索莫吉反应(Somogyi effect)是指由外源胰岛素过量引起的低血糖导致反调节激素大量分泌所造成的低—高血糖反应。表现为在凌晨出现低血糖轻度发作，如出汗、恐惧、头疼，或无感知性的低血糖，在4～5 h内迅速演变为高血糖和糖尿增多。治疗应减少夜间基础胰岛素用量，避免低血糖发生。

黎明现象(dawn phenomenon)是指在凌晨5点至上午9点高血糖，而无夜间低血糖的现象。黎明现象表明体内胰岛素的匮乏，治疗时可增加夜间及黎明时的基础胰岛素用量，其中胰岛素泵治疗可以有效控制清晨高血糖。

该患儿在住院期间监测夜间血糖，时有低血糖发生，故减少睡前长效胰岛素用量，夜间低血糖及晨起高血糖情况改善。

**3. 患儿治疗过程中出现低血糖如何管理？**

低血糖主要指血糖降低到一定程度引发以大脑功能障碍为主的相关症状或表现。由于病程长短及血糖控制程度不同，不同患者出现低血糖症状的血糖阈值差距较大。通常情况下低血糖的发生主要是由于进食及胰岛素注射不匹配，需考虑是否存在注射胰岛素过多、进食偏少、运动或睡眠过多等危险因素。

如血糖低于 3.9 mmol/L，需采取相应的措施。对于大多数患儿，0.3 g/kg 能快速起效的碳水化合物制剂能有效缓解低血糖，10 min 提升血糖 1～1.3 mmol/L，15 min 提升血糖 2～2.1 mmol/L并且不会引起下一次餐前血糖明显升高。治疗后10～15 min 需复测血糖，如血糖无恢复或恢复程度不理想，则需重复上述剂量纠正低血糖，但建议采用维持时间较长的等量的碳水化合物（如，面包、饼干、牛奶、水果等）。具体服用碳水化合物等剂量仍需综合考虑患儿的年龄、体重、病程以及运动强度等。

如发生严重低血糖，则需考虑使用胰高血糖素静脉推注、肌内注射或皮下注射以纠正低血糖，体重 25 kg 以上患儿使用 1 mg，体重 25 kg 以下患儿使用 0.5 mg。治疗后仍需加强观察，复测血糖。治疗过程中如发生严重低血糖，可采取 10%～20% 葡萄糖注射液，总剂量 200～500 mg/kg 静脉输注；如有反复发作低血糖，患儿可能需要 10% 葡萄糖注射液 2～5 mg/(kg·min)[1.2～3.0 mL/(kg·h)]维持以避免低血糖发作。治疗过程中需密切监测患儿血糖，以及有无其他症状或不适。

**4. 如何指导 1 型糖尿病患儿的饮食？**

糖尿病的饮食管理目的是维持正常血糖和保持理想体重。包括鼓励适当的饮食行为和健康的终身饮食习惯；提供充足和适当的能量摄入和营养素，以实现最佳生长、发育和健康；达到并保持适当的体重指数和腰围；在食物摄入、代谢需求、能量消耗和胰岛素作用之间达到平衡，以达到最佳血糖控制；降低微血管和大血管并发症的风险；使用糖尿病技术，如连续血糖监测，帮助饮食教育，并协助餐时胰岛素调整和饮食调整。

1 型糖尿病患儿每日总热卡需要量要适合患儿的年龄、生长发育和日常活动的需要。该患儿每日所需热量(卡)为 1 000＋年龄×(80～100)＝1 900 千卡。全天热卡分配为早餐 1/5，中餐和晚餐分别为 2/5。其中饮食中碳水化合物应占总能量的 45%～50%，脂肪应小于能量的 35%(饱和脂肪应小于 10%)，蛋白质应占能量的 15%～20%。

**5. 应该如何指导 1 型糖尿病患儿的运动?**

运动的种类和剧烈程度应根据年龄和运动能力进行安排，每天应进行 60 min 以上中等强度(如快步走、跳舞)或强烈(如跑步、跳绳)的有氧运动，以及柔韧性训练、肌肉强化和骨骼强化活动至少每周 3 d。运动前血糖指标应为 5.0～13.9 mmol/L；运动时必须做好胰岛素用量和饮食调节，运动前减少胰岛素用量或加餐，使用胰岛素泵的患者可以降低基础率 10%～50%或更多，或在运动期间暂停 1～2 h，以避免发生运动后低血糖。

**6. 应该如何监测患儿的血糖?**

糖尿病儿童和青少年应每天自我监测多次血糖水平(6～10 次/d)，包括餐前、餐后、睡前，以及在特定情况下(如运动、驾驶或出现低血糖症状)。

如病情控制平稳，监测血糖的次数和时间可视具体情况做必要的调整，可按如下方案监测血糖。① 日间：正餐或加餐前；其他时间，如进食后 2～3 h，以确定合适的餐时胰岛素用量；在剧烈运动前、中、后应更好地控制血糖。② 夜间：入睡前及夜起时，以监测夜间低血糖及高血糖，优化基础胰岛素剂量。③ 其他：有低血糖症状时纠正后及时复测；感染时监测预防高血糖或酮症酸中毒。

**7. 1 型糖尿病患儿血糖控制的目标是什么?**

儿童青少年 1 型糖尿病血糖控制目标为：餐前血糖 5.0～7.2 mmol/L，睡前血糖 5.0～8.3 mmol/L，糖化血红蛋白<7.0%。设定血糖目标时要注意个性化，经常低血糖或低血糖不适儿童应调整血糖目标。

**8. 1 型糖尿病有哪些并发症? 该患儿是否有糖尿病并发症?**

糖尿病并发症分为急性及慢性。急性并发症包括糖尿病酮症酸中毒、高血糖高渗状态、乳酸性酸中毒、低血糖昏迷等。慢性并发症是糖尿病致残、致死的主要原因，主要包括：① 大血管并发症，如脑血管、心血管和下肢血管的病变等；② 微血管并发症，如肾脏病变和眼底病变；③ 神经病变，包括感觉神经、运动神经，以及自主神经病变等。

与成人糖尿病相比，儿童青少年 1 型糖尿病还有中期并发症，主要表现为影响儿童的生长发育，包括大脑发育、体格发育、性发育、骨骼健康及心理健康。

该患儿入院后检查心电图、眼底、尿微量蛋白均正常，查体痛温触觉无明显异常，目前暂无慢性并发症依据。

**9. 1 型糖尿病患儿应如何随访?**

要求每 2～3 个月检测糖化血红蛋白。当血糖超过 15 mmol/L 时应常规检测酮体，患其他急性疾病时要每日多次检测。其他随访项目包括：① 微量白蛋白尿及视网膜病变的筛查：青春期前发病的糖尿病患儿宜在发病 5 年以后，或在 11 岁或青春期开始筛查，其后每年检测 1 次；青春期发病的宜在发病 2 年后每年检查 1 次。② 甲状腺功能和甲状腺抗体检查：在糖尿病初诊断时检查甲状腺功能作为基础值，此后每年进行；有甲状腺肿大、生长速度下降，有甲状腺疾病的症状或甲状腺自身抗体阳性时，可根据情况随时复查甲状腺功能及抗体。③ 每年检查肝功能、血脂、载脂蛋白及多种内分泌抗体。

**10. 如何对1型糖尿病患儿进行宣教?**

由于儿童青少年,尤其青春期患儿的血糖易于波动,需要饮食控制、运动、监测血糖及胰岛素治疗,因此家庭参与是儿童和青少年糖尿病管理的重要组成部分。必须向患儿及家长详细介绍有关知识,帮助患儿树立信心,使其能坚持有规律的生活和治疗,同时加强管理制度,定期随访复查。叮嘱出院后家长和患儿应遵守医师的安排,接受治疗,同时在家做好家庭记录,包括饮食、胰岛素用法用量、血糖情况等。定期随访,根据血糖情况调整胰岛素用量。

## 参考文献


1. Danne T, Phillip M, Buckingham B A, et al. ISPAD Clinical Practice Consensus Guidelines 2018: insulin treatment in children and adolescents with diabetes[J]. Pediatr Diabetes, 2018, 19 (27): 115 - 135.
2. American Diabetes Association. Standards of medical care in diabetes—2014[J]. Diabetes Care, 2014, 37(1): S14 - S80.
3. Smart C E, Annan F, Higgins LA, et al. ISPAD Clinical Practice Consensus Guidelines 2018: nutritional management in children and adolescents with diabetes[J]. Pediatr Diabetes, 2018, 19 (27): 136 - 154.
4. Abdul-Ghani M, DeFronzo R A, Jayyousi A. Prediabetes and risk of diabetes and associated complications: impaired fasting glucose versus impaired glucose tolerance: does it matter[J]. Curr Opin Clin Nutr Metab Care, 2016, 19(5): 394 - 399.


(复旦大学附属儿科医院 程若倩,罗飞宏)

# 病例 35

# 确诊 1 型糖尿病,发热、呕吐、神萎——糖尿病酮症酸中毒

## 一、病史

【现病史】患儿,男性,7 岁 5 个月。因“确诊 1 型糖尿病 2 年,呕吐、神萎 2 d”入院。患儿 2 年前诊断为 1 型糖尿病,现短效胰岛素+中效胰岛素分次皮下注射治疗,早餐前短效胰岛素 9 IU,中餐前短效胰岛素 7 IU,晚餐前短效 8 IU,睡前中效 5 IU。2 d 前无明显诱因下出现发热,体温最高 39 ℃,服用退热药后可降至正常,稍有咳嗽及鼻塞,无痰鸣及喘息;伴呕吐 2～3 次,非喷射状,为胃内容物,稍有腹痛,脐周为主,不剧,可自行缓解,胃纳欠佳,无腹泻,无尿频、尿急、尿痛,无皮疹;精神差,喜睡。末梢血糖 24.6 mmol/L。本次发病前无过量饮食史,规律注射胰岛素治疗。平素血糖控制尚可,2 个月前糖化血红蛋白 7.6%。

【体格检查】体温 38.6 ℃,脉搏 110 次/min,身高 125.6 cm,体重 26 kg,血压 96/57 mmHg,BMI 16.5 kg/$m^2$(第 50～85 百分位数)。患儿神清,精神萎靡;呼吸深长,未闻及烂苹果气味;皮肤弹性欠佳,黑棘皮征阴性;未见突眼,眼眶无凹陷,双侧瞳孔对光反射灵敏、对称;口唇干燥,咽红,双侧扁桃体Ⅰ度肿大、未见渗出,甲状腺未及肿大和包块;双肺呼吸音清,未及啰音;心音有力,律齐,未及杂音;腹软,肝脾未及肿大,未及压痛及包块,肠鸣音正常;四肢活动可,神经系统无阳性体征,毛细血管充盈时间<2 s;无腋毛及阴毛,双侧睾丸容积 2 mL。

【个人史】患儿系G1P1，足月，剖宫产，出生体重3 180 g，无窒息抢救史。2年前诊断为1型糖尿病，无其他慢些疾病史，近2年短效及中效胰岛素皮下注射，否认其他特殊药物如激素等服用史，无食物及药物过敏史。生长发育与同龄儿童相仿，学习成绩可。否认糖尿病家族史。

## 二、诊疗解析

**1. 该患儿需要做哪些进一步检查？**

实验室检查：血气分析pH值7.168，BE −10.5 mmol/L，$HCO_3^-$ 9.3 mmol/L，钠137 mmol/L，钾3.5 mmol/L；尿常规：尿糖（+++），尿酮体（+++）；血酮体4.3 mmol/L，尿红细胞及白细胞未见；肝肾功能、淀粉酶、电解质正常；血常规：白细胞计数$4.9\times10^9$/L，中性粒细胞36%，淋巴细胞63%，血红蛋白121 g/L，血小板计数$362\times10^9$/L，CRP <8 mg/L；糖化血红蛋白7.1%；甲状腺功能、抗甲状腺过氧化物酶抗体正常；C肽0.4 mmol/L。

**2. 该患儿目前考虑什么诊断？**

目前诊断为1型糖尿病、糖尿病酮症酸中毒、急性上呼吸道感染。

**3. 什么是糖尿病酮症酸中毒？**

糖尿病酮症酸中毒（diabetic ketoacidosis，DKA）是由于糖尿病患者血循环中胰岛素绝对或相对不足，以及升糖激素（如皮质醇、GH、胰高糖素等）不适当升高引起的，以高血糖、高血酮、酮尿、脱水、电解质紊乱、代谢性酸中毒为特征的一组临床症候群。

**4. DKA具有哪些表现？**

患儿多具有烦渴、多饮、多尿、体重下降等糖尿病的特征表现，也可因上述症状加重而就诊；可出现呼吸深快，呼气有烂苹果味及口唇樱红等酮症酸中毒的症状，病情严重时有尿量减少、皮肤黏膜干燥、脉快而弱、血压下降、四肢厥冷等脱水及循环障碍表现，可表现为不同程度的意识障碍，如嗜睡、昏睡，甚至出现昏迷。儿童患者表现可不典型，常以呼吸道感染、消化道症状、急腹症等前来就诊。胃肠道症状以弥漫性腹痛为主的胃肠道疼痛占46%，2/3的患者可有恶心和呕吐症状。因此，对于不明原因的酸中毒、昏迷患者应该首先了解有无糖尿病的病史，并做血糖、尿糖和电解质检查，及时确定有无DKA。

**5. DKA的诱因有哪些？**

DKA的诱因主要包括：无意或故意遗漏胰岛素给药（包括胰岛素泵障碍）、感染、过量饮食。该患儿无过量饮食及胰岛素漏打病史，有发热及呼吸道症状，考虑感染为其主要诱因。

**6. DKA的诊断依据有哪些？**

当出现高血糖，血糖>11.1 mmol/L（200 mg/L）；血pH值<7.3，血$HCO_3^-$<15 mmol/L；血酮体≥3 mmol/L，尿酮体阳性或强阳性时，可以诊断为DKA。DKA的严重程度按酸中毒程度分为：轻度，静脉血pH值<7.3或血清碳酸氢盐<15 mmol/L；中度，pH值<7.2，血清碳酸氢盐<10 mmol/L；重度，pH值<7.1，血清碳酸氢盐<5 mmol/L。

该患儿有1型糖尿病病史，有呕吐、腹痛、精神萎靡表现，血糖>11.1 mmol/L，血pH值<7.3，血$HCO_3^-$<15 mmol/L，血酮体>3 mmol/L，尿酮体（+++），故DKA诊断明确。血气分析pH值7.168，$HCO_3^-$ 9.3 mmol/L，故为中度。

**7. DKA需要和哪些疾病鉴别？**

（1）低血糖昏迷：有使用胰岛素或口服降糖药病史，意识障碍突然发生，血糖明显降低。

（2）非酮症性高渗性状态：多发生在老年2型糖尿病患者，严重脱水，血糖水平显著增高(>33.3 mmol/L)，尿酮体阴性或弱阳性，血液 pH 值正常，血浆渗透压增高。

**8. DKA 的治疗原则是什么?**

DKA 的治疗原则包括纠正高血糖、脱水和电解质紊乱，治疗中应特别注意正确补充水、电解质及合理应用胰岛素。急性期24 h内的治疗目标不是要求血糖正常，而应保持正常的血流动力学状态，恢复循环中的血容量，改善组织灌注；降低血糖和血渗透压；以稳定的速度清除血酮和尿酮；纠正水电解质紊乱以及相关的有害因素。

**9. DKA 治疗时的液体疗法是什么?**

DKA 最首要的治疗是通过静脉输液的方法恢复细胞外容量。

补液总时间一般为 48 h，总补液量=累积损失量+生理需要量−扩容量。

累积损失量=脱水程度(%)×体重(kg)，其中脱水程度不应大于10%。由于患儿一般均伴有血浆渗透压增高，故最初 4～6 h常须生理盐水进行补液，轻度酮症酸中毒或轻度脱水者首剂生理盐水 10 mL/kg、重度脱水按 20 mL/kg 计算，于 1 h 内输入。如伴休克，按上述生理盐水剂量可重复 1～2 次。其后可改用0.45%的氯化钠(可用等量注射用蒸馏水加入生理盐水配制)，以后可根据血糖及血钠情况改为不同浓度的葡萄糖溶液。生理需要量按照 48 h 计算。

轻度脱水者每天补液量不应超过 2 500 $mL/m^2$ 体表面积，中度脱水不应超过 3 200 $mL/m^2$，重度脱水不应超过 4 000 $mL/m^2$，以减轻脑水肿的危险。

**10. 发生 DKA 时怎么使用胰岛素治疗?**

DKA 治疗一般以静脉滴注小剂量胰岛素为宜。应建立静脉双通道，保证胰岛素和补液能同时输入。胰岛素的种类应采用常规胰岛素，用输液泵控制输液速度。

儿童、青少年患儿以每小时 0.1 IU/kg 为最佳初始剂量，小于 3 岁的婴幼儿胰岛素用量可减为每小时 0.05 IU/kg。

**11. DKA 治疗中应该怎样监测血糖？如何根据血糖调整液体及胰岛素疗法？**

DKA 治疗时应每小时监测 1 次血糖，使血糖下降速度为 2～5 mmol/(L·h)，血糖维持在 8～12 mmol/L。

当血糖≤13.9 mmol/L 或血糖下降速度＞5 mmol/(L·h)时可使用 5%葡萄糖溶液，并继续静脉滴注胰岛素。当血糖＜11.1 mmol/L而仍有酸中毒时，可改用 10%葡萄糖溶液。如 10%葡萄糖溶液输注过程中仍有血糖下降过快或低血糖发生，可将胰岛素输注速度逐渐减慢到每小时 0.02～0.06 IU/kg，直至 DKA 纠正。

**12. DKA 治疗时补液中的钾浓度应该如何控制？**

由于 DKA 治疗过程中极易发生低钾血症，仅在无尿或血钾＞5.5 mmol/L 时停止补钾。通常建议血钾＜3.5 mmol/L 时，补钾量 40～60 mmol/L，补液钾浓度为 0.3%～0.45%；血钾在 3.5～5.5 mmol/L 时补钾量为 20～40 mmol/L，补液中钾浓度为 0.15%～0.3%。推荐补钾的起始浓度为 0.3%，严重缺钾而补液钾浓度过高时，可同时口服补钾。

**13. DKA 时代谢性酸中毒的处理方法是什么？**

胰岛素治疗可抑制酮体生成，刺激酮体代谢可产生内源性 $HCO_3^-$，所以总体上 DKA 治疗过程中不主张使用碳酸氢钠纠正酸中毒。对于血 pH 值＜6.9 的患者，可使用 5%碳酸氢钠溶液进行纠酸。5%碳酸氢钠的需要量(mL)＝0.2×|BE|×体重(kg)，必须用生理盐水稀释成 1.4%的等张液，静脉滴注时间大于60 min。

**14. DKA 治疗过程中还需要监测哪些指标？**

患儿需要禁食，进行血压、心电监护，记录 24 h 出入液量，每小时监测血糖并观察神经系统情况，如有条件应每 1～2 h 监测血酮。扩容开始后 2 h 复查血气分析，此后应每 4 h 监测 1 次。

**15. DKA 治疗过程中还应注意什么？**

DKA 最严重的并发症是脑水肿，在儿童中的发病率是 3%，特别是初发的儿童糖尿病患者，占儿童糖尿病死亡的 20%。回顾性研究发现，DKA 脑水肿的发生与补液量有关，如果 24 h 的输液量超过 4 L/$m^2$ 或最初 4 h 的输液量>50 mL/kg 即有可能发生脑水肿。治疗过程中出现头痛和神志改变提示脑水肿发生可能，可给予 20%甘露醇每次 1.25～5 mL/kg 静脉注射，并可短期应用地塞米松治疗脑水肿。

**16. DKA 治疗后何时可改为皮下胰岛素注射治疗？**

如患者能进食，血 pH 值>7.3、$HCO_3^-$>15 mmol/L 时，可开始皮下注射胰岛素。首次皮下注射常规胰岛素 60 min（速效胰岛素 10 min）后停止输液和静脉胰岛素，以后根据血糖监测调整胰岛素用量。

## 参考文献

1. Umpierrez G E, Jones S, Smiley D, et al. Insulin analogs versus human insulin in the treatment of patients with diabetic ketoacidosis: a randomized controlled trial[J]. Diabetes Care, 2009, 32(7): 1164 - 1169.
2. Fayfman M, Pasquel F J, Umpierrez G E. Management of hyperglycemic crises: diabetic ketoacidosis and hyperglycemic hyperosmolar state[J]. Med Clin North Am, 2017, 101(3): 587 - 606.
3. Nyenwe E A, Kitabchi A E. The evolution of diabetic ketoacidosis: an update of its etiology, pathogenesis and management[J]. Metabolism, 2016, 65(4): 507 - 521.

（复旦大学附属儿科医院　程若倩，罗飞宏）

# 第三节　单基因糖尿病及新生儿糖尿病

## 病例 36

## 血糖升高 1 个月——新生儿糖尿病

### 一、病史

【现病史】患儿，男，2 个月 3 d。因"血糖升高 1 个月"入院。患儿生后 1 个月因"发热、腹泻 1 d"于外院就诊，查静脉血糖为 46.13 mmol /L；尿常规：尿糖(＋＋＋＋)，尿酮体(＋＋)；胰岛素治疗后血糖波动于 3.1～23.3 mmol /L，为进一步诊治收住院。病程中无咳嗽、呕吐、哭闹不安、嗜睡等症状。

【体格检查】体温 36.8 ℃，脉搏 132 次 /min，呼吸 32 次 /min，体重 5 kg。患儿神志清，精神反应好，面色红润，前囟平软，皮肤弹性好；两肺呼吸音清，未及啰音；心律齐，心音有力，未及杂音；腹平软，肝脾未及肿大；四肢活动好，神经系统无阳性体征。

【个人史】患儿系 G2P2，足月顺产，出生体重 3 050 g，无窒息抢救史。出生后混合喂养 1 个月，现配方奶人工喂养，无喂养困难。父母及 9 岁姐姐均体健，无糖尿病家族史。

## 二、诊疗解析

**1. 糖尿病的诊断标准是什么?**

2019 年 WHO 颁布了糖尿病新分型标准,糖尿病诊断仍为符合下述 4 条中的 1 条即可。① 空腹血糖 ≥7.0 mmol /L;② OGTT负荷后 2 h 血糖≥11.1 mmol /L(葡萄糖 1.75 g /kg,最大 75 g);③ 糖化血红蛋白≥6.5%(测定方法需经美国国家糖化血红蛋白标准计划认证);④ 随机血糖≥11.1 mmol /L 且伴糖尿病症状体征。对于符合上述标准但无症状者,建议次日重复检测以明确诊断。该患儿多次随机血糖>11.1 mmol /L,糖尿病诊断明确。对于确诊糖尿病的患儿需根据发病年龄、临床表现、家族史、实验室检查等特征综合分析进行糖尿病分型诊断。糖尿病可分为:① 1 型糖尿病:又称胰岛素依赖性糖尿病;② 2 型糖尿病:亦称非胰岛素依赖性糖尿病;③ 其他特殊类型糖尿病;④ 妊娠糖尿病。

**2. 哪些实验室检查是必须首要考虑的?**

回顾患儿病史,患儿生后 1 个月起病,血糖异常升高,外院胰岛素治疗后血糖有降低但仍波动,实验室评估应首先包括血糖、血酮、肝肾功能、血气分析、甲状腺功能、肾上腺功能、糖化血红蛋白、C 肽及自身抗体检测。

(1) 实验室检查。血常规:无异常。尿常规:尿糖(+++),尿酮体(—)。纸片法:血酮 0.3 mmol /L。血气分析:pH 值 7.355,BE −2.7 mmol /L,$HCO_3^-$ 21.4 mmol /L,乳酸 1.5 mmol /L,钠 140 mmol /L,钾 4.8 mmol /L,氯 110 mmol /L。血生化:总胆红素 8.9 μmol /L,直接胆红素 3.6 μmol /L,谷氨酸转氨酶 16.5 IU/L,谷草转氨酶 30 IU /L,γ-谷氨酰转移酶 28 IU /L,碱性磷酸酶

135 IU/L，三酰甘油 0.95 mmol/L，总胆固醇 2.75 mmol/L，尿素氮 2.3 mmol/L(↓)，肌酐 17 μmmol/L(↓)，葡萄糖 10.6 mmol/L(↑)，总蛋白 56.2 g/L，白蛋白 40.6 g/L，球蛋白 15.6 g/L(↓)，淀粉酶 20 IU/L(↓)，钠 137 mmol/L，钾 5.1 mmol/L，氯 107 mmol/L，钙 2.40 mmol/L，磷 1.58 mmol/L；糖化血红蛋白 6.7%(↑)。C 肽 0.67 μg/L(↓)。甲状腺功能：$T_3$ 2.4 nmol/L，$T_4$ 98 nmol/L，$FT_3$ 6.61 pmol/L，$FT_4$ 11.05 pmol/L，TSH 1.27 mIU/L。肾上腺功能：皮质醇(8:00 am) 137.6 nmol/L，促肾上腺皮质激素(8:00 am)7.89 pmol/L。自身抗体检测：谷氨酸脱羧酶抗体(glutamic acid decarboxylase antibody，GADA)阴性，胰岛素自身抗体(insulin autoantibody，IAA)阴性，酪氨酸磷酸酶抗体(IA-2)阴性，抗胰岛细胞抗体阴性，抗锌转运蛋白 8 抗体阴性。

(2) 影像学检查。B 超：肝脾、胰腺、肾、肾上腺未见异常。

**3. 该患儿是否可明确糖尿病分型，下一步还需要做什么检查？**

再次回顾患儿情况：1 月龄因感染被发现，多次随机血糖>11.1 mmol/L，急性起病无糖尿病酮症酸中毒急性并发症，无糖尿病家族史，实验室检查 C 肽偏低，自身抗体检测阴性。综上需考虑特殊类型糖尿病的可能性，下一步进行分子遗传学检测。

糖尿病患者临床信息提示需要进行分子遗传学检测人群：① 6 月龄前发病；② 6～12 月龄起病，自身抗体阴性；③ 有其他相关特征，如先天性心脏病，胃肠道缺陷，脑畸形，视力、听力异常，肾发育异常或其他自身免疫病；④ 家族三代以内亲属高血糖或糖尿病史，发病年龄 35 岁之前；⑤ 诊断 1 型糖尿病 5 年后，仍有部分胰岛 β 细胞功能保留，胰岛素需要量低，血清及尿 C 肽在正常范围或稍偏低；⑥ 轻度空腹高血糖症，尤其是年轻、非肥胖和无症状的患者；⑦ 新生儿期有高胰岛素血症低血糖；⑧ 与肥胖程度不符合的显著黑棘皮病表现，可伴有高三酰甘油等脂代谢异常表现；⑨ 不寻常的脂肪分布，如中央脂肪堆积，四肢脂肪缺乏或肌肉发达。

该患儿基因检测结果显示在 *KCNJ*11 基因编码区发现 1 个杂合错义突变，突变位点 c. 601C>T，p. R201C（图 3－3－1）。经桑格-库森法（Sanger-Coulson method）验证分析，父母该位点无变异，为自发突变。*KCNJ*11 是永久性新生儿糖尿病的致病基因。结合该患儿临床表现、实验室检查及基因检测结果，新生儿糖尿病诊断明确。

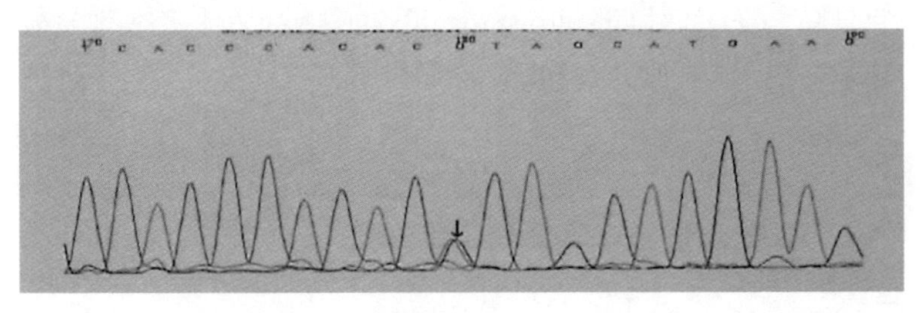

**图 3－3－1　患儿 *KCNJ*11 基因杂合突变位点（c. 601C>T）检测峰图**

**4. 单基因糖尿病和新生儿糖尿病的概念是什么？**

单基因糖尿病是由于 β 细胞发育、功能发挥或胰岛素信号通路中起关键作用的单个基因中 1 个或多个变异导致的一种特殊类型糖尿病，占儿童糖尿病的 1%～6%。青少年起病的成人型糖尿病（maturity-onset diabetes of the young，MODY）是最常见的单基因相关糖尿病，其他还有新生儿糖尿病、线粒体基因变异糖尿病、胰岛素抵抗综合征等。单基因糖尿病的诊断首先要符合糖尿病的诊断标准，而确诊有赖于分子遗传学检测。基因检测可以早期明确单基因糖尿病的类型，有助于制订合适的药物治疗方案及个体化的血糖管理，并可预测疾病的临床过程和进行遗传咨询。

新生儿糖尿病(neonatal diabetes mellitus,NDM)是单基因糖尿病的一种,是指出生后6个月内发生的糖尿病,通常需要胰岛素治疗,是一种罕见的特殊类型糖尿病。90%以上的NDM可检测到基因异常,其中$K_{ATP}$通道编码基因突变(*KCNJ*11、*ABCC*8)最常见,其他还有*INS*、*GCK*、6*q*24基因印迹异常、*PDX*1、*FOXP*3、*EIF*2*AK*3、*SLC*2*A*2等。

**5. NDM有哪些临床特征?**

NDM可分为永久性新生儿糖尿病(permanent neonatal diabetes mellitus, PNDM)和暂时性新生儿糖尿病(transient neonatal diabetes mellitus,TNDM)。NDM患儿临床上通常没有典型的"三多一少"症状。其中TNDM发病早至生后5天内,晚至生后6周发病,通常在3周以内发病,临床经过呈一过性;需胰岛素治疗,尿糖呈阳性,尿酮体呈阴性或弱阳性;多数患儿伴有胎儿生长受限,有的伴严重脱水;较常见的症状为消瘦、烦渴、多尿,双眼警觉状,有些伴脐疝、腹股沟疝,少见的还伴巨颌、巨舌、先天性心脏病,也常可并发泌尿系统感染和败血症;伴发酮症酸中毒者少见,一半以上的患儿是在检测低出生体重儿是否有低血糖时发现了高血糖。PNDM临床表现基本与TNDM相同,但症状较严重,多有酮症酸中毒及酮尿,脱水发生率高,同时早期即可出现糖尿病血管并发症。TNDM经胰岛素治疗后可缓解,一般18个月前缓解,约50%复发,复发多发于青春期或成年早期。PNDM与1型和2型糖尿病一样为终身性疾病。

NDM不同的基因突变会产生不同的临床表现。如*KCNJ*11基因突变约20%的患儿可出现重度神经功能异常,表现为发育迟缓、癫痫和新生儿糖尿病综合征(developmental delay, epilepsy and neonatal diabetes,DEND),高血糖伴发育迟缓、肌无力、癫痫;*EIF*2*AF*3突变所致沃尔科特-拉利森综合征(Wolcott-Rallison综合征），表现为胰腺发育不良性 PNDM，反复发作的自限性肝炎和肝大，多发性骨骺发育不良，骨量减少，反复骨折，智力发育落后，心肺脏缺陷和中枢性甲状腺功能减退症。本例患儿无典型临床症状，未伴发酮症酸中毒，也未合并其他胰腺外症状。

**6. NDM 如何治疗？**

对于 TNDM 和 PNDM 患儿，发病后均首先采用胰岛素注射控制血糖。TNDM 需要长期随访，告知患儿父母可能复发，缓解可能是暂时性的，缓解期定期检查血糖、胰岛素、糖化血红蛋白、胰岛素敏感性，必要时口服糖耐量检查。PNDM 总体上参照一般糖尿病的处理原则，长期治疗和随访。由于 NDM 患者年龄小，饮食控制不宜太严格，在满足生长发育需求的基础上，适当控制饮食的热量摄入，避免高糖牛奶，逐步培养较规则的饮食即可。血糖控制宜放宽，以免低血糖造成脑损害，一般每天至少测 4 次血糖，餐前血糖控制在 5.5～10.0 mmol/L，餐后血糖控制 7.0～10.0 mmol/L 为宜。

(1) 胰岛素治疗。酮症酸中毒起病者，参照糖尿病酮症酸中毒治疗方案，但连续静脉胰岛素输入的剂量需调整至 0.05 IU/(kg·h)，以免短时间内血糖下降过快导致脑水肿，加重病情。目前，NDM 胰岛素治疗还缺少非常有效的、全世界认可的治疗方案，原因在于患儿年龄过小、病因复杂多样，因此个体化治疗十分重要。初发病者胰岛素使用方式 MDI 和 CSII 均可；至于胰岛素的种类，餐时胰岛素采用常规胰岛素（短效），基础胰岛素用中性鱼精蛋白锌胰岛素。门冬胰岛素不适用于 2 岁以下患儿，地特胰岛素或甘精胰岛素不适用于 6 岁以下患儿。根据血糖水平的不同选用每天 2 次短效胰岛素＋中效胰岛素或每天 3 次中效胰岛素，但一般初治剂量以 0.3～0.5 IU/(kg·d)为宜，基础胰岛素占 30%～50%，渐次增加剂量，不以短时间内降低血糖为目的。采用胰岛素泵治疗者基础胰岛素量占全天总剂量的10%～30%，餐时胰岛素则以每天3～4次为宜，全天胰岛素的总剂量有报道为0.29～1.4 IU/kg，NDM一旦经合理治疗后，短期内即进入缓解期，此时胰岛素用量很小，容易发生堵管，因此胰岛素泵一般仅用于发病初期短疗程治疗。本例患儿年龄小，配方奶人工喂养，基本定时每3 h喂1次奶，入院后选用中效胰岛素每日3次皮下注射，总量0.5 IU/kg，监测血糖每日8次，血糖波动于3.5～18 mmol/L。

(2) 磺脲类药物治疗。约90%*KCNJ*11基因突变和约85%*ABCC*8基因突变可以顺利转换成口服磺脲类药物治疗。已经采用胰岛素治疗者，格列本脲起始剂量为0.05～0.1 mg/(kg·d)，早餐前顿服，如晚餐前血糖>7 mmol/L，加等剂量格列本脲；如血糖<7 mmol/L，仅减少中效胰岛素0.5～1.0 IU；次日早餐前如血糖>7 mmol/L，改格列本脲0.1 mg/kg；如血糖<7 mmol/L，仅减少中效胰岛素0.5～1.0 IU，如晚餐前血糖>7 mmol/L，加早餐相同剂量格列本脲；如血糖<7 mmol/L，仅减少中效胰岛素0.5～1.0 IU。依次类推，中效胰岛素减完后，再按0.5～1.0 IU/次剂量逐渐减低三餐前的短效胰岛素，格列本脲全天最大总剂量为1.0 mg/kg，也有报道格列苯脲可用至>2 mg/(kg·d)。未经无胰岛素治疗直接采用格列本脲治疗者，起始剂量为0.1 mg/(kg·d)，剂量调整方法如上。治疗有效的标准：同等饮食条件下，加用格列本脲并逐步增加剂量后，原胰岛素剂量治疗的患儿或未用胰岛素治疗的患儿，出现血糖持续减低趋势；在停用胰岛素后三餐前血糖<7 mmol/L作为有效的标志。格列本脲治疗有效者低血糖的发作次数较胰岛素治疗总体上减少，血糖波动幅度更小；10%以下的患者会出现牙齿染色，未发现呕吐、腹泻、药疹，未发现肝肾功能异常及其他特异性的脏器损害的报道；但脏器损害、皮炎、全血细胞减少、低钠血症以及心血管疾病病死率的增

加等在成人 2 型糖尿病患者的治疗中出现,应该引起重视。即使较大年龄患儿,口服格列本脲后代谢控制和神经认知功能也可改善,因此,国外强烈推荐 $K_{ATP}$ 通道基因突变患者口服格列本脲药物治疗。其他基因突变类型的 NDM 采用格列本脲治疗也有成功的报道,但未得到广泛认可。

本例患儿 1 个月起病,胰岛素治疗后血糖水平降低,自身抗体检测阴性后,即加用格列苯脲治疗,起始药物剂量 0.05 mg/(kg·d),逐渐调整格列苯脲剂量,减量胰岛素,最终停用胰岛素,住院 2 周,出院时格列本脲剂量为 0.8 mg/(kg·d),分 3 次口服,早上 40%,中午和晚上各 30%,血糖波动于 4.6~10.5 mmol/L。出院后患儿基因结果明确 *KCNJ* 11 基因突变。在家自行监测血糖,根据喂养时间和血糖情况逐渐调整格列苯脲剂量,出院 3 个月后格列苯脲剂量减至 0.3 mg/(kg·d),分 4 次口服,监测血糖波动于 4.2~8.9 mmol/L。目前,患儿生长发育正常。门诊复查糖化血红蛋白为 6.2%,血肝肾功能、血脂、甲状腺功能、尿常规、尿微量蛋白均正常。

## 参考文献


1. Lemelman M B, Letourneau L, Greeley S A W. Neonatal diabetes mellitus: an update on diagnosis and management[J]. Clin Perinatol, 2018, 45(1): 41-59.
2. Pipatpolkai T, Usher S, Stansfeld P J, et al. New insights into K(ATP) channel gene mutations and neonatal diabetes mellitus[J]. Nat Rev Endocrinol, 2020, 16(7): 378-393.
3. Zhang H, Zhong X, Huang Z, et al. Sulfonylurea for the treatment of neonatal diabetes owing to K(ATP)-channel mutations: a systematic review and meta-analysis[J]. Oncotarget, 2017, 8(64): 108274-108285.
4. Sanyoura M, Philipson L H, Naylor R. Monogenic diabetes in children

and adolescents: recognition and treatment options[J]. Curr Diab Rep, 2018, 18(8): 58.
5. Hattersley A T, Greeley S A W, Polak M, et al. ISPAD Clinical Practice Consensus Guidelines 2018: the diagnosis and management of monogenic diabetes in children and adolescents [J]. Pediatr Diabetes, 2018, 19 (Suppl 27): 47 - 63.
6. 中华医学会儿科学分会内分泌遗传代谢学组.儿童单基因糖尿病临床诊断与治疗专家共识[J].中华儿科杂志,2019,57(7): 508 - 514.

（复旦大学附属儿科医院　奚立，罗飞宏）

# 第四章

# 肥胖代谢综合征及2型糖尿病

# 第一节　遗传或综合征性肥胖

## 病例 37

## 多饮、多尿 7 个月——Alstrom 综合征

### 一、病史

【现病史】患儿，女，9 岁。因“多饮、多尿 7 个月”入院。患儿 7 个月前出现多饮、多尿（量具体不详），无消瘦、多食，无发热、多汗，无头晕、头痛，无恶心、呕吐，无腹痛、腹泻，未见明显血尿、泡沫尿。半年余前患儿出现乏力，外院查空腹血糖 7.77 mmol/L，餐后 2 h 血糖 14.84 mmol/L，谷丙转氨酶 264 IU/L，谷草转氨酶 151 IU/L，三酰甘油 5.97 mmol/L，低密度脂蛋白 4.06 mmol/L，诊断为“糖尿病，糖尿病肾病，肝功能异常”。现予精蛋白重组人胰岛素（优思灵 50R）早餐前 10 IU＋晚餐前 6 IU，血糖 4～8 mmol/L。近半月体重减轻约 3 kg。

【体格检查】体温 36.4 ℃，心率 95 次/min，呼吸 21 次/min，血压 114/73 mmHg，身高 140.2 cm（1.14SD），体重 43.2 kg（2.82SD），BMI 21.98 kg/m$^2$（2.53SD）。患儿为肥胖体形，腹脂 0.5 cm，全身皮肤较黑，颈部、腋下、腹股沟、腘窝等皮肤皱褶处可见片状黑棘皮。眼睑无水肿。胸廓无畸形，心肺无特殊。腹软，肝脾肋下未触及，肾区无叩击痛。双乳 B1 期，外阴 Tanner 分期

PH1 期。

【既往史】患儿生后 8 个月左右因畏光多泪就诊当地医院，诊断为先天性黄斑发育不良。现患儿仍有畏光表现，无结膜充血，无明显分泌物。1 岁时患儿因呼吸道感染就诊，查胸部 X 线片示心脏形态异常，诊断为扩张性心肌病，予依那普利口服近 2 年，无青紫、无胸闷、无气喘等症状。去年患儿感冒后出现听力下降，诊断为中耳炎，予抗炎治疗(具体不详)，现患儿听力较正常人低。

【个人史】患儿系 G1P1，足月，剖宫产，出生体重 3 000 g，无窒息抢救史，无惊厥史。精神、运动发育大致与同龄儿童相仿，学习成绩较差，社交、家庭和同伴互动基本正常，没有精神、行为问题。父亲身高 172 cm，体重 75 kg。母亲身高 156 cm，体重 50 kg；妹妹身高 100 cm，体重 14 kg，家族中无类似遗传疾病史。

## 二、诊疗解析

**1. 肥胖症的概念是什么？该患儿是属于肥胖症吗？**

肥胖症定义为相似生活环境下，同种族、同性别、同年龄个体 BMI 高于正常人群 2SD 或位于第 95 百分位数(1.88SD)的儿童。该患儿 BMI 的 SD 为 2.53，故符合肥胖症诊断。

**2. 哪些实验室检查是必须要首要考虑的？**

回顾病史，患儿有以下集中问题：① 肥胖症，合并显著黑棘皮症、高脂血症，无库欣貌、高血压；② 糖尿病，非酮症起病，早发糖尿病肾病；③ 合并多器官损害：肝、心脏、眼、耳；④ 精神、运动发育大致与同龄儿童相仿，但学习成绩较差；⑤ 无性早熟，线性生长正常。因此，该儿童肥胖症的原因应优先考虑遗传或综合征性肥胖，实验室评估应首先监测各器官脏器功能，内分泌相关指标(甲状腺激素、肾上腺皮质激素、性激素、胰岛素、C 肽)，代谢相关指标

（血糖、血脂、电解质），三大常规、肝功能、肾功能，脏器形态学（肝胆胰脾肾肾上腺B超、胸部X线片、甲状腺B超、子宫卵巢B超、心超、BA），听力检测，眼底检查。

（1）实验室检查。糖化血红蛋白：8%（↑）；血糖及胰岛功能检测：血糖（0、120 min）7.7、14.8 mmol/L，胰岛素（0、120 min）48.43、5.11 mIU/L，C肽（0、120 min）9.64、8.87 μg/L；胰岛自身抗体：GADA、ICA、IAA（−）；甲状腺：正常；肾上腺：17α-OHP、雄烯二酮、ACTH、皮质醇节律、DHEAS正常；性腺：AMH、性激素检查提示青春期前水平；肾脏：尿微量白蛋白1.21 mg/L（↑）、24 h尿蛋白定量378 mg/24 h（↑），尿比重、尿糖、尿素氮、肌酐、尿酸正常；肝功能：谷草转氨酶62 IU/L（↑），谷丙转氨酶61 IU/L（↑）。血脂、电解质、血粪常规：正常。

（2）影像学检查。肝、胆、胰、脾、肾、肾上腺B超：肝、脾偏大，胆囊壁有胆固醇结晶；甲状腺B超：双侧甲状腺结节样病灶，拟TI-RADS 2类；胸部X线片：胸椎侧弯；心脏超声：正常；骨龄：11岁。

（3）听力检测：感音神经性听力下降。

（4）眼底检查：双眼黄斑发育不良。

**3. 患儿的多器官病变表现是多元论还是一元论？**

患儿肥胖与糖尿病诊断明确，且存在高胰岛素血症，看似符合2型糖尿病诊断，但肾病发生时间过早，且同时存在胰腺外多脏器功能受累，因此特殊类型糖尿病需高度怀疑。临床需警惕特殊类型糖尿病的情况有：① 常染色体显性病遗传模式；② 胰腺外病变（先天性心脏病、胃肠道缺陷、脑畸形、视力听力异常、严重腹泻、肾发育异常或自身免疫性疾病）；③ 轻度、非进展的空腹高血糖；④ 新生儿期有高胰岛素性低血糖症；⑤ 与肥胖程度不符合的显著黑棘皮病表现，可伴有高三酰甘油等脂代谢异常表现；⑥ 不寻常的脂肪分布，如中央脂肪堆积、四肢脂肪缺乏或肌肉发达，结合患儿临床表现，需从特殊类型糖尿病角度探寻病因。

**4. 患儿考虑何种特殊类型糖尿病?**

特殊类型糖尿病根据发病机制分为以下几类：β 细胞功能的遗传缺陷、胰岛素作用的遗传缺陷、外分泌胰腺疾病、内分泌疾病、药物或化学物诱导、感染、罕见的免疫介导糖尿病、有时与糖尿病有关的其他遗传综合征，患儿没有特殊药物或接触化学试剂史，母孕期、产时也无明确感染史，可以排除药物或化学物诱导、感染相关；除胰岛外，患儿其他内分泌腺体未有明显异常，胰岛自身抗体阴性，无矮小、神经、血液系统异常，故外分泌胰腺疾病、内分泌疾病、罕见的免疫介导糖尿病、与糖尿病有关的其他遗传综合征可能性较小；以 MODY、NDM、线粒体糖尿病为代表的 β 细胞功能的遗传缺陷，可结合患儿无常染色体显性病遗传模式的糖尿病家族史以排除；患儿存在高胰岛素血症，胰岛素作用的遗传缺陷造成的特殊类型糖尿病最有可能。

胰岛素作用的遗传缺陷包括：*INSR* 基因突变所致的原发性胰岛素信号缺陷、单基因脂肪营养不良导致的继发于脂肪组织异常的胰岛素抵抗、纤毛病变相关的胰岛素抵抗为特征表现的复杂临床综合征。*INSR* 基因突变导致的最常见疾病为 A 型胰岛素抵抗，伴随严重高胰岛素血症、黑棘皮症，同时伴高雄激素血症及临床表现，如多毛、痤疮、月经稀发等，患儿血清胰岛素轻度升高且无高雄激素表现，故可能性较小；与单基因脂肪营养不良相关的贝拉迪内利-赛普综合征（Berardinelli-Seip 综合征），临床表现可伴四肢纤细、腹部膨隆、肝大、高脂血症，患儿表现为匀称性肥胖，血脂仅有一过性轻度升高，表型不符；与纤毛病变相关的可有 Alstrom 综合征和 Bardet-Biedl 综合征，其中 Bardet-Biedl 综合征以智力障碍为特征，同时有视力损害、多指、肥胖、糖尿病、肾发育不良、肝纤维化和性腺机能减退，患儿虽学习成绩差，但精神、运动发育尚正常，无多指(趾)畸形，不能解释患儿的全部临床表现；而Alstrom综合征可伴肥胖，视锥-视杆细胞退化，感觉神经性听力丧失，超过60%的患者合并有心肌病，与本患儿临床表型高度吻合，综上所述，该患儿最可能的诊断为Alstrom综合征。

高通量测序分析证实存在*ALMS*1基因突变，c. 2296_2299del4，p. S766 Kfs * 13的杂合移码变异，c. 11460C>A，p. Y3820 * 的杂合无义变异，验证实验显示这2个变异分别遗传自患儿的父亲和母亲(均为杂合状态)，依据美国ACMG变异分类指南(PMID: 25741868)，该变异位点为致病性(pathogenic)变异，证据包括① 非常强烈的证据(pathogenic very strong，PVS1)：移码变异(frameshift)；② 中等证据(pathogenic moderate，PM2)：等位基因频率(allele frequency)为0，即在正常人数据库未见该变异位点(包括1 000个基因组，http://www. 1000genomes. org/和ExAC数据库，http://exac. broadinstitute. org)；③ 支持性证据(pathogenic supporting)：临床表型吻合，且妹妹携带有来自父亲的杂合子突变。除患儿外，其余3位携带者血糖检查均正常，均无肥胖症。

**5. 什么是Alstrom综合征？临床特征有哪些？还有哪些脏器功能需要评估？**

Alstrom综合征由*ALSM*1基因突变导致，属常染色体隐性遗传性疾病。Alstrom综合征人群发病率不足百万分之一，无性别差异，常见于近亲婚配。临床表现为一系列系统纤维化和多器官受累，临床症状主要为视力减退(锥杆视网膜发育不良)、神经性耳聋、肥胖、糖尿病、尿崩症、肾功能不全、性腺功能低下、高尿酸血症及高三酰甘油血症等。临床表现根据年龄不同表现各异。婴儿期出现视网膜变性，部分病例因扩张型心肌病而表现为充血性心力衰竭；儿童期表现为听力下降、肥胖、高胰岛素血症和2型糖尿病；青春期多为高脂血症、糖尿病及扩张型心肌病。因反复呼吸道感染，逐渐进展为肺纤维化、慢性阻塞性呼吸综合征等，另有为肝纤维化、肝硬化及肾脏衰竭等表现，几乎所有器官最终都会出现纤维化病变。部分变异型还可出现身材矮小、脱发、脊柱侧突等。另外，该类患者可合并多种内分泌激素紊乱，包括甲状腺功能减退症、胰岛素样生长因子系统的改变、男性睾酮水平低和女性高雄激素血症。

目前，Alstrom综合征通用的临床诊断标准：① 生后第1年出现视网膜病变和肥胖；② 7个主要标准(感音神经性聋、扩张型心肌病、2型糖尿病、肺功能异常、肝功能异常、肾功能不全、尿异常)至少符合3条；③ 没有并指和智力低下。但新近研究结果表明，按照该标准，不典型病例会漏诊。

结合上述临床特征，肺功能、GH、IGF-1、脊柱全长片都需要进一步评估。

患儿因目前身高、GH正常，因此进一步完善肺功能及脊柱X线全长片，结果显示均存在异常；肺功能：肺通气功能下降；脊柱X线全长片：脊柱侧弯，颈椎生理曲度稍变直，进一步证实Alstrom综合征诊断。

**6. Alstrom综合征的发病机制是什么?**

Alstrom综合征由*ALMS*1基因突变所致。该基因位于染色体2p13，包含23个外显子，编码4 169个氨基酸。该蛋白广泛表达于中枢神经系统、光感受器、内分泌系统、心肺转流术系统及泌尿生殖系统的纤毛细胞中心体和基底部，在鞭毛运输及维持纤毛细胞功能中起着重要作用。迄今，已报道270种*ALMS*1基因突变，包括点突变、缺失、插入及框架位移等。大多数发生在外显子8、10和16，其中外显子16的突变占总突变率的36%。另亦有内含子区域的突变报道。

临床上根据其变异位点不同可有明显的表型变异，如发病时间和严重程度不同。发生于外显子 16 的突变，临床表型多较严重，表现为心脏、眼、耳、肝脏、肾脏等多器官病变，且有糖代谢、脂代谢异常。该患儿临床表现与 16 号外显子突变相符。另外，外显子 8 突变的患者肾脏疾病的发生率较低。但只有 1 个杂合子突变与有 2 个杂合子突变的患者相比，其表型表达无明显差异。另有研究表明，遗传修饰、环境或感染暴露、随机事件，均可导致 Alstrom 综合征发病年龄和严重程度的差异。

**7. Alstrom 综合征如何治疗？治疗中应监测哪些检查内容？**

Alstrom 综合征预后极差。90％的患者 16 岁时完全失明，最终患者均会失明。童年期多死于心脏衰竭（约 90.5％），而成年期为心脏或肾衰竭致死（61.3％），生存期超过 50 岁的极为罕见。对于该类疾病，目前尚无有效治疗手段，多为对症处理。通过改变生活方式可以改善代谢综合征，早期佩戴视听矫正器可改善其生活质量。

本例患者住院期间予以胰岛素联合二甲双胍控制血糖并减轻胰岛素抵抗治疗，贝那普利降低尿蛋白，联合保肝对症治疗，出院时血糖平稳，继续维持上述治疗。本例患儿仍在内分泌门诊随访中，现超声显示肝脏已有增大且有肝功能异常，肺通气功能下降，故应考虑其肝、肺均可能已存在纤维病变，后期应积极监测其肝肾功能及肺部病变，定期监测血糖、血清胰岛素、糖化血红蛋白，积极控制饮食及体重。

## 参 考 文 献

1. Marshall J D, Maffei P, Collin G B, et al. Alström syndrome: genetics

and clinical overview[J]. Current genomics, 2011, 12(3): 225 - 235.
2. Hearn T. ALMS1 and Alström syndrome: a recessive form of metabolic, neurosensory and cardiac deficits[J]. J Mol Med (Berl), 2019, 97(1): 1 - 17.
3. Marshall J D, Muller J, Collin G B, et al. Alström syndrome: mutation spectrum of ALMS1[J]. Hum Mutat, 2015, 36(7): 660 - 668.
4. Richards S, Aziz N, Bale S, et al. Standards and guidelines for the interpretation of sequence variants: a joint consensus recommendation of the American College of Medical Genetics and Genomics and the Association for Molecular Pathology[J]. Genet Med, 2015, 17(5): 405 - 424.
5. Tahani N, Maffei P, Dollfus H, et al. Consensus clinical management guidelines for Alström syndrome[J]. Orphanet J Rare Dis, 2020, 15(1): 253.

（上海交通大学医学院附属瑞金医院　张娟娟，董治亚）

病例 38

# 自幼矮小伴食欲亢进——Prader-Willi 综合征

## 一、病史

【现病史】患儿，女，12 岁 10 个月。因“自幼矮小伴食欲亢进”入院。患儿出生后喂养困难，少哭，哭声不响，无吐泻，1 岁后食欲亢进，伴体重进行性增加，半年前乳房增大，近 2 年有过 2 次阴道出血(量少)，近 1 年阴道常有发炎，骨龄 14 岁以下。

【体格检查】心率 95 次 /min，呼吸 21 次 /min，血压 100 / 56 mmHg，身高 140 cm(−2.58SD)，体重 50 kg(0.80SD)，BMI 25.5 kg/$m^2$ (2.27SD)，肥胖体形，腹脂 5 cm，无明显黑棘皮。浓眉，高发际，油脂性皮肤，小腿多毛。胸廓无畸形，心肺无殊。腹软，肝脾肋下未触及，肾区无叩击痛。右乳0.5 cm×1.5 cm，左乳0.5 cm×1.2 cm；腋毛少量，外阴 Tanner 分期 PH2 期。

【个人史】患儿系 G3P1，35 周，剖宫产，羊水多，出生体重 2 100 g，无窒息抢救史，无惊厥史。人工喂养。学习成绩差，记忆力可，生活可自理。父亲身高 175 cm，体重 75 kg。母亲身高 158 cm，体重 50 kg。妹妹 7 岁身高 120 cm，体重 22 kg。家族中无类似遗传疾病史。

## 二、诊疗解析

### 1. 肥胖症的概念是什么？该患儿属于肥胖症吗？

肥胖症定义为相似生活环境下，同种族、同性别、同年龄个体

BMI 高于正常人群 2SD 或位于第 95 百分位数（1.88SD）的儿童。该患儿 BMI 的 SD 为 2.53，故符合肥胖症诊断。

**2. 哪些实验室检查是必须首要考虑的？**

回顾病史，患儿有以下问题：① 肥胖症；② 矮小症，实际预测终身高严重低于遗传身高；③ 精神、运动发育大致与同龄儿童相仿，但学习成绩较差；④ 特殊面容。因此，该儿童肥胖症的原因应优先考虑遗传或综合征性肥胖，实验室评估应首先监测各器官脏器功能、内分泌相关指标（甲状腺激素、肾上腺皮质激素、性激素），代谢相关指标（血糖、血脂、电解质）、肝功能、肾功能及脏器形态学（肝胆胰脾肾肾上腺 B 超、胸部 X 线片、甲状腺 B 超、子宫卵巢 B 超）。

实验室及影像检查：糖化血红蛋白：8.3%（↑）；甲状腺功能：正常；肾上腺：17α-OHP、雄烯二酮、ACTH、皮质醇节律。DHEAS 正常；性腺：LH 0.8 IU/L，FSH 5.4 IU/L，$E_2$、孕酮、睾酮、PRL、β-HCG 正常；肝肾功能：正常；血脂：三酰甘油 4.88 mmol/L（↑），载脂蛋白 B 1.51 g/L；电解质：正常；肝胆胰脾肾肾上腺 B 超：肝质地欠佳；子宫卵巢 B 超：青春期前水平。

**3. 患儿的多器官病变表现是多元论还是一元论？**

患儿肥胖与矮小症诊断明确，且婴儿期起病，近期发现血糖升高，存在多系统损害，因此遗传或综合征性肥胖需高度怀疑。存在肥胖相关遗传综合征的儿童常会出现早发性肥胖，并在体格检查中有特征性表现，包括畸形特征、身材矮小、发育迟缓或智力障碍（精神发育迟滞）、视网膜改变或耳聋。结合患儿临床表现，需从遗传或综合征性肥胖病角度探寻病因。

**4. 患儿考虑何种类型的遗传或综合征性肥胖？**

遗传或综合征性肥胖包括遗传因素、内分泌紊乱、下丘脑性肥胖等因素。内分泌紊乱相关性肥胖通常存在身材矮小或存在性腺功能减退症，主要考虑疾病有皮质醇过多（皮质类固醇药物、库欣综合征）、甲状腺功能减退症、生长激素缺乏症、Albright 遗传性骨营养不良，该患儿 GH 峰值、甲状腺功能、骨代谢、皮质醇节律均正常，目前性激素水平、性腺发育正常，故不支持。下丘脑性肥胖最常见于手术治疗颅咽鼓管瘤后出现，且通常伴有全垂体功能减退，累及下丘脑的创伤、肿瘤或炎症也可能引起类似情况，患儿无相关病史，故不支持。因此，该患儿以遗传性肥胖最为可能。

研究表明，肥胖变异中有 40%～85%是由遗传因素所致，现已鉴别出多种与儿童期肥胖有关的特异性综合征及单基因缺陷。Prader-Willi 综合征是其中最常见的综合征，特征为婴儿期时肌张力过低和喂养困难（通常伴生长迟滞），而在儿童早期出现多食和肥胖，同时伴有发育迟滞。结合该患儿有婴儿期喂养困难、儿童期多食、体重进行性增加、线性生长迟缓等临床表现，需高度怀疑。

该患儿采用基因组 DNA 甲基化特异性多重连接探针扩增技术，检测到染色体 15q11PWS/AS 相关区域基因缺失，提示缺失型 Prader-Willi 综合征。故该患儿 Prader-Willi 综合征诊断明确。

**5. 什么是 Prader-Willi 综合征？临床特征有哪些？还有哪些脏器功能需要评估？**

Prader-Willi 综合征是肥胖最常见的综合征类型。这种综合征是 15 号染色体长臂上的父源活性基因表达缺失造成的。若患者有典型临床特征，可疑诊为 Prader-Willi 综合征并通过基因检测确诊。

研究者于 1993 年提出了 Prader-Willi 综合征的临床诊断标准。对于 3 岁或 3 岁以下的儿童，如果诊断标准评分达到 5 分（其中 4 分来自主要标准），Prader-Willi 综合征的诊断可能性很高。对于 3 岁以上的儿童和成人，需达到 8 分（至少 5 分来自主要标准）才能得出此结论。

(1) 主要标准(每项占1分): 新生儿和婴儿肌张力过低;婴儿期出现喂养问题;婴儿期后体重过度增加;典型的面部特征;性腺功能减退症;整体发育迟缓或轻度到中度智力障碍;多食。

(2) 次要标准(每项占0.5分): 胎动减少;典型的行为问题(通常为多种);睡眠障碍或睡眠呼吸暂停;身材矮小,色素沉着减少;小手和(或)小足;手掌狭窄且尺侧缘平直;眼睛异常(内斜视、近视);唾液黏稠伴嘴角结壳;言语发音缺陷;搔抓皮肤。

(3) 基因检测的指征: 对于有以下全部年龄别临床特征的患者,若非是其他病因,都应进行分子学检测。① 出生至2岁: 肌张力过低伴吮吸无力和体重增加不良,男性婴童还存在隐睾。② 2～6岁: 肌张力过低且有吮吸无力史、整体发育迟缓、身材矮小和(或)生长障碍,伴体重加速增加。③ 6～12岁: 有肌张力过低和吮吸无力病史(肌张力过低通常持续存在)、整体发育迟缓、过度进食(多食、对食物狂热),若不控制进食则出现肥胖。④ 13岁至整个成年期: 认知功能障碍,通常为轻度精神发育迟滞、过度进食,不加控制会出现向心性肥胖、低促性腺激素/高促性腺激素性腺功能减退(如,青春期延迟)和(或)典型行为问题(包括乱发脾气和强迫症特征)。

由于Prader-Willi综合征患者大多数都有下丘脑和垂体功能障碍的证据,表现为身材矮小、向心性肥胖、性腺功能减退和骨质疏松,尽管该患儿目前性腺发育尚可、甲状腺功能正常,仍需进一步随访LH、FSH、INHB等相关性激素水平及甲状腺功能;针对骨质疏松,应从5岁开始进行双能X线吸收法(dual energy X-ray absorptiometry, DXA)扫描,之后每2～3年复查1次。

至少70%的Prader-Willi综合征儿童和年轻成人存在睡眠呼吸障碍,临床医师应监测所有患者是否存在睡眠相关症状(包括持续打鼾、呼吸暂停超过5 s或白天睡眠过多),尤其是在并发呼吸疾病期间。重度肥胖或存在睡眠呼吸暂停临床症状的患者应尽量检测多导睡眠图(睡眠检查),并评估有无腺样体扁桃体肥大。

肥胖的 Prader-Willi 综合征患者常有代谢综合征,该患儿目前已有糖尿病、高脂血症,需进一步监测胆石症、胃食管反流、非酒精性脂肪性肝病和高血压的发生。除此之外,Prader-Willi 综合征患者发生脊柱侧凸、髋关节发育不良和下肢力线异常的风险也会增加,推荐放射影像学评估。

**6. Prader-Willi 综合征的发病机制是什么?**

15q11.2-13 区域发现了多个致病基因。针对大量 Prader-Willi 综合征患者的遗传分析逐渐缩小了可能的致病区域,目前认为 Prader-Willi 综合征的主要临床表现源自父源 SNORD116-1(HBII-85)“核仁小 RNA”(snoRNA)簇缺陷。SnoRNA 是非编码分子,负责指导核糖体 RNA 和其他核小 RNA 的转录后修饰。修饰包括引起性别特异性印迹的甲基化。HBII-85 缺陷引起 Prader-Willi 综合征临床特征的机制尚不明确。SNORD116-1 和其他几个 snoRNA 簇恰好位于 *SNURF-SNRPN*、*NDN*、*MAGEL2* 和 *MKRN3* 基因的下游,所以既往研究发现 Prader-Willi 综合征与这些基因有表观联系。这些基因或 Prader-Willi 综合征区域中的其他基因或许能够解释部分临床特征,但不太可能是唯一的病因。例如,在 4 例存在自闭症谱系障碍和 Prader-Willi 综合征部分或全部临床特征的患者中,研究者发现了 *MAGEL2* 的截短突变。此外,P 基因编码酪氨酸酶阳性白化病,这可能是 30% Prader-Willi 综合征患者存在色素减退的原因。

**7. Prader-Willi 综合征如何治疗?治疗中应监测哪些检查内容?**

Prader-Willi 综合征婴幼儿期需要帮助处理肌张力过低和喂养困难。在患儿生命早期常应用口部运动评估、吞咽功能检查和稠厚的高热量饮食；严重反流或吞咽困难的患者可能需要接受胃造口术或胃底折叠术。年龄较大的儿童应通过严格限制食物摄入控制肥胖是有效治疗 Prader-Willi 综合征的基础。应请营养科医师帮助设定热量目标以及规划合理的蛋白质和微量营养素摄入，以实现速度适中的体重增加。相比其他肥胖个体，Prader-Willi 综合征患者接受减重手术的风险可能更高，获益可能更小。

存在生长障碍的 Prader-Willi 综合征患儿适合 rhGH 治疗。除非有禁忌证，这包括重度肥胖（如体重>理想体重的225%）、未控制的糖尿病、呼吸功能损害、严重睡眠呼吸暂停、急性呼吸道感染、活动性癌症或精神病。若 Prader-Willi 综合征患者符合生长障碍标准，则通常无需正式检测有无 GH 缺乏。关于是否开始 GH 治疗的决定应同家属协商后做出。

GH 通常被用于2岁以上的 Prader-Willi 综合征儿童。对于 Prader-Willi 综合征患者，给予 GH 的最佳方案尚未完全确定，但是下列2种方案均得到了一些临床研究和专家意见的支持。① 根据体重给药：可根据患者体重给予 GH，婴儿和儿童的推荐剂量为0.034 mg/(kg·d)（每周0.24 mg/kg），但部分专家建议使用0.05 mg/(kg·d)（每周0.35 mg/kg）的剂量。一些医师会监测 IGF-1 并据此调整剂量，但无常规监测必要。② 根据体表面积：以0.5 mg/($m^2$·d)作为婴儿和儿童的治疗起始剂量，之后按需调整剂量，最高不超过1 mg/($m^2$·d)，以使目标 IGF-1 水平维持在年龄别正常范围的高值（年龄别为1SD～2SD水平）。部分 Prader-Willi 综合征患者（尤其是婴儿）可能需要高达1.5 mg/($m^2$·d)的剂量。

所有 Prader-Willi 综合征患者在开始 GH 治疗前都进行多导睡眠图检查。对于因基础肌张力过低而最可能发生呼吸功能损害的婴儿和年幼儿童，应考虑在开始 GH 治疗后的最初1～2个月监测睡眠时的血氧饱和度。

本例患儿因青春期确诊 Prader-Willi 综合征，病程较长，已合并糖尿病，故禁用 GH。目前，针对代谢问题，予二甲双胍 0.85 g、2 次/d 口服控制血糖，低脂饮食、加强运动控制血脂及体重，并定期监测其生长速度、性发育、骨密度、睡眠情况、代谢综合征相关指标及血糖、糖尿病相关靶器官损害等情况。

## 参考文献

1. Styne D M, Arslanian S A, Connor E L, et al. Pediatric obesity-assessment, treatment, and prevention: an endocrine society clinical practice guideline[J]. J Clin Endocrinol Metab, 2017, 102(3): 709 - 757.
2. Muscogiuri G, Formoso G, Pugliese G, et al. Prader- Willi syndrome: an uptodate on endocrine and metabolic complications[J]. Rev Endocr Metab Disord, 2019, 20(2): 239 - 250.
3. Butler M G, Miller J L, Forster J L. Prader-Willi syndrome-clinical genetics, diagnosis and treatment approaches: an update[J]. Curr Pediatr Rev, 2019, 15(4): 207 - 244.
4. Crinò A, Fintini D, Bocchini S, et al. Obesity management in Prader-Willi syndrome: current perspectives. Diabetes, metabolic syndrome and obesity: targets and therapy[J]. Diabetes Metab Syndr Obes, 2018(11): 579 - 593.
5. Passone C B G, Pasqualucci P L, Franco R R, et al. Prader-Willi Syndrome: what is the general pediatrician supposed to do? — a review [J]. Rev Paul Pediatr, 2018, 36(3): 345 - 352.

（上海交通大学医学院附属瑞金医院　张娟娟，董治亚）

# 第二节　代谢综合征

## 病例39

## 发现体形偏胖5年，月经不规则2年——代谢综合征

### 一、病史

【现病史】患儿，女，12岁8个月。因“体形偏胖5年，月经不规则2年”入院。患儿5年前开始发现体形偏胖(具体体重不详)。2年前月经初潮，至今不规律，未予诊治。患儿平素喜食油炸食品及碳酸饮料，食量大。运动少，睡眠可。平素无头痛、呕吐，无多饮、多尿，无视觉、嗅觉、听觉障碍，无腹泻、腹痛。

【体格检查】体温36.9℃，脉搏70次/min，血压120/80 mmHg，身高156.2 cm，体重70.85 kg，BMI 29.04 kg/$m^2$，腰围92 cm。患儿体形偏胖，面部有痤疮，无特殊面容，体毛偏多，皮肤黏膜无苍白，颈部、腋下及大腿根部有黑棘皮。浅表淋巴结未及肿大，口唇红润，咽部无充血，扁桃体无肿大。呼吸平稳，两肺呼吸音清，未及干湿啰音。心音有力，律齐，未及杂音。腹膨软，肝脾未及肿大，四肢活动可，神经系统无阳性体征。双侧乳房B4期，外阴发育，PH3期。

【个人史】患儿系G1P1，足月，剖宫产，出生体重3 050 g，无窒

息抢救史。无喂养困难，无癫痫发作，无新生儿黄疸延迟消退，无乳糖不耐受，无牛奶、鸡蛋等食物及药物过敏史。13 个月会独自走路，15 个月会说话。精神、运动发育大致与同龄儿童相仿，学习成绩中等，社交、家庭和同伴互动基本正常，无精神、行为问题。父亲身高 178 cm，母亲身高 158 cm；家族中无类似遗传疾病史。

## 二、诊疗解析

**1. 儿童和青少年肥胖的概念是什么？该患儿属于肥胖吗？**

肥胖是指脂肪过多，BMI 是评价超重及肥胖的公认标准指标。由于儿童的身高和体重都会增长，所以儿童 BMI 的标准随年龄和性别而变化。按年龄和性别划分，BMI 位于第 85～95 百分位数之间为超重，≥第 95 百分位数为肥胖，≥第 95 百分位数对应值的 120%或者 BMI≥35 $kg/m^2$（符合两者中较低者即可）为重度肥胖。大部分儿童和青少年期肥胖会持续至成年期，从而增加代谢异常及心脑血管疾病的风险，故应重视儿童期肥胖的早期识别及干预。该患儿 BMI 大于同年龄、同性别儿童第 95 百分位数对应值的 120%，属于重度肥胖，且腰围 92 cm，大于同年龄同性别儿童腰围的第 90 百分位数，故属于向心性肥胖。

**2. 哪些检查是必须首要考虑的？**

回顾病史，患儿有以下问题：① 重度肥胖，为向心性肥胖，但无特殊面容、畸形特征、身材矮小、发育迟滞或智力障碍等，需排除肥胖导致的其他代谢问题；② 黑棘皮病体征阳性，提示可能存在胰岛素抵抗；③ 月经至今不规律，初潮 2 年内可能会因不成熟排卵而出现月经不规则，这类不规则会消失，但该患儿同时存在肥胖、体毛偏多、痤疮等表现，需警惕 PCOS。因此，实验室评估应首先监测 OGTT、血脂、甲状腺激素、性激素、肾上腺皮质激素及子宫卵巢B超。

(1) 实验室检查。血、尿常规：无异常。血生化：总胆红素10 μmol/L，谷丙转氨酶159 IU/L(↑)，谷草转氨酶112 IU/L(↑)，γ-谷氨酰转移酶239 IU/L(↑)，碱性磷酸酶114 IU/L，三酰甘油4.79 mmol/L(↑)，总胆固醇3.64 mmol/L，高密度脂蛋白0.60 mmol/L(↓)，低密度脂蛋白1.87 mmol/L，尿素氮3.4 mmol/L，肌酐50 μmol/L，总蛋白79 g/L，白蛋白46 g/L，钠138 mmol/L，钾4.36 mmol/L，氯98 mmol/L，钙2.48 mmol/L，磷1.32 mmol/L。甲状腺功能：正常。OGTT：血糖(0 min) 5.9 mmol/L，血糖(120 min) 10 mmol/L，胰岛素(0 min) 56.29 mIU/L，胰岛素(120 min) 355 mIU/L。糖化血红蛋白6.1%。肾上腺：皮质醇(8:00 am) 687 mg/L，促肾上腺皮质激素24.03 ng/L；LH 7.54 IU/L，FSH 4.56 IU/L，$E_2$ 36 ng/L，催乳素9.7 μg/L，睾酮0.47 μg/L，游离睾酮2.92 ng/L，双氢睾酮68.38 ng/L、性激素结合球蛋白11.4 nmol/L，脱氢表雄酮42.01 μg/L，雄烯二酮2.38 μg/L，AMH 8.68 μg/L，IGF-1为295 μg/L。

(2) 影像学检查。B超：子宫24 mm×17 mm×26 mm，右卵巢31 mm×19 mm×21 mm，内见无回声区约10枚，直径2～4 mm；左卵巢32 mm×21 mm×23 mm，内见无回声区约9枚，直径2～3 mm；腹部B超：脂肪肝。

**3. 如何解读上述检查结果？**

上述结果提示：① 高血糖：空腹血糖升高、糖耐量受损；② 脂代谢异常：高密度脂蛋白降低、高三酰甘油；③ 胰岛素抵抗；④ 性激素正常，无高雄激素血症；⑤ 肾上腺皮质激素正常；⑥ 肝功能受损，考虑肝脂肪浸润导致。

结合患儿向心性肥胖、高血糖、高三酰甘油、低高密度脂蛋白，血压正常高值，考虑患儿存在代谢综合征。

**4. 什么是儿童和青少年代谢综合征？**

随着肥胖在全球儿童中的流行，儿童和青少年代谢综合征的发病率逐渐升高。代谢综合征是与生活方式密切相关，以肥胖、高血糖、高血压及血脂异常等集结发病为特征的一组临床症候群。2012 年中华医学会儿科学分会内分泌代谢学组根据我国儿童生长发育特点，以 2007 年国际糖尿病联盟的代谢综合征定义为框架，内容参照美国儿科学会新近推出的一些预测心血管疾病危险的关键指标，并参考国内外有关肥胖和代谢综合征的最新研究，制订了适合我国儿童的代谢综合征的诊断标准。

（1）≥10 岁儿童青少年代谢综合征定义及诊断建议。向心性肥胖：腰围≥同年龄同性别儿童腰围的第 90 百分位数为儿童青少年代谢综合征基本和必备条件，同时至少具备下列 2 项。① 高血糖：空腹血糖受损（impaired fasting glucose，IFG），空腹血糖≥5.6 mmol/L；或糖耐量减低（impaired glucose tolerance，IGT）：口服葡萄糖耐量试验 2 h 血糖 7.8～11.1 mmol/L；或 2 型糖尿病。② 高血压：收缩压≥同年龄同性别儿童血压的第 95 百分位数或舒张压≥同年龄同性别儿童血压的第 95 百分位数。③ 低高密度脂蛋白胆固醇（<1.03 mmol/L）或高非高密度脂蛋白胆固醇（≥3.76 mmol/L）。④ 高三酰甘油（≥1.47 mmol/L）。

向心性肥胖的简易识别方法：建议应用腰围身高比（waist-to-height ratio，WHtR）作为筛查指标。WHtR 切点：男童 0.48，女童 0.46。

高血压的快速识别方法：收缩压≥130 mmHg，舒张压≥85 mm Hg。

以上两方法主要用于向心性肥胖和高血压的快速筛查，如需明确诊断及研究，仍需查腰围和高血压的各年龄段百分位值表。

（2）6～10岁年龄段儿童脑血管疾病危险因素异常界值：该年龄段儿童的生理特征处于快速变化中，不宜轻易诊断代谢综合征。然而近期临床研究发现，该组肥胖儿童已经暴露多项代谢异常，故提出脑血管疾病危险因素并予以明确界定。① 肥胖：BMI≥同年龄同性别儿童BMI的第95百分位数或腰围≥同年龄同性别儿童腰围的第95百分位数。② 高血压：血压≥同年龄同性别儿童血压的第95百分位数。快速识别：收缩压≥120 mmHg或舒张压≥80 mmHg。③ 脂代谢紊乱：低高密度脂蛋白胆固醇（<1.03 mmol/L）、高非高密度脂蛋白胆固醇（≥3.76 mmol/L）、高三酰甘油（≥1.47 mmol/ L）。④ 高血糖：空腹血糖≥5.6 mmol/L，建议行口服葡萄糖耐量试验，以便及时发现是否存在IGT或2型糖尿病。

因此，对于存在多项代谢异常的6～10岁儿童，应警惕代谢综合征可能，及早进行干预。

**5. 儿童青少年代谢综合征有哪些高危因素？**

（1）遗传因素：肥胖、高血压、血脂紊乱、代谢综合征、2型糖尿病和脑血管疾病家族史者。

（2）宫内营养与发育相关因素：出生时小于胎龄或巨大儿等。

（3）饮食及饮食行为因素：高糖、高脂肪、高胆固醇等高能量食物摄入过多；不健康的饮食行为，如进食速度快、量大、咀嚼少，不吃早餐，甜食频率过高，边看电视边进食及睡前进食等。

**6. 儿童青少年代谢综合征有哪些预防建议？**

儿童青少年代谢综合征预防的关键是防治肥胖。防治应从胎儿期开始，幼儿期加强，以控制体重为基本理念，以行为矫正为关键，以生活方式干预包括饮食调整和运动健康教育为主要手段，是一个长期持续的系统工程。

（1）饮食处方。参照2016年中国营养学会全新修订的《中国居民膳食指南》幼儿与学龄前儿童、学龄儿童和青少年部分的要求，儿童青少年在饮食中要保持食物的多样化，注意荤素兼顾、粗细搭配，保证鱼、肉、奶、豆类和蔬菜的摄入。一日三餐，两餐间隔4～5 h；三餐比例要适宜，按照所提供的能量占全天总能量的比例，早餐占30%，午餐占40%，晚餐占30%；蛋白质、脂肪、糖类的供能比例分别为12%～14%、25%～30%、55%～65%。在控制总能量摄入的同时，要保证蛋白质、维生素、矿物质的充足供应。超重和肥胖儿童适宜吃、少吃的食物如下。① 适宜吃的食物：新鲜蔬菜和水果、鱼、虾、蛋、奶、牛肉、禽类、肝、豆腐、豆浆，喝白开水，不添加糖的鲜果蔬汁。② 少吃的食物：含氢化植物油的各种糕点、糖果、蜜饯、巧克力、冷饮、甜点心、膨化食品、西式快餐、肥肉、黄油、油炸食品、各种含糖饮料。

（2）运动处方。在设计运动项目时，首先应对儿童进行医学检查。若有心肺功能异常或严重高血压者则谨慎运动，或避免剧烈运动；活动前后至少要各做5 min的准备活动和恢复活动；有氧运动和力量运动、柔韧性训练相互结合、相互穿插进行；注意调动儿童的兴趣和积极性；活动要循序渐进，更要长期坚持。

有氧运动如快走、慢跑、上下楼梯、跳绳、打球、游泳、骑自行车、登山等；力量运动可采用哑铃、杠铃以及其他的沙袋、器械等进行；柔韧性训练包括各种伸展性活动。同时，推荐儿童或青少年干一些力所能及的家务劳动，如扫地、拖地、洗衣、整理房间、倒垃圾等。

运动强度可以用脉搏来衡量。有氧运动时脉搏应达到最大心率的60%～75%，可参照公式：脉搏＝(220－年龄)×(60%～75%)。如10岁儿童有氧运动时脉搏应达到126～157次/min。开始运动时心率可控制在低限，随适应能力的提高逐渐增加运动时间和频率，使心率达到高限。

每天坚持锻炼至少30 min,最好达到每天60 min的中等强度运动。分散的运动时间可以累加,但每次不少于15 min;运动时间和运动量均宜循序渐进、逐渐增加。每周至少完成中等强度运动5 d才可起到控制体重或减轻体重的作用。

(3) 行为矫正处方。行为矫正的目的是改变肥胖儿童青少年不健康的行为与习惯。需要家长以身作则,并与医务人员一起对孩子进行心理疏导,抵制和反对伪科学和虚假的商业性“减肥”宣传等,帮助其建立健康的生活方式来达到控制体重的目的,可从以下两方面入手。① 建立健康的饮食行为:参见饮食处方;② 减少静态活动的时间:孩子看电视、玩电子游戏和使用电脑的时间每天不应超过2 h;不躺着看书、看电视;课间10 min时应离开座位去做身体活动;课外作业每做40 min,就应活动10 min;周末、假期作息时间应规律,早睡早起,不睡懒觉。

**7. 儿童青少年代谢综合征如何治疗?**

(1) 生活方式干预。根据患儿及家庭情况制订个体化方案,通过饮食控制和有规律的体育锻炼达到控制体重并逐渐减重(减少5%~10%的体重)的目的。具体饮食、运动和行为矫正处方参见预防建议。

(2) 糖代谢紊乱患儿的治疗。① 糖尿病前期(IFG或IGT)患儿:经3个月有效的生活方式干预(饮食控制、150 min/周运动,减少体重5%~10%)后,代谢异常指标仍无法逆转的10岁及以上患者,建议使用二甲双胍治疗,500 mg,每日2~3次,最大剂量每天2 000 mg。② 对10岁及以上2型糖尿病患儿或处在糖代谢严重受损的糖尿病前期(IFG+IGT)并有以下任何一项危险因素,如高血压、高三酰甘油、低高密度脂蛋白胆固醇、糖化血红蛋白>6%的患儿或一级亲属有糖尿病的患儿,应立即给予二甲双胍治疗。对糖尿病及糖尿病前期患儿都应隔3~6个月随访1次,复查空腹血糖和糖化血红蛋白。糖尿病前期患儿至少每年重复1次口服葡萄糖耐量试验。

(3) 高血压患儿的治疗。在开始高血压治疗前,首先必须排除继发性高血压,并针对疾病进行特殊治疗。对于原发性高血压,根据不同血压水平及高血压靶器官受损情况,启动相应的抗高血压治疗。目前,国际上统一采用第90、95、99百分位数分别作为诊断正常高值血压、高血压和严重高血压的界值。对于正常高值血压和高血压,应先针对引起高血压的高危因素(肥胖、摄盐过多、静态生活等)进行干预。

治疗包括非药物治疗和药物治疗。① 非药物治疗措施:控制体重并逐渐减重每月1~2 kg,尽量使腰围<第75百分位数;增加有氧锻炼,减少静态时间;调整饮食结构(包括限盐),建立健康饮食习惯。若6个月后仍未达标,应启动药物治疗或请儿科心血管疾病专家会诊。② 药物治疗措施:对于合并下述1种及以上情况,则在非药物治疗措施基础上启动药物治疗:严重高血压(高血压2级);出现高血压临床症状;出现高血压靶器官的损害;合并糖尿病;非药物干预6个月无效者。高血压药物治疗的原则是从单一用药、小剂量开始。治疗4~8周后血压不下降,可增加药量。仍然无效或出现明显不良反应时,应考虑换药或联合给药或请儿科心血管疾病专家会诊。高血压治疗目标:一般来说,首先使血压下降到年龄性别段的第95百分位数以下,逐渐下降到安全的第90百分位数以下。

(4) 对血脂异常的治疗:参照《儿童青少年血脂异常防治专家共识》。对于轻、中度血脂异常,饮食治疗可使血脂降至正常,对于重度及部分中度血脂异常则可能须在饮食控制的前提下进行药物干预才能达到治疗目标值。考虑到降脂药物的不良反应、费用及缺乏明确的前瞻性资料说明其在儿童血脂异常预防中的作用,只有少部分儿童和青少年将采用药物治疗，不可滥用，必须充分了解药物治疗的适应证。建议推荐至专业血脂中心进行治疗。

该患儿经过饮食、运动和行为矫正，同时二甲双胍 500 mg×3次/d。治疗12个月后，体重下降8 kg，腰围减少2 cm，BMI及WHtR较前下降（BMI 24.84 kg/m$^2$，WHtR 0.58）；空腹血糖正常，IGT较前好转，血糖（0 min）5.5 mmol/L，血糖（120 min）8.0 mmol/L，胰岛素（0 min）24 mIU/L，胰岛素（120 min）129 mIU/L，糖化血红蛋白5.9%；血脂异常较前好转，三酰甘油2.79 mmol/L（↑），高密度脂蛋白1.3 mmol/L；月经逐渐规则。

## 参考文献

1. Johnson V R, Cao M, Czepiel K S, et al. Strategies in the Management of Adolescent Obesity[J]. Curr Pediatr Rep, 2020, 8(2): 56-65.
2. Christian Flemming G M, Bussler S, Körner A, et al. Definition and early diagnosis of metabolic syndrome in children[J]. J Pediatr Endocrinol Metab, 2020, 33(7): 821-833.
3. Weihe P, Weihrauch-Blüher S. Metabolic syndrome in children and adolescents: diagnostic criteria, therapeutic options and perspectives[J]. Curr Obes Rep, 2019, 8(4): 472-479.
4. DeBoer M D. Assessing and managing the metabolic syndrome in children and adolescents[J]. Nutrients, 2019, 11(8): 1788.
5. Velazquez-Bautista M, López-Sandoval J J, González-Hita M, et al. Association of metabolic syndrome with low birth weight, intake of high-calorie diets and acanthosis nigricans in children and adolescents with overweight and obesity[J]. Endocrinol Diabetes Nutr, 2017, 64(1): 11-17.

（上海交通大学医学院附属瑞金医院　马晓宇，肖园）

# 第三节　2 型糖尿病

## 病例 40

## 多饮多食 5 年余，视物模糊 1 月余——2 型糖尿病

### 一、病史

【现病史】患儿，女，11 岁。因“多饮多食 5 年余，视物模糊 1 月余”入院。患者 6 岁时无明显诱因下出现多饮，每日饮水量 4 000～5 000 mL，无明显多尿、烦渴，夜尿 1 次，伴汗多，食量较大、喜甜食，无体重下降，无头晕、头痛，无恶心、呕吐，无视物模糊，无心悸、乏力等不适，家长未予重视。上个月患儿出现视物模糊，无头晕、头痛，无耳鸣、眩晕、呕吐等不适，遂至外院就诊。查双眼视力：左眼 0.2，右眼 0.3(既往双眼视力 1.0～1.2)。超声示双眼玻璃体混浊，考虑葡萄膜炎。予甲泼尼龙(24 mg 每日 1 次，口服)治疗，服用 1 次后患儿出现腹痛，遂自行停药。至外院五官科就诊，查超声示双眼未见异常回声，荧光血管造影示双眼葡萄膜炎伴黄斑水肿，血液检查示空腹血糖 17.8 mmol/L，血脂三酰甘油 4.96 mmol/L(↑)，其余指标无异常。病程中，患儿无多尿、体重减轻，无头晕、头痛，无恶心、呕吐，无乏力、困倦，无精神改变，无胸

闷、胸痛,无腹胀、腹痛、腹泻,无肢体麻木,无泡沫尿,无反复感染及伤口不愈等。患儿平素学习成绩佳,智力发育正常,运动量较少。否认听觉、嗅觉障碍,否认长期激素及其他特殊药物摄入史。

自发病以来,患儿神清、精神可,胃纳佳,二便无殊,近5年体重增加20 kg。

【体格检查】身高161.3 cm(1.8SD),体重59.2 kg,BMI 22.8 kg/m$^2$(2.07SD),血压137/80 mmHg。神志清,查体合作,向心性肥胖,浅表淋巴结未及明显肿大;皮肤无黄染,粗糙、弹性可,无多毛,颈后黑棘皮(+);痤疮(±),无特殊面容,无眼球突出及震颤,口唇红润,咽扁(—),唇色正常;颈软,气管居中,未及甲状腺肿大;双肺呼吸音清,未及干、湿啰音;心率71次/min,心音有力,律齐,无杂音。腹稍膨隆触软,无包块,无压痛、反跳痛,肝脾肋下未及,肠鸣音正常。四肢脊柱无畸形,双下肢无明显水肿,活动自如,神经系统无阳性体征;双侧乳房B4期,核软,乳晕无色素沉着;腋毛(+),PH3期,大小阴唇着色,分泌物(+)。

【个人史】G2P2,足月,剖宫产,出生体重、身长不详,无窒息抢救史,生后母乳喂养,6月龄添加辅食,大运动及精细运动同正常儿童。否认传染病接触史,否认手术、过敏及输血史,疫苗按计划免疫接种。10岁月经初潮,月经规律,量中等,7 d/30 d,痛经(±)。否认高血压、糖尿病、高血脂等相关疾病家族史。

## 二、诊疗解析

### 1. 该患儿属于超重还是肥胖?是否可诊断糖尿病?

随着经济社会发展,儿童青少年肥胖已成为全球性的公共卫生问题。超重:BMI大于同年龄、同性别正常儿童BMI的85百分位而小于95百分位;肥胖:BMI大于同年龄、同性别正常儿童

BMI 的 95 百分位。该患儿 BMI 22.8 kg/$m^2$(2.07SD)大于同年龄、同性别儿童 BMI 的 95%(1.96SD),属于肥胖。

目前,我国仍然根据美国糖尿病协会和国际儿童青少年糖尿病协会(International Society for Pediatric and Adolescent Diabetes,ISPAD)共同制订的诊断标准,糖尿病诊断分为临床表现和血浆葡萄糖检测两部分。符合该标准以下 4 条中的 1 条即可诊断糖尿病:① 空腹血糖≥7.0 mmol/L(12.6 mg/L);② 糖耐量试验(用 1.75 g/kg 无水葡萄糖溶于水作为糖负荷,最大不超过 75 g)2 h 血糖≥11.1 mmol/L(20 mg/L);③ 有糖尿病的三多一少症状,且随机血糖≥11.1 mmol/L (20 mg/L);④ 糖化血红蛋白>6.5%。该患儿空腹血糖 17.8 mmol/L(>7.0 mmol/L),符合糖尿病的诊断标准。

**2. 哪些实验室检查是必须首要考虑的?**

回顾病史患儿,有以下集中问题:① 多饮、多食,无体形消瘦,向心性肥胖,黑棘皮;② 体重、身高大于同年龄、同性别正常儿童的平均值;③ 高血糖、高血脂;④ 视力模糊,双眼葡萄膜炎伴黄斑水肿。该患儿存在糖尿病、视网膜病变,是一元论还是二元论?糖尿病属于 1 型、2 型或者特殊类型糖尿病?实验室评估应首先监测空腹血糖、动脉血气、OGTT+C 肽+胰岛素释放实验、糖化血红蛋白、糖尿病相关抗体、糖脂代谢、生化、甲状腺及肾上腺激素水平,请眼科重新评估视网膜病变类型及程度,必要时完善基因检测。

(1) 实验室检查。空腹血糖:24.8 mmol/L。血常规、血电解质、肝肾功能:无异常。尿常规:蛋白质(+),酮体(+)(↑),葡萄糖(++++)(↑)。尿蛋白:尿微量白蛋白 864 μg/L,尿转铁蛋白 37 μg/L,尿免疫球蛋白 G 132 μg/L,尿 α1 微球蛋白 79 μg/L,N-乙酰-β-葡萄糖苷酶活性 20.00 IU/L(↑),尿视黄醇结合蛋白1.03 mg/L(↑),尿液肌酐24.80 mmol/L,尿白蛋白比肌酐3.48 mg/mmol。动脉血气分析：pH值7.41,氧分压13.13 kPa,二氧化碳分压4.83 kPa,氧饱和度97.9%,氢离子浓度38.9 nmol/L,标准 $HCO_3^-$ 23.0 mmol/L,实际 $HCO_3^-$ 22.4 mmol/L,BE −1.5 mmol/L,BE-ECF −2.2 mmol/L,缓冲碱47.7 mmol/L,血浆二氧化碳总量23.5 mmol/L,氧总量24.3 mmol/L,肺泡动脉氧分压差1.680 kPa,碳氧血红蛋白1.4%,高铁血红蛋白0.6%。糖化血红蛋白12.4%(↑)。血脂：三酰甘油4.04 mmol/L(↑),总胆固醇6.71 mmol/L(↑),高密度脂蛋白胆固醇1.08 mmol/L,低密度脂蛋白胆固醇4.09 mmol/L,游离脂肪酸0.48 mmol/L,胱抑素C 0.56 mg/L。甲状腺功能：$T_3$ 1.71 nmol/L,$T_4$ 114.61 nmol/L,$FT_3$ 4.94 pmol/L,$FT_4$ 14.58 pmol/L,TSH 1.625 mIU/L,TGAb 149.59 IU/mL(↑),反三碘甲腺原氨酸8.77 ng/L,甲状腺球蛋白0.099 μg/L(↓) TRAb 0.30 IU/L,TPOAb 70.64 IU/mL(↑),降钙素1.70 ng/L,甲状旁腺激素20.7 ng/L。血皮质醇(8:00 am、4:00 pm、0:00 am) 1069、612、75 ng/L。相关抗体：GADA 1.26 IU/mL,IAA阴性,胰岛细胞抗体(islet cell antibody,ICA)阴性。OGTT：血糖(0、30、60、120、180 min)16.69、25.08、31.2、29.59、21.38 mmol/L;C肽(0、30、60、120、180 min)1.5、1.53、1.78、2.31(溶血)、2.46 μg/L;胰岛素(0、30、60、120、180 min)14.22、12.76、13.01、10.47(溶血)、17.11 mIU/L。

(2) 24 h动态血压：正常范围内。

(3) 影像学检查。妇科B超：宫颈长27 mm;子宫体长42 mm,厚28 mm;内部回声均匀。左卵巢,32 mm×28 mm×32 mm,内无回声区8～9枚,直径4～6 mm,最大直径10 mm。右卵巢：27 mm×15 mm×25 mm,内无回声区6～7枚,直径4～

5 mm。甲状腺 B 超：双侧甲状腺回声欠均匀，双侧甲状旁腺区未见异常，双侧颈部未见异常淋巴结，请结合临床诊断。肾脏 B 超：双侧弥漫样病变，海绵肾可疑。

（4）眼科检查。Vou：0.05（小孔）0.6，双眼角膜光泽，前房清，瞳孔圆，对光（+），晶体细点状混浊，玻璃体欠清；眼底：糊，视盘界清，网膜平伏，黄斑中心反光可。非接触式眼压计：右眼19.4 mmHg，左眼20.3 mmHg。B 超：未见明显异常。光学相干断层成像（optical coherence tomography，OCT）：信号弱，黄斑区网膜正常。

**3. 该患儿属于哪种类型糖尿病?**

根据 WHO 标准，糖尿病分为 1 型糖尿病、2 型糖尿病、妊娠期糖尿病和特殊类型糖尿病。临床明确诊断糖尿病后，区分何种类型至关重要。在儿童糖尿病中，2 型糖尿病仅占其 7.4%，而且 1 型和 2 型糖尿病之间存在部分重叠，如何早期准确区分两者存在巨大挑战。当患者诊断糖尿病后，若出现以下情况，应考虑 2 型糖尿病的可能：① 肥胖或超重；② 有 2 型糖尿病家族史；③ 起病及病情进展缓慢，发病年龄比较大；④ 残存的胰岛功能良好；⑤ 糖尿病自身免疫相关抗体阴性；⑥ 更容易合并胰岛素抵抗相关综合征（黑棘皮、高血压、血脂代谢紊乱）。第一步：该患儿空腹血糖 17.8 mmol/L，糖化血红蛋白 12.4%，首先诊断糖尿病。第二步：患儿 11 岁，多饮、多食病史 5 年，体形肥胖，否认高血压、糖尿病、高血脂家族史，无酮症酸中毒，存在胰岛素抵抗（黑棘皮、血脂异常）表现，OGTT+C 肽+胰岛素释放实验结果提示残存胰岛细胞功能正常，糖尿病相关抗体阴性，继发糖尿病眼病（眼科会诊意见）及糖尿病肾病等并发症，故考虑其为 2 型糖尿病。

**4. 2 型糖尿病治疗目的和治疗策略?**

儿童 2 型糖尿病的管理采用分级管理，治疗方法的选择取决于症状、高血糖严重程度、是否有酮症/酮症酸中毒。

治疗目的在于保持血糖在目标范围，保证患儿正常生长发育。预防及控制各种合并症。

治疗策略包括生活方式的干预、运动和药物治疗。

(1) 生活方式的干预。改变生活方式是2型糖尿病治疗的基石，营养及控制体重是2型糖尿病治疗的重要部分。要注重全家参与，同时还应包括营养师、心理医师、社会工作者和运动生理学家等在内的多学科教育和管理。有效地自我管理教育和自我管理支持是近年来糖尿病教育的重点，可以延缓和预防糖尿病并发症的发生。据《美国儿科协会2型糖尿病指南》，6～12岁儿童每日热量需控制在3 766～5 021 kJ/d (900～1 200 kcal/d) 为宜，13～18岁则将热量控制在5 021 kJ/d (1 200 kcal/d)。糖尿病前期及糖尿病患者应接受个体化的医学营养治疗以达到治疗目标。医学营养治疗包括对患儿进行个体化营养评估诊断，制订相应的营养干预计划，以便在保证儿童和青少年在正常生长发育的前提下，纠正已发生的代谢紊乱，减轻胰岛β细胞负荷，从而延缓并减轻糖尿病及并发症的发生和发展。医学营养治疗最好能由熟悉糖尿病医学营养治疗的注册营养师指导，制订个体化能量平衡计划，必须要考虑依从性，加强教育，促使膳食计划取得成效。

(2) 运动。运动也是一个重要治疗手段，饮食的控制必须与运动相结合才能获得成效。多采用一些既增加能量消耗又容易坚持的有氧运动(快走、慢跑、上下楼梯、跳绳、打球、游泳)项目，也可采用力量运动和柔韧性训练(哑铃、杠铃)相互结合。60 min中等至剧烈运动强度可以达到降低BMI和改善血糖的目标，每天60 min活动可一次性完成，也可以分阶段完成，每次不少于15 min。

(3) 药物治疗。尽管成人2型糖尿病有多种药物可供选择，但对儿童和青少年，世界上大部分地区仅批准二甲双胍和胰岛素应用。

对于无症状的 2 型糖尿病患儿，可先采用饮食和运动治疗，观察 2～3 个月，若糖化血红蛋白＜9%，空腹血糖＜7.2 mmol/L，餐后＜10 mmol/L，可以继续生活方式干预，每 3 个月复查 1 次。若超过上述指标，则需要加用二甲双胍。剂量：初始剂量 500 mg/d×7 d，接下的 3～4 周内每周增加 500 mg/d，最大剂量不超过 2 000 mg/d。

对于确诊病例没有合并酮症或者酮症酸中毒的 2 型糖尿病患儿，如果随机血糖＞13.9 mmol/L 或者糖化血红蛋白＞9%建议常规使用胰岛素。剂量：中效胰岛素 1 次/d 或基础胰岛素（0.25～0.5 IU/kg 起）往往已能有效控制代谢异常。如果患儿代谢不稳定但无酸中毒，可联用二甲双胍。如果二甲双胍和基础量胰岛素（最高至 1.2 IU/kg）联用仍不能达到目标，需要逐渐加用餐前胰岛素，直到血糖正常。病情稳定后胰岛素每次减量 30%～50%，过渡到单用二甲双胍，过渡期通常需要 2～6 周。

本患儿空腹血糖 17.8 mmol/L，糖化血红蛋白 12.4%，住院期间监测三餐前后、睡前、2:00 毛细血管末梢血糖，目前拟早餐前、晚餐前皮下注射精蛋白生物合成人胰岛素（诺和灵 30R）：20～15 IU（0.6 IU/kg，早、晚餐前）起步，根据三餐前血糖调整精蛋白生物合成人胰岛素：25～18 IU（0.73 IU/kg，早、晚餐前）皮下注射，三餐前后及夜间血糖波动在 5.5～9.8 mmol/L，因患儿存在血脂代谢异常，联合应用二甲双胍，定期监测血糖。

**5. 2 型糖尿病患儿的随访原则是什么?**

新诊断的 2 型糖尿病患儿，无论采用什么样的治疗方法，均要求监测空腹、餐前和睡前血糖，根据血糖调整用药。糖化血红蛋白是反映过去 8～12 周的平均血糖水平，应每 3 个月监测 1 次，控制目标糖化血红蛋白＜7.5%。

本例患儿出院后随访：① 家庭监测血糖，每日监测血糖（空腹—早餐前—早餐后 2 h—午餐前—午餐后 2 h—晚餐前—晚餐后 2 h—睡前），并长期记录；注意记录血糖突然降低及升高原因，根据监测血糖调整胰岛素剂量，空腹血糖控制 5～8 mmol/L，餐后 2 h 血糖控制 5～10 mmol/L，糖化血红蛋白＜7.5%，注意勿发生低血糖；② 糖尿病饮食，注意餐后适量运动，自行补充维生素 $B_{12}$；③ 每 3 个月复查糖化血红蛋白以评估血糖控制情况，定期复查 C 肽及胰岛素水平以评估胰岛功能，定期复查肝功能、肾功能、血脂、尿常规、尿蛋白肌酐比、尿微量蛋白、肾脏 B 超、眼底以评估糖尿病并发症；必要时查周围神经传导速度、血管 B 超及心脏超声以评估糖尿病长期并发症。

**6. 如何筛查 2 型糖尿病患儿的并发症和合并症？**

与 1 型糖尿病不同，2 型糖尿病一经诊断，就要进行相关并发症、合并症的评估。常见并发症如下：

（1）肾病：白蛋白尿是评估糖尿病肾病的重要指标。确诊 2 型糖尿病平均病程 7 个月的青少年患者中，6.3%存在微量白蛋白尿；而到病程 36 个月时，这一比例上升到 16.6%。微量白蛋白尿标准为白蛋白/肌酐比值为 30～300 mg/g。当 3 次尿标本至少 2 次白蛋白/肌酐比值升高（＞30 mg/g），应该考虑应用血管紧张素转化酶抑制剂（angiotensin converting enzyme inhibitor，ACEI）治疗，并逐渐加量直到比值正常。通过更好地控制血糖和血压，争取尿蛋白在 6 个月内达标。该患儿尿白蛋白/肌酐 3.08 mg/g，目前糖尿病肾病诊断依据不足，要求每半年检测 1 次。

（2）脂代谢异常：糖尿病患者血脂目标水平为低密度脂蛋白＜2.6 mmol/L，高密度脂蛋白＞0.91 mmol/L，三酰甘油＜1.7 mmol/L。三酰甘油：如空腹＞4.5 mmol/L 或非空腹＞11.3 mmol/L 即可开始药物治疗，以达到空腹＜4.5 mmol/L 的目标。该患儿三酰甘油 4.04 mmol/L(↑)，尚未达治疗标准，经过饮食、运动及药物治疗后复查，建议每 6 个月随访 1 次。

(3) 视网膜病变：定期眼科随访筛查，积极控制原发病。

(4) 高血压：非同日测量 3 次，若血压持续＞同年龄、性别和身高血压值的第 95 百分位数，诊断为高血压，需积极控制体重，加强运动疗法 6 个月；若仍不能控制，建议药物治疗。

(5) PCOS：月经不规律，妇科 B 超提示多囊卵巢，临床随访观察青春期女性患儿黑棘皮、多毛、痤疮等胰岛素抵抗表现。目前该患儿月经规律，B 超未见多囊卵巢，建议 3～6 个月随访。

## 参考文献

1. Zeitler P, Arslanian S, Fu J, et al. ISPAD Clinical Practice Consensus Guidelines 2018: type 2 diabetes mellitus in youth[J]. Pediatric diabetes, 2018(Suppl 27): 28 - 46.
2. Temneanu O R, Trandafir LM, Purcarea M R. Type 2 diabetes mellitus in children and adolescents: a relatively new clinical problem within pediatric practice[J]. J Med Life, 2016, 9(3): 235 - 239.
3. Donaghue K C, Marcovecchio M L, Wadwa R P, et al. ISPAD Clinical Practice Consensus Guidelines 2018: microvascular and macrovascular complications in children and adolescents[J]. Pediatric diabetes, 2018 (Suppl 27): 262 - 274.
4. Smart C E, Annan F, Higgins L A, et al. ISPAD Clinical Practice Consensus Guidelines 2018: nutritional management in children and adolescents with diabetes[J]. Pediatric diabetes, 2018 (Suppl 27): 136 - 154.
5. Rao P V. Type 2 diabetes in children: clinical aspects and risk factors[J]. Indian J Endocrinol Metab, 2015, 19(Suppl 1): S47 - S50.

(上海交通大学医学院附属瑞金医院　张莉丹，陆文丽)

# 第五章

# 水、电解质及矿物质平衡紊乱

病例 41

# 低钠高钾血症——醛固酮减少症

## 一、病史

【现病史】患儿，男，4 月龄。因“生后反复呕吐 4 个月”入院。患儿生后无明显诱因下出现频繁呕吐，6～8 次/d，呕吐物为胃内容物，不含咖啡样物及胆汁，无明显加重趋势，与进食有关，非喷射性，无便血及哭吵不安，无惊厥、发热，无咳嗽及呼吸急促。在当地医院给予“纽康特”喂养，患儿仍反复呕吐。平素精神欠佳，大便稍稀，2～3 次/d，小便量可。

【体格检查】神清，反应可，体温 37.5℃（肛温），脉搏 168 次/min，呼吸 42 次/min，血压 82/55 mmHg，身长 54 cm，体重 3 300 g。前囟 1.5 cm×1.5 cm，中度营养不良，皮肤弹性欠佳，皮肤无色素沉着，口腔黏膜溃疡，双肺呼吸音粗，心脏无杂音，肝肋下 1 cm，脾肋下未及，正常男婴外生殖器外观，睾丸容积约 2 mL。实验室检查：血电解质检查示钠 113 mmol/L，钾 6.25 mmol/L，氯 77 mmol/L，二氧化碳结合率 21 mmol/L。

【个人史】患儿系 G1P1，足月，剖宫产，出生体重 2 950 g，无窒息抢救史。无新生儿黄疸延迟消退，无乳糖不耐受等病史。患儿 3 个月会抬头。父母身体健康，否认近亲婚配。

## 二、诊疗解析

### 1. 低钠血症和高钾血症的定义是什么？

低钠血症是指血钠水平低于 130 mmol/L。高钾血症是指血钾超过 5.5 mmol/L,6～7 mmol/L 为中度高钾血症,>7 mmol/L 为严重高钾血症。

**2. 低钠血症会出现哪些临床表现?**

轻度低钠血症或低钠发生缓慢时症状不明显,一般症状包括乏力、易激惹、恶心、呕吐等,神经肌肉应激性低下症状包括肌张力低下、腱反射消失、心音低钝及腹胀。低钠血症伴脱水(低渗性脱水)时可发生相对较严重的脱水症状,甚至休克。严重低钠血症和迅速发生的低钠血症[特别是超过 0.5 mmol/(L·h)]将发生细胞内水肿和脑细胞水肿,血渗透压越低脑水肿症状越重,血钠<120 mmol/L时患者出现表情淡漠、嗜睡、恶心、呕吐、肌颤、抽搐等症状;血钠<115 mmol/L时出现反射减弱、肌无力、假性麻痹、巴宾斯基征阳性、惊厥或昏迷等症状。神经系统症状严重程度还与血钠下降的速度有关,特别是血钠在 24 h 内降至 120 mmol/L 以下时可导致死亡。

**3. 高钾血症会出现哪些临床症状?**

轻度高钾血症无明显临床表现,血钾明显增高者可有以下表现。

(1) 心血管系统症状:表现为心率减慢、心律不齐,主要是室性期前收缩,严重者出现致死性心室纤颤或心脏在舒张期停止搏动;心电图出现典型表现者提示血钾在 7 mmol/L 以上,常出现"T"波高耸而基底变窄、窦房或室内传导阻滞、R 波变小、S 波变深、ST 段下降以及心室纤颤。

(2) 神经-肌肉系统症状:早期主要表现为感觉异常、极度的乏力、肌肉痛、腱反射消失;由于血管收缩可引起皮肤苍白和湿冷;因呼吸肌瘫痪可引起说话费力、声音嘶哑及呼吸困难;少数患者因胃肠痉挛表现为恶心、腹泻和肠绞痛。

**4. 该患儿还需要完善哪些检查?**

该患儿还需要进一步完善血尿粪常规、血气分析、皮质醇、

ACTH、17α－OHP、肝肾功能、血糖、肾素、血管紧张素、醛固酮、24 h尿钾尿钠、24 h尿皮质醇。完善腹部及肾上腺超声、心电图检查。

(1) 实验室检查：血气分析显示 $HCO_3^-$ 18 mmol/L，pH值7.28；皮质醇2.69 μg/L，ACTH 33.3 ng/L，17α－OHP 1.1 nmol/L，睾酮1.12 μg/L，醛固酮38.12 ng/L，肾素0.05 ng/(mL·h)，血、尿、粪常规及肝肾功能正常；血糖4.0 mmol/L。

(2) 影像学检查：腹部超声未见异常，肾上腺超声未见增强回声或暗区；心脏彩超显示正常。

(3) 心电图：窦性心动过速，部分导联T波略高尖，右室大可能。

该患儿为4月龄男婴，生后反复呕吐、生长落后，结合实验室检查结果可以诊断为低钠高钾血症、代谢性酸中毒。患儿无皮肤色素沉着、血压正常，血皮质醇和ACTH、17α－OHP正常范围内，实验室检查结果提示肾素、醛固酮减少。醛固酮在水盐代谢中起着重要的作用，主要是促进肾小管对钠的吸收和钾的排泄。醛固酮减少不可避免地引起肾脏钠丢失，可导致低血钠、血容量减少及低血压；肾小管上皮细胞分泌钾离子($K^+$)和氢离子($H^+$)障碍，引起高血钾和代谢性酸中毒。

**5. 醛固酮减少的原因有哪些?**

根据发病机制，醛固酮减少可以分为以下三大类。

(1) 醛固酮分泌刺激不足：包括先天性低肾素醛固酮减少症，获得性低肾素性醛固酮减少症，药物干扰血管紧张素Ⅱ的生成。

(2) 肾上腺分泌醛固酮缺陷：可分为伴有皮质醇合成缺陷和孤立性醛固酮分泌不足两类。肾上腺分泌醛固酮缺陷同时伴有皮质醇合成缺陷时需要进一步鉴别先天性还是获得性因素，先天性疾病需要考虑先天性肾上腺发育不良、先天性肾上腺皮质增生症、肾上腺脑白质营养不良等;获得性疾病需要考虑自身免疫性肾上腺功能不全,感染、创伤、出血所致肾上腺皮质功能损伤等。孤立性醛固酮分泌不足需要鉴别是先天性醛固酮分泌不足如醛固酮合成酶缺陷,或者为获得性因素如危重患者伴有低血压或低血容量、盐皮质激素活性肿瘤切除术后、停用盐皮质激素活性的药物(甘草、氟氢可的松)等。

(3) 醛固酮作用不良(醛固酮抵抗):先天性病变如假性醛固酮减少症Ⅰ型可以表现为肾型假性醛固酮减少症和全身型假性醛固酮减少症。继发性假性醛固酮减少症的原因如尿路感染、阻断钠通道的药物(氨苯蝶啶、甲氧苄胺嘧啶、戊烷脒)、醛固酮拮抗剂(孕酮、17α-OHP)等。

根据该患儿发病年龄早,以及无感染、特殊药物、手术等病史,首先考虑先天性醛固酮减少症,为了进一步明确病因行基因检测。结果发现*CYP11B2*基因存在剪接位点变异c.240-1G>A(杂合)及无义变异c.1009C>T,p.Gln337*(杂合),加用9α-氟氢可的松治疗后患儿电解质恢复正常,最终诊断为醛固酮合成酶缺陷导致的醛固酮减少症。醛固酮合成酶缺乏所致的醛固酮减少症属于常染色体隐性遗传病,临床表现可因年龄不同而有很大差别,发病年龄越早失盐症状表现越重,但大部分患儿随年龄增长病情可逐渐减轻。

**6. 低钠血症如何治疗?**

纠正低钠血症的速度取决于临床表现,治疗首先解除低钠血症的危害,使血钠恢复到120 mmol/L以上。血钠在120～130 mmol/L,24 h内将血钠补充到正常范围。严重低钠血症需要将血钠迅速提升到125 mmol/L,缓解症状。可根据公式计算:所需钠的量=(130-测得血钠)×体重(kg)×0.3或者按照3%氯化钠12 mL/kg提高血钠10 mmol/L计算,4 h内补完,复查血钠。在快速使用钠盐过程中,应密切观察病情变化,以防发生中枢神经系统渗透性脱髓鞘改变。当血钠达到 125 mmol/L 后，应根据不同病因采取相应措施。

**7. 高钾血症如何治疗？**

停用可能引起血钾升高的药物，如肝素、β-受体阻断剂、前列腺素合成酶抑制剂、保钾利尿剂和 ACEI。轻度高钾无明显症状和心电图表现者不需要特别的治疗，可限制钾盐的摄入，但应注意监测血钾。当血钾浓度在 6.0～6.5 mmol/L 以上时可引起严重的高钾危象，应该紧急处理以降低血钾。

(1) 拮抗钾对心肌的作用：使用钙剂减轻钾盐对心脏的毒性作用，并且可在一定程度上纠正代谢性酸中毒，10%葡萄糖酸钙每次 0.5～1.0 mL/kg 静脉滴注，维持 5～10 min，必要时 5 min 可重复，或者 10%氯化钙 20 mg/kg，单次最大剂量 1 g 静脉滴注，维持 5～10 min，必要时 5 min 可重复。但在补钙过程中应注意不能与碱性药物合用，以免引起沉淀，在已经使用洋地黄药物治疗的患者使用钙剂也要慎重。

(2) 促使钾进入细胞内：胰岛素加葡萄糖，比例为 0.2 IU 胰岛素加 1 g 葡萄糖，20～30 min 见效，30～60 min 达高峰，作用可持续 6 h，治疗期间监测血糖避免低血糖，至少监测至胰岛素使用后 6 h。使用碳酸氢钠使血液 pH 值呈碱性，从而使钾离子进入细胞内。每次 1～2 mL/kg 静脉滴注，给药时间 30～60 min。

(3) 促使钾排出体外：使用排钾利尿剂如呋塞米(速尿)，每次 1 mg/kg，最大剂量不超过 40 mg。阳离子交换树脂 1 g/kg(单次最大量不超过 60 g)口服或灌肠，但起效慢。透析或持续静脉-静脉血液滤过是降低血钾最有效的方法，严重危及生命的高血钾可使用该疗法。

**8. 先天性醛固酮减少症如何治疗？**

先天性醛固酮减少症主要是由醛固酮缺乏所致，故补充盐皮质激素是根本的治疗方法。补充盐皮质激素后可以使临床表现得到缓解或消失，水盐代谢和酸碱平衡紊乱也可望得到纠正。9α-氟氢可的松为盐皮质激素，一般清晨8时口服0.05～0.1 mg，1次/d或2次/d口服，应注意剂量个体化并根据临床反应调整用药的剂量，如出现水肿、高血压、低血钾反应时可适当减量，反之可适当增量。1岁以内患儿在用盐皮质激素治疗时应保证有足够的钠盐摄入，每日1～2 g，分4次口服，根据血电解质水平及肾素活性调整盐皮质激素剂量。先天性原发性醛固酮缺乏症失水、失钠严重者可发生肾上腺危象，补充钠盐是扩充血容量、纠正休克的重要措施，在快速大量补液的过程中应密切注意病情的变化，以防止发生肺水肿。本例患儿发病初期给予10%氯化钠每次5 mL［18 mmol/(kg·d)］，每4 h口服1次以及速尿、碳酸氢钠治疗，患儿低钠高钾反复难以纠正，加用9α-氟氢可的松0.05 mg/次，2次/d口服后电解质恢复正常。

## 参 考 文 献

1. Martín-Rivada Á, Argente J, Martos-Moreno G Á. Aldosterone deficiency with a hormone profile mimicking pseudohypoaldosteronism [J]. J Pediatr Endocrinol Metab, 2020, 33(11): 1501-1505.
2. Krysiak R, Kedzia A, Krupej-Kedzierska J, et al. [Hypoaldosteronism] [J]. Przegl Lek, 2013, 70(2): 69-75.
3. Ferraz-de-Souza B, Achermann J C. Disorders of adrenal development[J]. Endocr Dev, 2008(13): 19-32.
4. Fujieda K, Tajima T. Molecular basis of adrenal insufficiency[J]. Pediatr Res, 2005, 57(5 Pt 2): 62R-69R.
5. White P C. Aldosterone synthase deficiency and related disorders[J]. Mol Cell Endocrinol, 2004, 217(1-2): 81-87.

（上海交通大学医学院附属上海儿童医学中心　丁宇，王秀敏）

# 病例 42

# 顽固性低钙、低镁 23 天，伴反复惊厥——Kenny-Caffey 综合征、甲状旁腺功能减退症

## 一、病史

【现病史】患儿，男，3 月龄。因“发现低钙、低镁 23 d”入院。患儿 23 d 前无因“发热、惊厥”入住外院，体温最高 38.1 ℃，惊厥表现为四肢抖动、双眼上翻，每次持续 30～60 s，1 d 内反复发作数次。当地医院查电解质示低钙、低镁、肝功能异常(谷丙转氨酶 300 IU/L；谷草转氨酶 197 IU/L)，予抗感染、补钙、补镁、保肝等治疗后，复查电解质及肝功能较前稍好转，但仍异常。病程中，患儿精神欠佳，吃奶欠佳、大便正常，小便量少。患儿平素胃纳少，身长、体重增长缓慢。

【体格检查】体重 4.2 kg(＜－3SD)，身长 55 cm(＜－3SD)，头围 38 cm(－2SD～－1SD)；面色、营养可，无特殊面容，心、肺、腹无异常，神经系统无阳性体征；前囟 5 cm×5 cm，颅缝分离，失状缝分离明显。四肢骨骼未见畸形，肌张力正常，可自由活动。

【实验室检查】外院第 1 次生化指标检查结果：总血钙 1.46 mmol/L，血镁 0.57 mmol/L，谷丙转氨酶 300 IU/L，谷草转氨酶 197 IU/L。外院第 2 次生化指标检查结果：总血钙 1.85 mmol/L，血镁 0.61 mmol/L，谷丙转氨酶 85 IU/L，谷草转氨酶 129 IU/L。

【个人史】患儿系G5P3，产时无窒息，出生体重2 900 g。生后予以混合喂养，目前尚未添加辅食，生长发育史：抬头后仰，竖头尚有力。G1：人工流产；G2P1：大姐，14岁，身高157 cm，体健；G3：孕3月胎停；G4P2：二姐，9岁，身高150 cm。父母均体健，非近亲。父亲身高162 cm，母亲身高161 cm。家族中无类似遗传疾病史。

## 二、诊疗解析

**1. 低钙血症的定义是什么？**

低钙血症是指各种原因所致的甲状旁腺激素分泌减少或其作用抵抗，维生素D缺乏或代谢异常，使骨钙释放减少，肾小管重吸收或肠道钙的吸收障碍，从而引起血游离钙浓度降低的一组临床症候群。主要表现为神经肌肉的兴奋性增高，严重者可致呼吸困难、心律失常，甚至猝死。

**2. 低钙血症的临床表现是什么？**

低钙血症的临床表现多种多样，轻者仅有生化改变，而无临床症状，病情严重者甚至危及生命。该症的主要表现是神经肌肉的兴奋性增高，决定于血游离钙降低的程度和速度，还可因其他电解质异常而加重，尤其是低镁血症。

低钙血症可有不同程度的手足搐搦、口周麻木、肢体远端感觉异常或肌肉痉挛、易激惹、焦虑或抑郁症症状。严重低钙血症可有喉痉挛、晕厥和各种类型的癫痫发作。长期低钙血症和高磷血症可引起白内障。甲状旁腺功能减退症患者骨转换减慢、骨钙动员减少、血磷升高，可引起韧带和肌腱等软组织钙化以及骨质硬化。

**3. 该患儿低钙血症诊断是否成立？还需完善哪些实验室检查？**

根据典型的神经肌肉兴奋性增高症状和体征（该患儿有惊厥

史)，结合多次查外周血总钙水平低(≤2.13 mmol/L)，该患儿可做出低钙血症的诊断。

目前，该患儿低钙血症具体病因尚不明确，需进一步完善甲状旁腺素、降钙素、甲状旁腺超声等检查。结果发现甲状旁腺素 0.61 pmol/L，降钙素 5.6 ng/L，颈部超声提示甲状腺形态、位置未见明显异常，甲状旁腺区因患儿颈部短小显示欠清。考虑患儿存在甲状旁腺功能减退症。

**4. 该患儿目前该如何治疗?**

急性低钙血症时需积极静脉补钙治疗，用 10%葡萄糖酸钙缓慢静脉推注，或稀释于生理盐水或葡萄糖液静脉滴注，定期监测血钙水平，使之维持在 2.0～2.2 mmol/L 即可，避免发生高钙血症。

慢性低钙血症时应长期口服钙剂及维生素 D 制剂。葡萄糖酸钙、乳酸钙、氯化钙和碳酸钙中分别含元素钙 9.3%、13%、27% 和 40%。钙剂在小剂量和酸性环境中吸收较好，宜少量多饮，胃酸缺乏者建议在进食后立即服用。维生素 $D_2$ 或 $D_3$ 起效较慢，但作用时间长。1,25-羟维生素 $D_3$、1-羟维生素 $D_3$ 起效较快，作用维持时间短，停药后作用迅速减弱，无长期蓄积作用。

该患儿入院时无急性发作，予骨化三醇、钙剂以维持正常血钙水平，出院后继续随访。4 月龄时再次因惊厥、奶量少入院。

**5. 如何制订该患儿的下一步诊疗方案?**

考虑到患儿发病年龄小，有难以纠正的钙磷调节异常、肝酶升高及生长迟缓，建议家长完善遗传学检测。经全外显子测序，发现患儿 *FAM111A* 基因(NM_022074.3)存在“错义变异 c.1706G>A，p.Arg569His(杂合)”[Chr11(GRCh37)：g.58920847G>A]。父母该位点均为正常基因型，说明该变异为新生突变(*de novo*)。该例样本中变异 c.1706G>A，p.Arg569His 为人群中极低频率的变异(gnomAD：ALL：A<0.001%)，经 Alamut 功能软件预

测可能会影响蛋白结构域的功能，已有文献报道该变异可导致Kenny-Caffey综合征、甲状旁腺功能减退症。按照ACMG变异分类标准，可归类为“致病性”变异。

目前，患儿继续予骨化三醇、钙剂口服，规律随访中，控制血钙水平，使血钙浓度维持在正常低限或稍低于正常。

## 参考文献

1. 王卫平，孙锟，常立文.儿科学[M].北京：人民卫生出版社，2018.
2. 罗小平．儿科内分泌与代谢性疾病诊疗规范[M]. 北京：人民卫生出版社，2016.
3. Abraham M B, Li D, Tang D, et al. Short stature and hypoparathyroidism in a child with Kenny-Caffey syndrome type 2 due to a novel mutation in FAM111A gene [J]. Int J Pediatr Endocrinol, 2017, 2017(1): 1
4. Kenny F M, Linarelli L. Dwarfism and cortical thickening of tubular bones. Transient hypocalcemia in a mother and son [J]. Am J Dis Child, 1966, 11(2): 201-207.
5. Caffey J. Congenital stenosis of medullary spaces in tubular bones and calvaria in two proportionate dwarfs—mother and son; coupled with transitory hypocalcemic tetany [J]. Am J Roentgenol Radium Ther Nucl Med, 1967, 100(1): 1-11.

（上海交通大学医学院附属上海儿童医学中心　陈瑶，王秀敏）

## 病例 43

# O 形腿，生长缓慢 5 年——低磷性佝偻病

## 一、病史

【现病史】患儿，男，7 岁，发现身高增长缓慢 5 年余。2 岁后身高增长明显缓慢，每年增长不足 1 cm。平素无头痛、呕吐，无多饮、多尿，无视力障碍。智力正常，成绩良好。

【体格检查】神志清，无特殊面容，身材均匀，体重 17.5 kg，身高 100 cm，坐高 52.1 cm，身高位于同地区同年龄同性别正常儿童 P3 以下，指尖距 101.1 cm，O 形腿，头围 52 cm。

【个人史】患儿系 G2P2，早产剖宫产，产时无窒息，出生体重 3 000 g。出生后予以母乳喂养，按时按序添加辅食。生长发育史：3 个月会抬头，7 个月会爬，1 岁会讲话，14 个月会走路。父亲体健，身高 170 cm；母亲 33 岁，体健，身高 155 cm，否认父母近亲婚配。家庭其他成员均体健，否认矮小及类似病史。

## 二、诊疗解析

### 1. 佝偻病的概念是什么？该患儿是佝偻病吗？

本病是由各种原因引起的钙、磷或维生素 D 代谢异常，骨盐在骨基质中沉着障碍为主要病变的一种全身性疾病。主要病理改变是骨钙化异常，新形成的骨基质（骨的细胞间质类骨质或骨样组织）不能以正常的方式进行矿化的一种代谢性骨病，即造成长骨骨骺软骨及骨的矿化缺陷。该患儿生长缓慢，查体发现 O 形腿（又

称膝内翻)，提示存在佝偻病可能。引起佝偻病的原因很多，常见有维生素 D 缺乏性佝偻病，低血磷抗维生素 D 佝偻病，另外因先天性或后天性肝、肾疾病导致的钙磷代谢紊乱而引起的代谢性佝偻病等。因此，需要进一步完善各项检查以帮助诊断。

**2. 哪些实验室检查是必须首要考虑的?**

回顾病史患儿有以下集中问题：① 线性生长非常缓慢，体重及营养状况尚可；② 精神、运动及智力发育大致与同龄儿童相仿；③ 实际预测终身高严重低于遗传身高；④ 查体发现 O 形腿。因此，该儿童身材矮小的原因应考虑内分泌病变及骨代疾病导致的矮小症，实验室评估甲状腺激素、IGF-1、IGFBP-3、电解质系列、肝肾功能及维生素 D、甲状旁腺素等，同时完善脊柱正侧位 X 线片检查以协助诊断。

**3. 佝偻病是患儿矮小的原因吗? 如何解释患儿的化验检查结果?**

身材矮小症(short stature)是指在正常的生活水平条件下，种族、性别及年龄相同的个体间，身高明显矮于正常群体平均身高 2SD，或低于第 3 个百分位数者。引起该病发生的因素有很多，常见的原因为内分泌因素和骨骼因素导致的身材矮小，所以骨代谢疾病都影响患儿的生长。患儿电解质提示低磷，血碱性磷酸酶明显增高，结合患儿有佝偻病的体征，临床高度考虑低磷性佝偻病。

**4. 患儿在接受磷酸盐合剂治疗后，生长追赶不理想，是否需要进一步行 GH 激发试验? 临床哪些情况需要进行 GH 激发试验?**

低磷性佝偻病患者 80%以上患儿在接受磷酸盐合剂治疗后，会有身高的追赶。少数患儿仍然未实现追赶，可以行激发试验已明确患儿有否存在 GH 缺乏。

**5. 什么是低磷性佝偻病? 影像特征有哪些?**

低磷性佝偻病(hypophosphatemic rickets)是儿童常见的代谢

性骨病，发病率约为 1∶25 000。临床共同特征为典型的佝偻病骨骼异常表现、低磷血症、高碱性磷酸酶、尿磷排泄增加，治疗困难。低磷性佝偻病主要由于钙磷代谢失衡导致的骨矿化障碍。磷的动态平衡依赖于一个复杂的骨—肾脏轴的调节，其机制迄今知之甚少。现通过参与血磷代谢平衡的器官、细胞、激素、调节因子等，进一步阐述低磷性佝偻病的发病机制，重点阐述成纤维细胞生长因子、细胞外基质磷酸化糖蛋白、分泌型卷曲相关蛋白、成纤维细胞生长因子 7 等磷调节因子。

低磷性佝偻病影像特征有活动性佝偻病 X 线片表现：长骨干骺端增宽、毛刷状、骨小梁粗糙；胫骨近端和远端、股骨、桡尺骨远端呈杯口状凹陷；骨质疏松、骨密度不均匀，常有继发性甲状旁腺功能亢进性骨改变，掌指骨膜下骨质吸收。

**6. 低磷性佝偻病的临床特征有哪些？**

低磷性佝偻病患儿常常有佝偻病骨骼异常表现：患儿往往于 1～2 岁行走后出现双下肢弯曲，典型表现为 X 形腿或 O 形腿，或其他骨骼畸形如髋内翻、膝内翻或外翻、鸡胸、漏斗胸等。因骨骼畸形患儿出现生长迟缓或身材矮小；部分患儿出现行走无力或下肢疼痛，甚至骨折；另外，牙釉质发育不良、乳牙早脱、牙髓质变形，易牙髓感染或牙龈脓肿倾向。但低磷性佝偻病患儿智力大多正常。

**7. 低磷性佝偻病的病因有哪些？**

低磷性佝偻病主要包括以下 4 种类型：X-连锁低磷性佝偻病、常染色体显性遗传性低磷性佝偻病、伴高钙尿症的遗传性低磷性佝偻病、肿瘤相关性低磷性骨软化症等。

**8. 低磷性佝偻病如何进行磷酸盐合剂治疗？**

治疗低磷性佝偻病的国际标准是补充磷酸盐混合制、$1,25(OH)_2D_3$或 $1(OH)D_3$，部分患者的骨畸形可有明显改善。在足够的药物治疗疗程后，可考虑骨整形治疗。由于儿童发展到成年骨骺闭合，降低骨转换，磷酸盐需求减少，部分无症状成年患者可能不需要药物治疗。

低磷性佝偻病的治疗目标是纠正或改善患儿骨软化、影像学异常及骨畸形，同时防止继发性甲状旁腺功能亢进、高钙血症、高钙尿症。既往以维持血磷在正常低限范围内、碱性磷酸酶正常化的治疗目标，近年的临床观察显示低磷性佝偻病患儿很难达到疗效，因为使血磷及碱性磷酸酶正常化，患者需过度服用磷酸盐及活性维生素 D 制剂，会导致继发性甲状旁腺功能亢进及肾脏钙化。

磷酸盐给药剂量为 20～40 mg/(kg・d)(最多为 2～3 g/d)，分 3～5 次服用。磷酸盐剂量逐步增加，以避免产生不耐受引起腹泻。治疗过程中需要每 3 个月监测血钙、磷、肌酐及尿钙/肌酐比值及甲状旁腺素水平。如果尿钙与尿肌酐的比值>0.4，说明维生素 D 的剂量太大，应及早减量，以减少中毒的可能。肾钙化和甲状旁腺功能亢进症是磷酸盐治疗潜在的严重并发症。在用药之前和用药以后的每年都要做肾脏超声检查。

## 参 考 文 献

1. Shaikh A, Berndt T, Kumar R. Regulation of phosphate homeostasis by the phosphatonins and other novelmediators[J]. Pediatr Nephrol, 2008, 23(8): 1203-1210.
2. Holm I A, Huang X, Kunkel L M. Mutational analysis of the PEX gene in patients with X-linked hypophosphatemic rickets[J]. Am J Hum Genet, 1997, 60(4): 790-797.
3. Benet-Pages A, Lorenz-Depiereux B, Zischka H, et al. FGF23 is processed by proprotein convertases but not by PHEX[J]. Bone, 2004 (35): 455-462.
4. Rothenbuhler A, Schnabel D, Högler W, et al. Diagnosis, treatment-

monitoring and follow-up of children and adolescents with X-linked hypophosphatemia (XLH)[J]. Metabolism, 2020 (103S): 153892.
5. Haffner D, Emma F, Eastwood D M, et al. Clinical practice recommendations for the diagnosis and management of X-linked hypophosphataemia[J]. Nat Rev Nephrol, 2019, 15(7): 435 - 455.
6. Carpenter T O, Whyte M P, Imel E A, et al. Burosumab therapy in children with X-linked hypophosphatemia[J]. N Engl J Med, 2018, 378 (21): 1987 - 1998.

(上海交通大学医学院附属上海儿童医学中心 李娟,王秀敏)

# 病例 44

# 生后反复呕吐，先天性心脏病，顽固性高钙血症——威廉姆斯-伯伦综合征（Williams-Beuren 综合征）

## 一、病史

【现病史】患儿，女，1 岁 1 个月。因“生后反复呕吐”入院。患儿生后即有吐奶情况，进食后即有呕吐，呕吐物为奶液，每次吐奶量约为进食量的 1/2 左右，家属未予特殊处理，6 月龄时添加米粉辅食，仍有呕吐，伴大便干结，2 d/次，量少。期间体重增长缓慢，约 0.5 kg/月，8 月龄至今体重未再增长。至我院门诊就诊，查电解质显示钙 3.42 mmol/L(↑)，拟“呕吐、高钙血症”收入院。

【体格检查】体温 37.3 ℃，脉搏 120 次/min，身高 70.0 cm（<−2SD），体重 6.0 kg，血压 80/50 mmHg，BMI 12.2 kg/$m^2$。患儿神清，反应可，面色可，无明显特殊面容；双肺呼吸音粗，无啰音；心率 120 次/min，律齐，心音有力，胸骨左缘 2 肋间可闻及 3/6 级收缩期杂音；腹膨软，肝、脾未及肿大；四肢活动可，神经系统无阳性体征。乳晕无色素沉着，外阴幼女型，PH1 期。

【个人史】患儿系 G1P1，足月，顺产，出生体重 2 300 g，无窒息抢救史。无牛奶、鸡蛋等食物及药物过敏史。母孕 7 个月产检时胎儿心脏超声有异常，具体不详。患儿现可抬头，不能独坐，可发“妈妈”音节。家族中无类似遗传疾病史。

## 二、诊疗解析

**1. 什么是高钙血症?**

高钙血症(hypercalcemia)是内分泌临床较常见的急症之一,轻者无症状,仅常规筛查中发现血钙水平升高,重者可危及生命。人体99%总钙存在于骨骼中,细胞内、外液中的钙仅占1%,通常所测定的是总钙,而不是离子钙。按血钙升高水平可将高钙血症分为轻度、中度和重度3类,轻度高钙血症为血总钙为2.75~3 mmol/L;中度血总钙为3~3.5 mmol/L;重度血总钙>3.5 mmol/L,同时可导致一系列严重的临床征象。

**2. 高钙血症的病因是什么?**

不同年龄儿童的高钙血症有不同病因。新生儿及婴儿期主要以医源性及遗传性因素为主;儿童青少年期以原发性甲状旁腺功能亢进为主,其中甲状旁腺腺瘤占65%。

(1) 新生儿及婴儿期:如孕期母亲维生素D摄入过多、甲状旁腺功能减退症或假性甲状旁腺功能减退症;摄入过多钙或维生素D、皮下脂肪坏死、新生儿甲状旁腺功能亢进症、Williams-Beuren综合征(del7q11.23/BAZ1B)、Bartter综合征、肾上腺皮质功能减退等增生或腺癌,多发性内分泌腺瘤。

(2) 甲状旁腺功能亢进症:散发性如甲状腺增生、腺瘤、腺癌,家族性如多发性内分泌腺瘤病、McCune-Albright综合征,继发性如肾移植后及恶性肿瘤。

(3) 家族性低尿钙性高钙血症:分为1~3型。

(4) 钙或维生素D过多:外源性钙或维生素D摄入过多、乳碱综合征,与炎性或肉芽肿相关疾病(结节病、结核、慢性炎症性肠病)、肿瘤性疾病甲状腺功能亢进症、嗜铬细胞瘤、肾上腺皮质功能减退症、肢端肥大症血管活性肠肽瘤、肿瘤性疾病如淋巴瘤、骨肿瘤。

(5) Williama-Beuren综合征(del7q11.23)。

(6) 其他：药物如噻嗪类、锂剂、维生素A及碱性药物，全胃肠外营养，内分泌疾病如甲状腺功能亢进症、肾上腺皮质功能减退症、急慢性肾衰竭。

**3. 高钙血症有什么临床表现？**

高钙血症的临床症状依血钙增高程度、病程缓急及其所伴随的疾病而异。新生儿常缺乏典型的临床表现。临床见胃食管反流、纳差、恶心、呕吐、脱水、嗜睡、易激惹、发热、乏力、肌张力低下、抽搐、多尿、体重不增等，有时可出现高血压、胰腺炎、肾小管功能损害，严重者肾实质钙化，发展为不可逆性肾衰竭，亦可伴皮肤、肌肉、角膜及血管等的钙化，长期高钙会导致生长障碍。肾脏表现可以是儿童高钙血症最早期的临床表现。高钙危象(血钙＞3.75 mmol/L)：患者出现木僵或昏睡、昏迷、惊厥、重度脱水、心律失常、心力衰竭，可有心动过缓、Q-T间期缩短、高血压症状。

**4. 该患儿还需要完善哪些实验室检查？**

根据病史，该患儿主要有以下特点。① 生后反复呕吐，体重增长缓慢；② 精神、运动发育落后于同龄儿童；③ 体格检查显示身高＜－2SD，体重偏低，心脏听诊存在胸骨左缘2肋间可闻及3/6级收缩期杂音。④ 电解质检查提示存在高钙血症。实验室评估应首先监测血钙、磷、碱性磷酸酶、甲状旁腺素、降钙素、1,25-二羟维生素 $D_3$ 及24 h尿钙、磷及肝、肾功能。影像学检查需完善骨骼X线片、肾脏超声、腹腔超声、甲状旁腺彩超及心脏彩超。

(1) 实验室检查。血、尿、粪常规：正常。肝肾功能：谷丙转氨酶21 IU/L，谷草转氨酶46 IU/L，γ-谷氨酰转移酶31 IU/L，碱性磷酸酶97 IU/L，尿素氮8 mmol/L，肌酐47 μmol/L，糖

3.8 mmol/L，总蛋白 68.48 g/L，白蛋白 47.4 g/L，球蛋白 31.3 g/L。电解质：钠 139 mmol/L，钾 4.1 mmol/L，氯 100 mmol/L，钙 4.32 mmol/L(↑)，磷 1.27 mmol/L(↓)，镁 0.77 mmol/L。甲状旁腺素：0.56 pmol/L(↓)，降钙素 5.8 ng/L(↑)。总 25-羟维生素 D 46.2 μg/L，25-羟维生素 $D_2$ 0.01 μg/L，25-羟维生素 $D_3$ 46.2 μg/L；24 h 尿钙、磷测定：24 h 尿钙73 mg/24 h，24 h 尿磷 0.1 g/24 h，24 h 尿量 505 mL/24 h。甲状腺功能：$FT_3$ 4.69 pmol/L，$FT_4$ 12.43 pmol/L(↓)，TSH 1.67 mIU/L；肾上腺：皮质醇(8:00 am) 1.33 μg/L。促肾上腺皮质激素(8:00 am)13.3 pmol/L。

(2) 影像学检查：骨骼 X 线片可见骨皮质密度增高，肾脏超声显示双肾髓质钙质沉着症可能，皮质回声明显增强，腹部超声及甲状旁腺超声均正常。心脏彩超：肺动脉瓣及瓣上狭窄，二尖瓣中度反流。数字胃肠检查显示食道重度反流，胃张力高。骨全身显像示全身骨骼未见明显异常，双肾放射性异常浓聚。

结合病史及实验室检查结果，高度怀疑 Williams-Beuren 综合征可能。后续基因芯片显示 arr[GRch37] 7q11.23 (72645834_74142342)x1，确诊 Williams-Beuren 综合征。

**5. 血钙的调控机制是什么？如何解释该患儿的甲状旁腺素及降钙素水平？**

血钙受甲状旁腺激素、1,25-二羟维生素 $D_3$ 和降钙素的共同调节。血钙下降时，甲状旁腺主细胞分泌甲状旁腺素，刺激破骨细胞的骨吸收，增加肾脏对钙的重吸收，减少尿钙排泄，并促进肾脏生成 1,25-二羟维生素 $D_3$，从而升高血钙。降钙素由甲状腺滤泡旁细胞分泌，可迅速抑制骨吸收，降低血钙。维生素 D 先后经肝脏和肾脏的羟化生成 1,25-二羟维生素 $D_3$，刺激肠道对钙和磷的吸收，增加骨吸收，升高血钙。甲状旁腺功能亢进是高血钙的重要病因，儿童患此病多为遗传性内分泌病变，如多发性内分泌腺瘤病Ⅰ型或Ⅱ型。甲状旁腺功能亢进症患者的血钙升高、血磷降低，血甲状旁腺素升高，24 h 尿钙正常或升高。影像学检查可见占位性病变。该患儿不考虑甲状旁腺功能亢进症，血甲状旁腺素的降低是由于血钙水平过高引起的负向反馈，另外降钙素原水平升高也考虑为高血钙的反向调节。

**6. 高钙血症如何处理？**

高血钙的治疗原则为查明病因和去除病因，预防或纠正脱水、增加肾脏排出钙、限制肠道钙吸收或骨的重吸收。对高钙血症的治疗取决于血钙水平和临床症状。通常对轻度高血钙、无临床症状的患者应及时查明原因，一般不积极采取控制血钙的措施；对有症状、体征的中度高血钙患者，需立即进行治疗。当血钙>3.5 mmol/L时，无论临床症状轻与重，均需立即采取有效措施纠正高钙血症。主要措施如下：

(1) 扩容、促进尿钙排泄：高钙危象时易引起脱水，需首先使用生理盐水补充细胞外液容量。细胞外液容量补足后可使用呋塞米(速尿)，监测中心静脉压、血及尿电解质，以防发生水、电解质紊乱。噻嗪类利尿药可减少肾脏钙的排泄，加重高血钙，属于禁忌。

(2) 抑制骨吸收药物的应用：如双膦酸盐、降钙素，但一般用于成人。

(3) 糖皮质激素：通过多种途径达到降血钙水平的目的，如抑制肠钙吸收、增加尿钙排泄等，常用剂量为氢化可的松 200～300 mg/d，一般 3～5 d，然后予强的松 10～20 mg/d，口服 7 d，或者 40～60 mg/d，口服 10 d。

(4) 其他：如使用低钙或无钙透析液进行腹膜透析或血液透析，治疗顽固性或肾功能不全的高钙危象，可迅速降低血钙水平。慢性期给予低钙、低维生素 D 饮食，口服糖皮质激素。该患儿入院后完善相关检查，血钙明显高，予静脉生理盐水、甲基强的松龙（甲强龙）及补液降钙处理，血钙水平下降，后激素逐渐减量至口服，复查血钙水平较前下降。现患儿一般情况可，予带药出院，内分泌门诊随访。

**7. 什么是 Williams-Beuren 综合征？临床特征有哪些？**

Williams-Beuren 综合征（OMIM 194050）是一种罕见的以特殊面容、心血管异常、生长发育迟缓、婴儿高钙血症、智力低下以及认知行为缺陷等为主要临床特征的遗传性神经发育障碍性疾病，其在活产儿中的发病率为 1∶7 500～1∶20 000，多数病例为散发。该病最早由 Williams 等于 1961 年报道，1962 年 Beuren 等也对该病进行了报道。7 号染色体长臂（7ql 1.23）上一系列邻近基因的杂合性缺失被认为是 Williams-Beuren 综合征的遗传学病因。

Williams-Beuren 综合征是一类多系统疾病，临床表现多样，且无特异性。其主要表现如下：

（1）以动脉狭窄为特征的心血管表现：约有 80%的 Williams-Beuren 综合征患儿出现心血管畸形，其中主动脉瓣上狭窄的发生率占 64%，其次是肺动脉狭窄、主动脉缩窄、二尖瓣脱垂和动脉导管未闭等。部分患儿早期的心脏检查可无明显异常，随年龄增长有可能进展为主动脉狭窄，且进行性加重。本例患儿有肺动脉瓣上狭窄，二尖瓣中度反流。

（2）典型的面部特征：包括双颞狭小，眶周饱满，球形鼻尖、短而上翘的鼻子，星状虹膜，长人中，厚嘴唇，牙齿畸形或咬合不正。本例患儿无典型面部特征。

（3）运动发育迟缓或精神发育迟滞：Williams-Beuren 综合征患儿常常存在不同程度的智力落后。本例患儿存在发育迟滞，现 1 岁 1 个月不能独坐。

（4）行为和认知的异常：包括过于友好、同情他人、焦虑、对声音过敏、在言语短时记忆和沟通能力的优势、视觉空间结构的损伤等。本例患儿年龄尚小，此方面的表现尚需随诊观察。

（5）内分泌系统问题：包括高钙血症、糖尿病、亚临床甲状腺功能减退和性早熟等。高钙血症的发生率约为 30%，多为一过性，该病例存在严重的高钙血症。

（6）结缔组织异常：包括声音嘶哑、腹股沟疝、脐疝等。

（7）肾功能异常和尿路缺损：包括肾功能不全、肾盂积水、肾结石、膀胱憩室、排尿障碍、尿路感染、隐睾和尿道下裂等。

（8）消化系统：可有婴儿期吸吮力弱、吞咽不协调、易呛、易呕吐、喂养困难、易便秘等表现。本病例存在反复呕吐、喂养困难及便秘。

**8. 如何诊断 Williams-Beuren 综合征？**

对本病的临床诊断有两个评分系统：Lowery 评分和美国儿科学会制订的评分。Lowery 评分法总分 10 分，0～3 分为“可疑”，4～10 分为“典型”。美国儿科学诊断评分法总分 15 分，≥3 分为“可疑”。美国儿科学会威廉姆斯综合征临床诊断评分内容较 Lowery 评分更详细，对主要的临床表现进行量化，是目前敏感性较高的威廉姆斯综合征临床诊断方法，最终的确诊仍需遗传学检查。按照 Lowery 评分本病例总分可达 4 分，按美国儿科学诊断评分法总分为 10 分。经进一步基因检测显示 7 号染色体 q11.23 区域存在一段大小为 1 497 kb 的缺失。

## 参 考 文 献

1. Minisola S, Pepe J, Piemonte S, et al. The diagnosis and management of hypercalcaemia[J]. BMJ, 2015.
2. Turner J J O. Hypercalcaemia — presentation and management[J]. Clin

Med (Lond), 2017, 17(3): 270 - 273.
3. Levy-Shraga Y, Gohelf D, Pinchevski-Kadir S, et al. Endocrine manifestations in children with Williams-Beuren syndrome [J]. Acta Paediatr, 2018, 107(4): 678 - 684.
4. Wu Y Q, Sutton V R, Nickerson E, et al. Strong correlation of elastin deletions, detected by FISH, with Williams syndrome: evaluation of 235 patients[J]. Am J Hum Genet, 1995, 57(1): 49 - 53.
5. Committee on Genetics. American Academy of Pediatrics: Health care supervision for children with Williams syndrom[J]. Pediatrics, 2001, 107 (5): 1192 - 1204.

(上海交通大学医学院附属上海儿童医学中心　常国营，王秀敏)

# 附　录

## 索　引

（按首字母拼音排序）

**A**



**B**



**C**



**D**



**E**



**F**



**G**



**H**

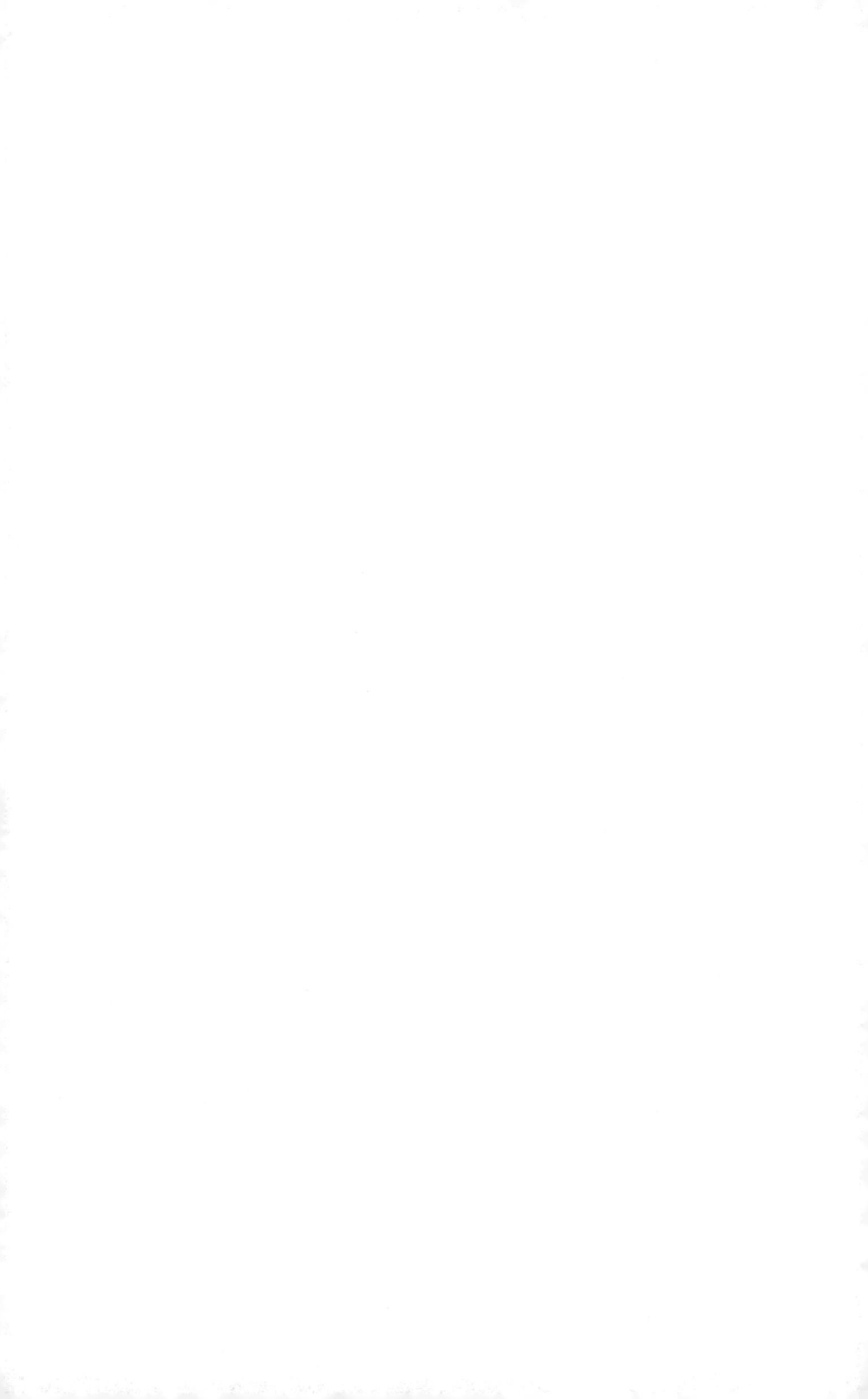